体检指标异常解读与防治对策

张承烈 庄作民 骆华伟 主编

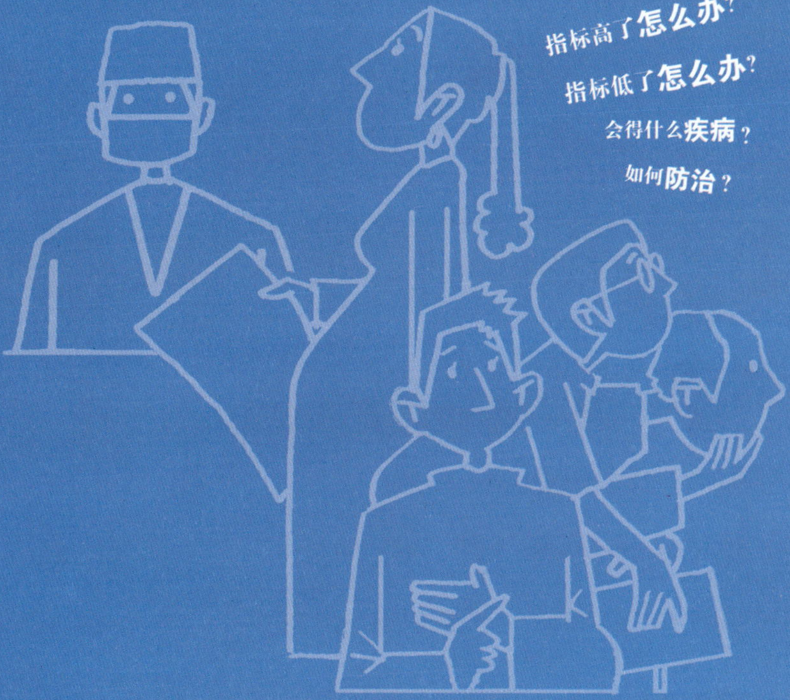

指标高了**怎么办**?
指标低了**怎么办**?
会得什么**疾病**?
如何**防治**?

江西科学技术出版社

图书在版编目（CIP）数据

体检指标异常解读与防治对策／《体检指标异常解读与防治对策》编写委员会编 . — 南昌：江西科学技术出版社，2017.12

ISBN 978-7-5390-5696-8

Ⅰ.①体… Ⅱ.①体… Ⅲ.①体格检查－基本知识 Ⅳ.① R194.3

中国版本图书馆 CIP 数据核字（2016）第 119065 号

国际互联网（Internet）地址：http://www.jxkjcbs.com
选题序号：ZK2015212
图书代码：B16035-101

出版总监　冯智慧

体检指标异常解读与防治对策

策　　划：鲍迪富　柳特荣　汤惠民　陆建文　庞　芳
特约编撰：施水泉

出版发行／江西科学技术出版社
社址／南昌市蓼洲街2号附1号　邮编／330009
电话／0791-86623491　传真／0791-86639342
经销／各地新华书店
印刷／杭州富阳正大彩印有限公司
开本／880mm×1230mm　1/32　印张／8.125
字数／110千字
版次／2017年12月第1版　2017年12月第1次印刷
书号／ISBN 978-7-5390-5696-8
定价／28.00元
赣版权登字-03-2016-216

版权所有　侵权必究

（赣科版图书凡属印装错误，可向承印厂调换）

《体检指标异常解读与防治对策》
编写委员会

主　编　张承烈　主任中医师、教授，原浙江省卫生厅厅长，原卫生部中医药专家咨询委员会委员，原浙江省中医学会会长。现任浙江省医学会名誉会长、胡庆余堂名医馆名誉馆长

　　　　　庄作民　主任医师，曾任浙江医院党委副书记，浙江省康复医学会会长、浙江医学会理事，浙江省望江山疗养院院长，浙江省人民医院体检中心主检

　　　　　骆华伟　编审（正高级），浙江省医学会常务副会长兼秘书长，浙江省科学技术协会常委。曾任浙江省卫生厅保健局主持工作的常务副局长，浙江省干部保健中心主任，浙江省医学学术交流管理中心主任，浙江省医疗质量控制与评价办公室主任，浙江省医疗事故鉴定办公室主任，浙江省医师协会副会长兼秘书长，《浙江医学》杂志社社长，《生活与健康》报社总编辑

主　审　（以姓名笔画为序）

　　　　　王建安　教授、博士生导师、浙江大学医学院附属第二医院院长

　　　　　蔡秀军　教授、博士生导师、浙江大学医学院附属邵逸夫医院院长，浙江省政协副主席

编　委　邱雪挺　浙江省卫计委干部保健中心主任

　　　　　刘　忠　浙江大学医学院附属第一医院健康管理中心主任

　　　　　宋震亚　浙江大学医学院附属第二医院国际保健中心主任、全科医学科主任

　　　　　方力争　浙江大学医学院附属邵逸夫医院健康促进中心主任、全科医学科主任

　　　　　丁志明　浙江大学医学院附属妇产科医院院长助理兼医务科长

　　　　　胡培英　浙江省人民医院健康促进中心主任

张伟娟	浙江医院健康管理与宣传中心主任
胡慧珍	浙江省立同德医院健康管理中心主任
杨瑞文	浙江省中医院体检保健中心主任
张　坚	浙江省医学会医学鉴定办公室主任
杨芬芳	杭州市第一人民医院体检中心主任
程典陞	宁波市第一医院干部保健科科长、宁波市干部保健中心主任助理
林卫红	温州医科大学附属第一医院体检中心主任
陈雪鹏	温州医科大学附属第二医院体检中心主任
朱　勇	嘉兴市第一医院体检中心主任
费青云	湖州市中心医院办公室主任
车焕永	绍兴市人民医院副院长
应　瑛	金华市中心医院健康管理中心主任
王美云	衢州市人民医院保健办主任
徐　骏	舟山医院保健门诊主任
杜于茜	浙江省台州医院健康管理中心副主任
曾春来	丽水市中心医院副院长
郑　蔚	台州市椒江万康医院院长
程　军	浙商总会大健康委员会秘书长
郦　娟	爱康国宾（浙江）健康管理高级顾问

序

健康是人生最宝贵的财富。随着人们生活水平的提高,健康越来越受到重视。健康体检是健康管理的一项重要内容,它可以变被动看病为主动检查,变消极治病为积极防病。定期体检可以及早发现许多潜在的致病因子、早期病兆或功能异常等情况,达到早发现、早诊断、早治疗和自身保养的目的。

拿到体检报告后,对于其中的医学术语、英文字母、各项数据组成的检查结果和结论,很多受检者经常看不懂,影响了体检和体检报告应有的效果。为此,由原浙江省卫生厅厅长、教授张承烈,浙江省医学会常务副会长兼秘书长、编审骆华伟,主任医师庄作民牵头,组织相关医学、卫生专家和科普专家,合作撰写了《体检指标异常解读与防治对策》一书,对体格检查和检验检查的150多个指标,分别从概述、参考范围、指标异常解读、指标异常防治对策及就诊科室五个方面给予了科学而通俗的解读,以帮助体检者能看懂指标、准确就医、对症治疗和加强自身保健。在物理检查方面,对近100种常见疾病进行检测、解读,并在防治对策上作了方向性的引导。

本书对防病治病、康复保健、提高健康素质具有非常积极的作用,不但适用于体检指标异常的人群,而且还是每个家庭必备的医疗保健工具书。

有感于专家的辛勤劳动,特为本书作序。

浙江省卫计委保健局 局长

内容提要

本书囊括了目前健康体检各种套餐的全部检查项目，对体格检查和检验检查的 150 多个指标，分别从概念、参考范围、指标异常解读、指标异常防治对策和就诊科室五个方面进行了全面详细的诠释，并指明了诊疗方向，有助于体检者读懂检查结果，并能正确应对指标异常，找对进一步诊治的科室及求医思路；在物理检查方面，对近 100 种常见疾病进行检测、解读，并在防治对策上作了方向性的引导。

由于医院的医疗检测设备各不相同，所用试剂和检测方法也有差异，因此，"第三章　检验检查"中的"参考范围"也不尽相同。受检者应以体检医院的参考范围为准。

人是有机的整体，各项指标检查结果并不是孤立的，一旦发现异常，切勿僵化认识，需在相关医师指导下，进行复查或与其他指标对比等做出综合分析，以便采取正确的诊疗措施，逐步将异常恢复为正常。

本书内容简明扼要，图文并茂，通俗易懂，适用于每一位体检者。同时，也是每一个家庭必备的医疗保健工具书。

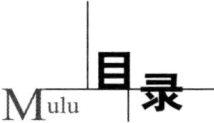

第一章 体格检查

一、一般检查 …………………………………………… 002
    1. 体　重 ………………………………………… 002
    2. 血　压 ………………………………………… 004
二、内科检查 …………………………………………… 005
    1. 脉　搏 ………………………………………… 005
    2. 呼　吸 ………………………………………… 006
    3. 心　脏 ………………………………………… 007
    4. 肺 ……………………………………………… 008
    5. 腹　部 ………………………………………… 009
三、外科检查 …………………………………………… 010
    1. 脊　柱 ………………………………………… 010
    2. 四　肢 ………………………………………… 011
    3. 肌　肉 ………………………………………… 012
    4. 皮　肤 ………………………………………… 013
    5. 甲状腺及甲状旁腺 …………………………… 014
    6. 肛门、直肠 …………………………………… 015
    7. 乳　房 ………………………………………… 016
    8. 男性外生殖器 ………………………………… 017
    9. 浅表淋巴结 …………………………………… 018

四、妇科检查 ··· 019
   1. 外阴 ··· 019
   2. 阴道 ··· 020
   3. 子宫颈 ··· 021
   4. 子宫 ··· 022
   5. 子宫附件 ··· 023

五、女性特殊检查 ··· 024
   1. 乳腺肿块的辅助检查 ··· 024
   2. 阴道分泌物（VD）检查 ··· 025
   3. 宫颈细胞学检查 ··· 026

六、耳鼻咽喉科检查 ··· 028
   1. 耳（附听力检查） ··· 028
   2. 鼻 ··· 029
   3. 咽 ··· 030
   4. 喉 ··· 031

七、眼科检查 ··· 032
   1. 视力检查 ··· 032
   2. 辨色力检查 ··· 033
   3. 外眼检查 ··· 034
   4. 内眼检查（附眼科特殊检查） ··· 035

八、口腔科检查 ··· 036
   1. 口唇检查 ··· 036
   2. 口腔黏膜检查 ··· 037
   3. 牙齿及牙龈检查 ··· 038
   4. 颞颌关节功能检查 ··· 039
   5. 错颌畸形检查 ··· 040

第二章　物理检查

一、心电图检查 ··· 042
   （一）早搏 ··· 043
   　　1. 房性早搏 ··· 043

  2. 室性早搏 ·· 044
  3. 多源性早搏 ·· 045
 (二)心动过速与心动过缓 ·· 046
  1. 窦性心动过速 ·· 046
  2. 窦性心动过缓 ·· 047
  3. 异位心动过速与异位心动过缓 ································· 048
 (三)传导阻滞 ·· 049
  1. Ⅰ度房室传导阻滞 ·· 049
  2. Ⅱ度房室传导阻滞 ·· 050
  3. 左束支传导阻滞 ·· 051
  4. 右束支传导阻滞 ·· 052
 (四)心房颤动与心房扑动 ·· 053
  1. 心房颤动 ·· 053
  2. 心房扑动 ·· 054
 (五)心肌缺血性改变 ·· 055
二、超声检查 ·· 056
 (一)心脏 ·· 057
  1. 二尖瓣反流 ·· 057
  2. 室间隔缺损 ·· 058
  3. 房间隔缺损 ·· 059
 (二)肝胆 ·· 060
  1. 肝囊肿 ·· 060
  2. 脂肪肝 ·· 061
  3. 肝占位性病变 ·· 062
  4. 胆囊炎 ·· 063
  5. 胆囊结石 ·· 064
  6. 胆管结石 ·· 065
  7. 胆囊息肉 ·· 066
 (三)脾 ·· 067
  1. 脾大 ·· 067
  2. 脾囊肿 ·· 068
 (四)肾脏 ·· 069

- 1. 肾囊肿 …………………………………………………… 069
- 2. 肾结石 …………………………………………………… 070
- 3. 肾脏占位性病变 ………………………………………… 071
- 4. 肾积水 …………………………………………………… 072

(五)胰腺 ……………………………………………………… 073
- 1. 胰腺囊肿 ………………………………………………… 073
- 2. 胰腺占位性病变 ………………………………………… 074

(六)甲状腺 …………………………………………………… 075
- 1. 甲状腺囊肿 ……………………………………………… 075
- 2. 甲状腺结节 ……………………………………………… 076
- 3. 甲状腺肿瘤 ……………………………………………… 077

(七)子宫及附件 ……………………………………………… 078
- 1. 子宫肌瘤 ………………………………………………… 078
- 2. 子宫畸形 ………………………………………………… 079
- 3. 卵巢囊肿 ………………………………………………… 080
- 4. 卵巢肿瘤 ………………………………………………… 081

(八)前列腺 …………………………………………………… 082
- 1. 前列腺囊肿 ……………………………………………… 082
- 2. 前列腺增大、增生 ……………………………………… 083
- 3. 前列腺癌 ………………………………………………… 084

(九)乳腺 ……………………………………………………… 085
- 1. 乳腺增生 ………………………………………………… 085
- 2. 乳腺癌 …………………………………………………… 086

(十)颈动脉 …………………………………………………… 087
- 1. 颈动脉内膜增厚 ………………………………………… 087
- 2. 颈动脉内膜斑块 ………………………………………… 088
- 3. 颈动脉狭窄 ……………………………………………… 089

三、X 线检查 …………………………………………………… 090
- 1. 肺 炎 …………………………………………………… 091
- 2. 肺气肿 …………………………………………………… 092
- 3. 肺结核 …………………………………………………… 093
- 4. 肺转移瘤 ………………………………………………… 094

  5. 心脏增大 095
  6. 主动脉硬化 096
  7. 纵隔占位性病变 097
四、CT检查 098
  1. 肺结节 099
  2. 支气管病变 100
  3. 肺癌 101
五、骨密度仪检查 102
  1. 骨密度降低 103
  2. 骨质疏松 104
六、经颅多普勒检查 105
  1. 颅内血管狭窄 106
  2. 脑血管痉挛 107
  3. 脑动脉瘤 108
  4. 脑血管畸形 109
七、内窥镜检查 110
 （一）胃镜检查 111
  1. 食道炎 111
  2. 食道反流 112
  3. 食道癌 113
  4. 胃　炎 114
  5. 胃及十二指肠溃疡 115
  6. 胃　癌 116
 （二）肠镜检查 117
  1. 直肠息肉 117
  2. 直肠溃疡 118
  3. 直肠癌 119
八、其他检查 120
  1. 肺功能检查 120
  2. 脑功分 122
  3. EZ-Scan 检测 123

第三章　检验检查

一、常规类检查 ·· 125

（一）血常规 ·· 125

1. 红细胞计数（RBC） ·································· 125
2. 红细胞压积（PCV） ·································· 126
3. 平均红细胞体积（MCV） ····························· 127
4. 红细胞体积分布宽度（RDW） ······················ 128
5. 血红蛋白（Hb） ······································ 129
6. 血小板（PLT） ·· 130
7. 白细胞计数（WBC） ·································· 131
8. 白细胞分类（DC） ···································· 132

（二）尿常规 ·· 133

1. 尿量（Vol） ·· 133
2. 尿色（Col） ·· 134
3. 尿酸碱度（pH） ······································· 135
4. 尿比重（SG） ·· 136
5. 尿白细胞脂酶（LEU） ································ 137
6. 尿蛋白定性（PRO） ·································· 138
7. 尿亚硝酸盐（NIT） ··································· 139
8. 尿酮体（KET） ·· 140
9. 尿葡萄糖定性（GLU） ······························· 141
10. 尿红细胞（ERY） ···································· 142
11. 尿胆原（UBG） ······································ 143
12. 尿胆红素（BIL） ···································· 144
13. 管型尿 ·· 145

（三）粪便常规 ··· 146

1. 粪便颜色和性状 ······································ 146
2. 红细胞 ··· 147
3. 白细胞 ··· 148
4. 粪便隐血试验 ··· 149

二、生化常规检查 ··· 150

1. 谷丙转氨酶（ALT） ……………………………………………… 150
2. 谷草转氨酶（AST） ……………………………………………… 151
3. 碱性磷酸酶（ALP 或 AKP） …………………………………… 152
4. γ-谷氨酰转肽酶（GGT 或 γ-GT） …………………………… 153
5. 血清总胆红素（TBIL） ………………………………………… 154
6. 间接胆红素（IBIL） …………………………………………… 155
7. 直接胆红素（DBIL） …………………………………………… 156
8. 总胆汁酸（TBA） ……………………………………………… 157
9. 总蛋白（TP） …………………………………………………… 158
10. 白蛋白（ALB） ………………………………………………… 159
11. 球蛋白（GLO） ………………………………………………… 160
12. 白球蛋白比值（A/G） ………………………………………… 161
13. 总胆固醇（CHO） ……………………………………………… 162
14. 甘油三酯（TG） ………………………………………………… 163
15. 高密度脂蛋白胆固醇（HDL-C） ……………………………… 164
16. 低密度脂蛋白胆固醇（LDL-C）……………………………… 165
17. 载脂蛋白 AⅠ（apoAⅠ） ……………………………………… 166
18. 载脂蛋白 B（apoB） …………………………………………… 167
19. 肌酸激酶（CK） ………………………………………………… 168
20. 肌酸激酶同工酶（CK-MB） …………………………………… 169
21. 肌钙蛋白（cTn） ………………………………………………… 170
22. 空腹血糖（FBG） ……………………………………………… 172
23. 口服葡萄糖耐量试验（OGTT） ……………………………… 174
24. 糖化血红蛋白（GHb） ………………………………………… 175
25. 尿素氮（BUN）………………………………………………… 176
26. 肌酐（CREA） ………………………………………………… 177
27. 尿酸（UA） …………………………………………………… 178
28. 乳酸脱氢酶（LDH）…………………………………………… 179
29. 血清钾（K^+） ………………………………………………… 180
30. 血清钠（Na^+） ……………………………………………… 181
31. 血清氯（Cl^-） ………………………………………………… 182
32. 血清钙（Ca^{++}） …………………………………………… 183
33. 血清镁（Mg^{++}） …………………………………………… 184
34. 血清磷（P） …………………………………………………… 185

35. α-L-岩藻糖苷酶（AFU） 186
36. 甘氨酰脯氨酸二肽氨基肽酶（GPDA） 187
37. 腺苷脱氨酶（ADA） 188
38. C反应蛋白（CRP） 189
39. 血同型半胱氨酸（Hcy） 190

三、免疫及激素类检查 191

（一）免疫常规项目 191
1. 免疫球蛋白G（IgG） 192
2. 免疫球蛋白A（IgA） 193
3. 免疫球蛋白M（IgM） 194
4. 免疫球蛋白D（IgD） 195
5. 免疫球蛋白E（IgE） 196
6. 抗核抗体（ANA） 197
7. 抗链球菌溶血素"O"（抗"O"） 198
8. 类风湿因子（RF） 199
9. 补体C3（C3） 200
10. 补体C4（C4） 201

（二）肿瘤标志物检测 202
1. 甲胎蛋白（AFP） 202
2. 癌胚抗原（CEA） 203
3. 糖类抗原242（CA-242） 204
4. 糖类抗原125（CA-125） 205
5. 糖类抗原199（CA-199） 206
6. 糖类抗原153（CA-153） 207
7. 糖类抗原724（CA-724） 208
8. 糖类抗原50（CA-50） 209
9. 神经元特异性烯醇化酶（NSE） 210
10. 鳞状上皮细胞癌抗原（SCC） 211
11. 前列腺特异性抗原（PSA） 212
12. 游离型前列腺特异性抗原（f-PSA） 213
13. 微球蛋白（β2-MG） 214
14. 铁蛋白（Ferritin） 215
15. 人绒毛膜促性腺激素（HCG） 216

16. 胃泌素释放肽前体（ProGRP） ················ 217

（三）甲状腺功能检测 ················ 218
 1. 总三碘甲状腺原氨酸（TT3） ················ 218
 2. 总甲状腺素（TT4） ················ 219
 3. 游离三碘甲状腺原氨酸（FT3） ················ 220
 4. 游离甲状腺素（FT4） ················ 221
 5. 促甲状腺激素（TSH） ················ 222
 6. 抗甲状腺过氧化物酶抗体（TPOA） ················ 223
 7. 抗甲状腺球蛋白抗体（TGA） ················ 224
 8. 甲状腺球蛋白抗体（TG） ················ 225

四、其他类检查 ················ 226
（一）血液流变学检查 ················ 226
 1. 血液比黏度（低切） ················ 226
 2. 血液比黏度（高切） ················ 227
 3. 血浆比黏度 ················ 228
 4. 纤维蛋白原（Fg） ················ 229

（二）与肿瘤相关的病毒检测 ················ 230
 1. 乙肝病毒DNA（HBVDNA） ················ 230
 2. 人乳头瘤病毒（HPV） ················ 231
 3. EB病毒抗体（EBV-Ab） ················ 232
 4. 细胞角蛋白19片段（CYFRA21-1） ················ 233
 5. 胃蛋白酶原（PGⅠ、PGⅡ） ················ 234

（三）胃幽门螺杆菌检查 ················ 235
 胃幽门螺杆菌（碳13同位素呼气测试） ················ 235

（四）性激素 ················ 236
 1. 卵泡生成激素（FSH） ················ 236
 2. 黄体生成激素（LH） ················ 237
 3. 雌二醇（E2） ················ 238
 4. 黄体酮（P） ················ 239
 5. 睾酮（T） ················ 240
 6. 催乳素（PRL） ················ 241

后 记 ················ 242

第一章 体格检查
DI YI ZHANG　TI GE JIAN CHA

体格检查是指通过一般检查及内科、外科、妇科、耳鼻咽喉科、眼科、口腔科、皮肤病科等科室的检查,来了解体检者的身体状况。如有异常,可为体检者提供进一步的诊疗方向

一、一般检查

一般检查通常是指对身高、体重、体重指数、血压、营养情况等的检查。

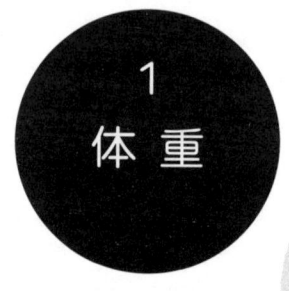

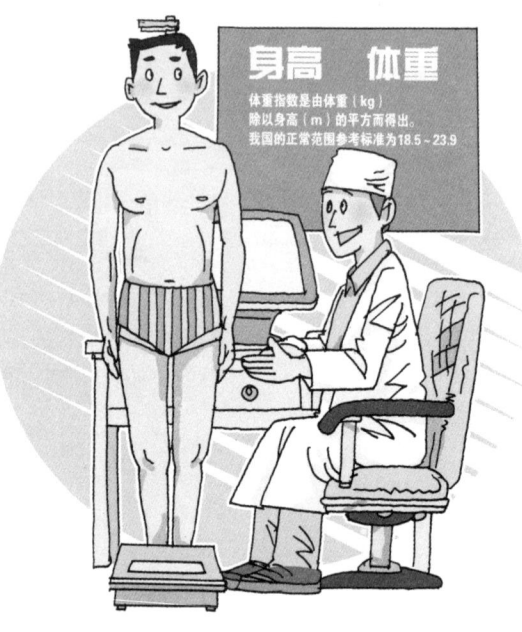

□ **概念** 体重是衡量一个人健康状况的重要标志之一,目前常用的与体重相关的健康测量指标有体重指数(BMI)、体脂率(BFR)、腰臀比(WHR)等。体重指数=体重(kg)/身高(m)的平方(kg/m²),我国成人BMI正常范围为18.5~23.9kg/m²,但个别体重指数高可能是肌肉发达造成,因此体脂率能更精确地反映体脂分布。体脂率是指人体内脂肪含量的多少,成年人正常范围分别为男性15%~18%、女性25%~28%。体脂率可应用脂肪夹、生物电阻(Bio-impedance analysis,简称BIA)等方法测量,也可按以下公式计算:体脂率=1.2×BMI+0.23×年龄-5.4-10.8×性别(男为1,女为0)。脂肪堆积在腹部(中心型肥胖)是最危险的肥胖类型。腰臀比(腰围和臀围的比值)则是判定中心性肥胖的重要指标,亚洲男性平均为0.81,女性平均为0.73。

□ **指标异常解读** (1)超重及肥胖:超重为BMI24~27.9kg/m²,肥胖为BMI≥28kg/m²,同时应伴体脂率超标。超重或肥胖都是导致心脑血管疾病、高血压、2型糖尿病、血脂异常、睡眠呼吸暂停症、脂肪肝等的危险因素，其中中心型肥胖（腰臀比超标）往往风险更高。除特殊情况外（孕妇、儿童等），都应引起充分重视，尤其要控制体重，改变不良的生活方式。（2）体重过轻或消瘦：体重过轻容易出现机体免疫力下降等情况，不能忽视，应适当增重。体重过轻或消瘦与以下因素相关：①体质性消瘦：与生俱来，无任何疾病征象，可有家族史。②不良生活习惯如饮食摄入不足、饮食搭配不合理、进餐不规律、焦虑、精神紧张等。③久病虚弱、营养不良、过度减肥等。④疾病引起，如消化系统疾病（口腔炎、食管癌、慢性肠炎等）、神经系统疾病（神经性厌食、重症肌无力等）、内分泌代谢疾病（甲亢、糖尿病等）、慢性消耗性疾病（肺结核、肿瘤、慢性感染等）、神经精神疾病等。

□**指标异常防治对策**　（1）超重及肥胖防治对策：①合理食用减重膳食，严格控制总摄入量并调整膳食结构。②适当增加体力劳动和锻炼，提倡进行有氧活动或运动。③对控制饮食、坚持锻炼后体重仍然不能下降者；增加体力活动可能加重原有的疾病者，建议结合医生意见，考虑药物辅助减重。（2）体重过轻或消瘦防治对策：①查明原因，尤其是短期内体重下降明显者，需格外关注，需排除因疾病引起；若明确是相应疾病引起的，需针对病因进行治疗。②均衡合理饮食，改变挑食与偏食、用餐不规律等不良饮食习惯。③适当锻炼，增强体质。④保持好心情，避免焦虑、抑郁等不良情绪影响。⑤保证良好而充足的睡眠。

□**就诊科室**　内科、内分泌科、营养科等。

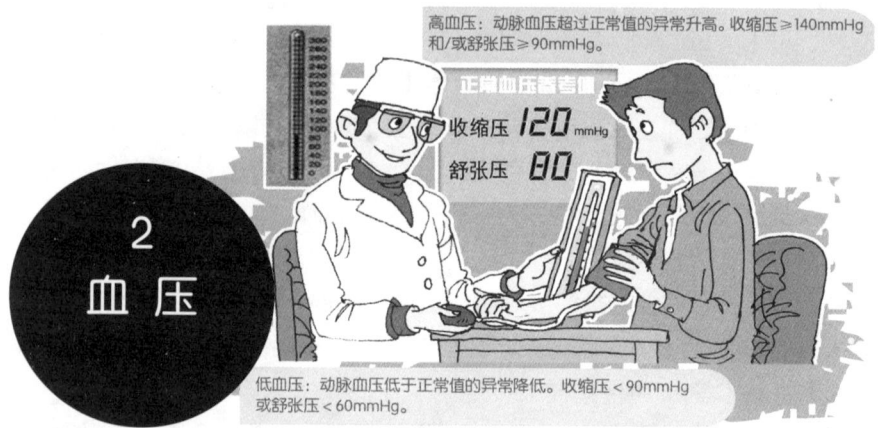

□ **概念** 血压,是指血液在血管内流动时,作用于血管壁的压力,是推动血液流动的动力。心室收缩时产生的压力为收缩压(俗称"高压"),心室舒张时产生的压力称为舒张压(俗称"低压")。中国人正常血压参考值:收缩压90~120mmHg,舒张压60~80mmHg。随着年龄增长,可适当放宽。

□ **指标异常解读** 测量血压宜在安静的环境和平和的心情下进行。通常认为非同日3次测量收缩压≥140mmHg和(或)舒张压≥90mmHg,可诊断为高血压。长期血压高对心、脑、肾会造成不利,并引发相应疾病;成年人收缩压<90mmHg或舒张压<60mmHg属于低血压,分为体质性、体位性、继发性,体检中遇到的一般均为体质性低血压,与遗传或体质过于瘦弱有关,无须特别处理,而继发性低血压会对人体造成危害,并引发一系列的并发症,需要查明原因,对症治疗。

□ **指标异常防治对策** (1)高血压防治对策:①查清是原发性还是继发性高血压,采取相应措施。②在医生指导下根据动态血压检查结果服药和调整药量,并长期使血压稳定在正常水平。③将体重控制在正常范围内,适当进行体育锻炼。④每人每天摄入盐不超过6g(普通啤酒瓶盖去胶垫后一平盏)。食物宜清淡,避免高脂肪等食品摄入。⑤戒烟、限酒。⑥防止情绪激动,保持心情舒畅、平和。⑦保证睡眠充足,生活有规律。(2)低血压防治对策:①体质性低血压无须特别处理。②继发性低血压需查清引发原因,对症治疗。

□ **就诊科室** 心血管内科等。

二、内科检查

内科检查是指体检医生通过望触叩听等方法对人体重要脏器如心、肺、肝、脾、肾等进行的检查。它对许多疾病和体征,如支气管炎、肺炎、胸膜炎、心律失常、心包炎、心肺功能不全、先天性心脏病、肝脾肿大、贫血、黄疸等有初步筛查和诊断作用。

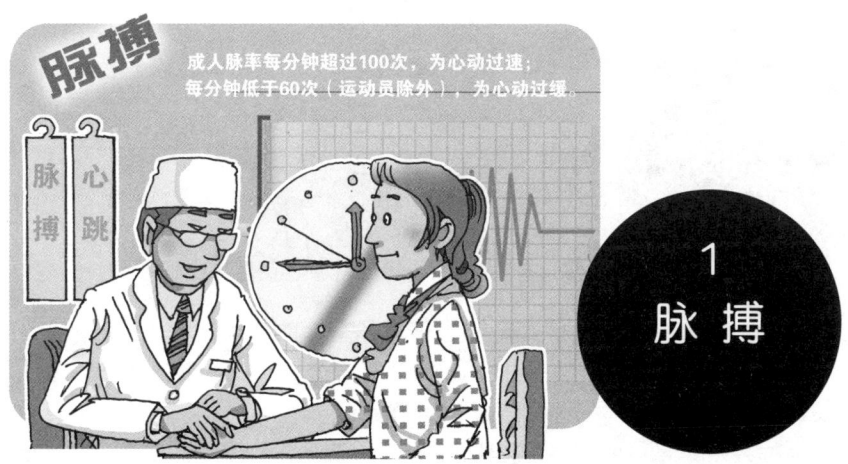

1 脉搏

□ **概念** 脉搏为体表可触摸到的动脉搏动。脉搏频率称为脉率。正常人脉搏和心跳(心率)一致,常用测脉率替代测心率。安静时,正常成人脉搏为60～100次/min。

□ **指标异常解读** 安静时成人脉率每分钟超过100次,为心动过速;每分钟低于60次(运动员除外),为心动过缓。

□ **指标异常防治对策** (1)心动过速防治对策:①进一步行血常规、甲状腺功能、心电图检查,排除甲亢、贫血、心脏病等病理性原因,进行针对性治疗。②如由运动、饮酒、精神紧张等生理性原因引起,采取相应措施:激烈运动后要尽量放松休息,克服激动情绪,进行心理疏导;避免饮酒、喝浓茶和咖啡等。(2)心动过缓防治对策:①进一步检查,排除病理性原因,及时治疗。②生理性无症状者(如运动员、体力活动较多者),无须治疗。③如出现胸闷、乏力、头晕等症状,建议进一步行动态心电图等检查,如发现病态窦房结综合征,必要时应安装心脏起搏器。

□ **就诊科室** 心血管内科等。

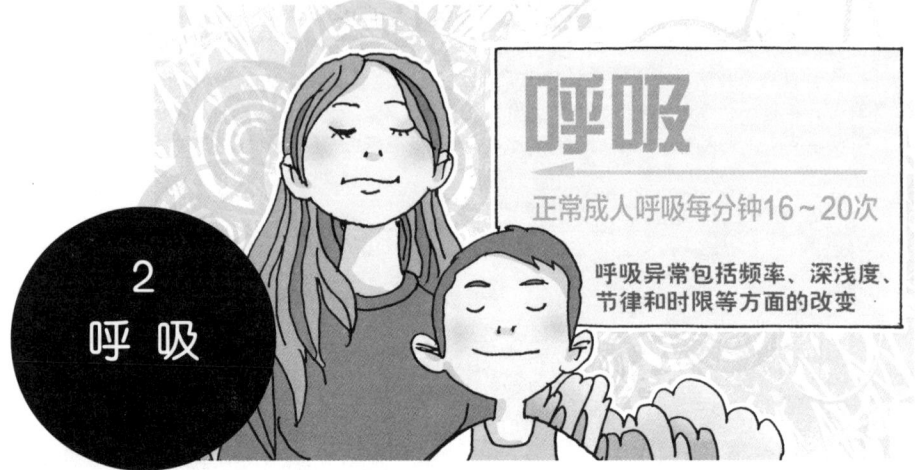

2 呼吸

□ **概念** 呼吸是人体与外界环境进行气体交换的必需过程,即吸入新鲜氧气和呼出二氧化碳。安静时,成人呼吸每分钟16~20次为正常,受年龄、性别、运动和情绪等因素影响而有所不同。

□ **指标异常解读** 呼吸异常包括频率、深浅度、节律和时限等方面的改变,常见原因有两方面:一是疾病与药物的影响,如呼吸道疾病、心血管疾病、贫血、发热、呼吸中枢异常(颅内压增高、尿毒症、肝性脑病)、药物中毒、呼吸道异物、水肿以及职业病、高山病等;二是生理性引起的改变,如情绪激动等(高度兴奋、极度悲哀)。

□ **指标异常防治对策** (1)进一步检查,查明引起呼吸异常的病理原因,对病因进行根治性治疗。(2)控制情绪,不大喜大悲,尽量做到心态平和。(3)养成良好生活习惯:不抽烟或戒烟、控烟,不蒙被睡觉。(4)重视职业防护:重油烟、重粉尘环境中的工作者,要尽量保护好自己,定期进行体检,一旦确认有职业病危害时应及时调离工作岗位。

□ **就诊科室** 呼吸内科、职业病科等。

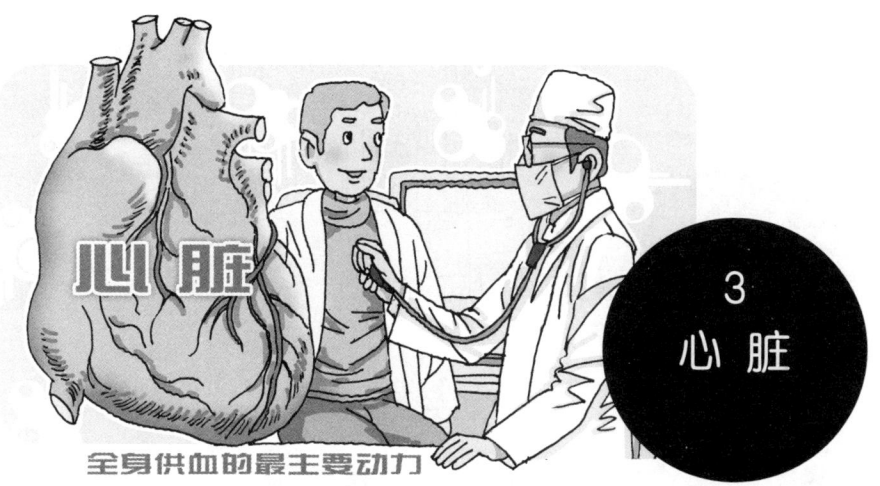

3 心脏

□**概念** 心脏是人体最重要的器官之一,是全身供血的主要动力。心脏外形像桃子,位于横膈之上、两肺之间而偏左;体积约与本人一个拳头大小相近,净重约350克。女性的心脏通常要比男性的体积小且重量轻。通过相关的物理检查可观察心脏的形态、大小以及心包与纵隔有无异常改变等。结合心脏的视、触、叩、听诊检查,可发现心界是否增大,心律是否规整,各瓣膜区有无杂音等异常。

□**指标异常解读** 体检时发现心脏外形有异常改变或听诊时有病理性杂音时,表明心脏的相应部位存有问题。

□**指标异常防治对策** (1)体检时发现心脏外形有明显增大的,或听诊时有病理性杂音时,应结合心电图、心脏彩超等进一步检查,以明确是否为器质性心脏病,并及时进行病因性治疗。(2)某些人在体检中可因紧张、活动多等因素,出现心脏生理性杂音增强的现象,大多比较柔和,经心超等检查无明显异常的则无须处理。(3)戒烟、忌酒。改善生活环境。良好健康的生活方式有利于心脏的健康。(4)重视心理健康,避免情绪过度波动。

□**就诊科室** 心血管内科等。

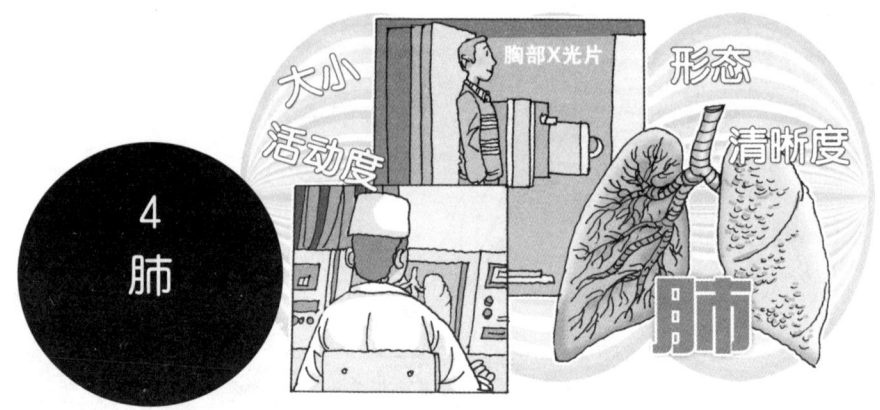

4 肺

□**概念** 肺是人体直接与外界相通的呼吸器官,是人体进行气体交换的场所。位于胸腔内,左二右三共分为五叶,覆盖于心脏之上。肺有双重的血液供应系统。肺具有呼吸功能、防御功能、代谢功能和神经内分泌功能。肺部体检可以了解肺的基本情况,辅助检查常通过胸部CT、X线胸片来了解病变的部位、范围及病变的基本性质,通过肺功能检查了解肺的功能性变化等。

□**指标异常解读** 体格检查时常见的肺部异常体征有肺实变、肺气肿、肺不张、胸腔积液和气胸等,影像学检查可发现肺野、肺纹理不清晰,密度增高或降低,结节和占位性病变,胸腔积液,肺部扩张活动受限等异常情况。肺功能检查可以明确肺功能障碍的程度和类型。

□**指标异常防治对策** (1)肺部体检发现有异常情况时,应进一步做必要的检查和治疗。(2)在医生指导下,严格、合理、规范用药。(3)尽量不去空气质量差、污染严重的场所。(4)患病后,要注意休息,特别是患有呼吸道疾病时,外出或就医时要戴口罩,避免交叉感染。(5)保持良好的生活习惯,不吸烟,不喝酒,不吃刺激性食物。(6)不胡乱进补,在医生指导下选用保健品。(7)进行适量运动,最好选择低运动量的有氧运动。(8)发现肺部结节后要注意定期到医院复查、随访。

□**就诊科室** 呼吸内科、胸外科等。

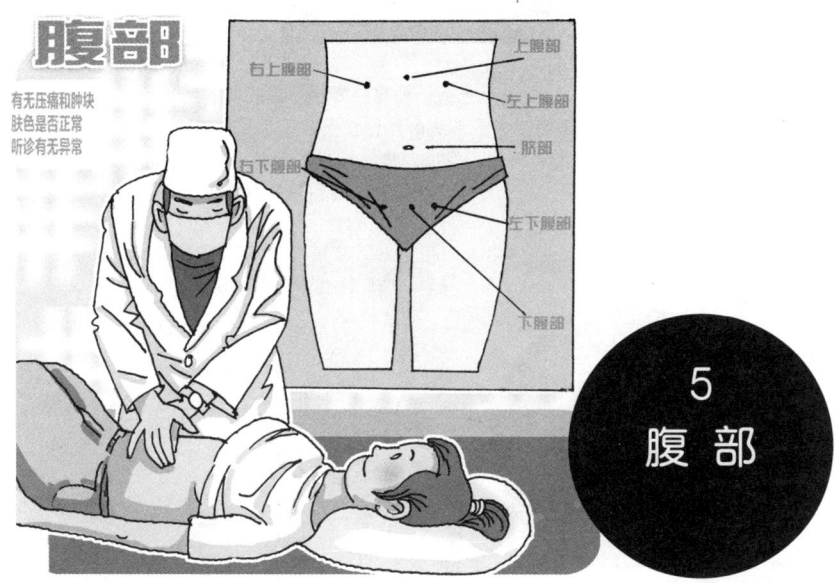

5 腹部

□**概念** 腹部是骨盆和胸部之间的身体部分,腹腔内有很多重要的脏器。腹部有多种分区法,包括四区法、九区法、七区法,其中,九区法将腹部分为九部分:左右上腹部,左右下腹部,左右侧腹部,上、中、下腹部。健康者,腹部皮肤正常,腹平软,无压痛和肿块,听诊无异常。

□**指标异常解读** 腹部皮肤和外形异常,腹部软硬度改变(如板状腹),有明显压痛或(和)反跳痛,触及肿大的肝或脾脏,或触及异常肿块,叩诊有移动性音,或有游走性疼痛等,听诊有异常肠鸣音等,表明腹部的相应部位存有异常情况。

□**指标异常防治对策** (1)腹部体检有异常时,应进一步做相关的辅助检查,明确病因后,进行针对性根治。(2)严格听从医生的建议,必要时进行手术治疗。(3)注意合理饮食及饮食卫生,注意腹部保暖等。

□**就诊科室** 急诊科、消化科、普(腹部)外科等。

三、外科检查

外科检查是指对甲状腺、浅表淋巴结、乳腺、脊柱、四肢关节、泌尿生殖器、肛门、直肠下段以及全身皮肤等部位的检查。系统的外科检查可以尽早发现一些病症,如甲状腺疾病、前列腺肥大、乳腺增生及腺瘤、痔疮、皮肤浅表肿瘤等,而一些常见的恶性肿瘤,往往也可以通过外科检查发现,如乳腺癌、直肠癌、前列腺癌等。

1 脊柱

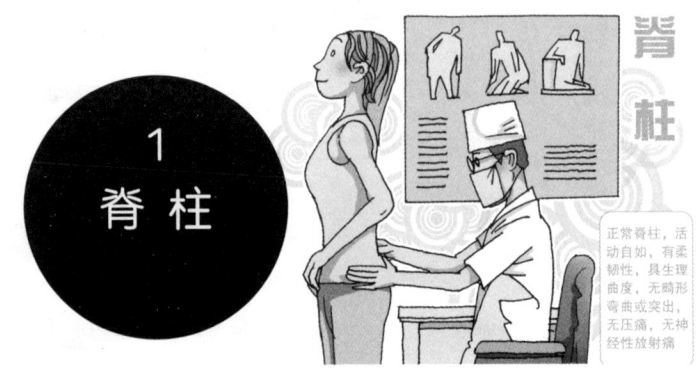

正常脊柱,活动自如,有柔韧性,具生理曲度,无畸形弯曲或突出,无压痛,无神经性放射痛

□**概念** 成年人的脊柱由26块椎骨(颈椎7块,胸椎12块,腰椎5块,骶骨、尾骨各1块)借韧带、关节及椎间盘连接而成。脊柱具有支持躯体、保护内脏、保护脊髓和进行运动等功能。脊柱是支持躯体、保持正常立位及坐位姿势的重要支柱。健康者的脊柱,活动自如,有柔韧性,具生理曲度,无畸形弯曲或突出,无压痛,无神经性放射痛。

□**指标异常解读** 生理曲度改变,椎间隙变窄,活动受限,柔韧性降低,有侧突或后突,有压痛和神经性放射痛,提示脊柱有病变。如胸椎结核,可因椎体被破坏、压缩,棘突明显后突出,形成特征性的成角畸形;驼背,为脊柱过度后弯呈明显后凸而致;姿势性侧凸,脊柱的弯曲度多不固定,改变体位可使侧凸得以纠正,平卧向前弯腰时脊柱侧凸可消失;因佝偻病、慢性胸膜增厚、胸膜粘连、肩部或胸廓引起的器质性侧凸,改变体位时不能纠正等。

□**指标异常防治对策** (1)脊柱有畸变或后突、侧突等改变,应进一步查明原因,进行病因性治疗。(2)养成良好的生活习惯,保持立位与坐位的正确姿势。(3)出现肢体麻木或神经放射性痛应及时拍片检查。(4)脊髓压迫症状严重者,应及时进行手术治疗。

□**就诊科室** 骨科、神经外科等。

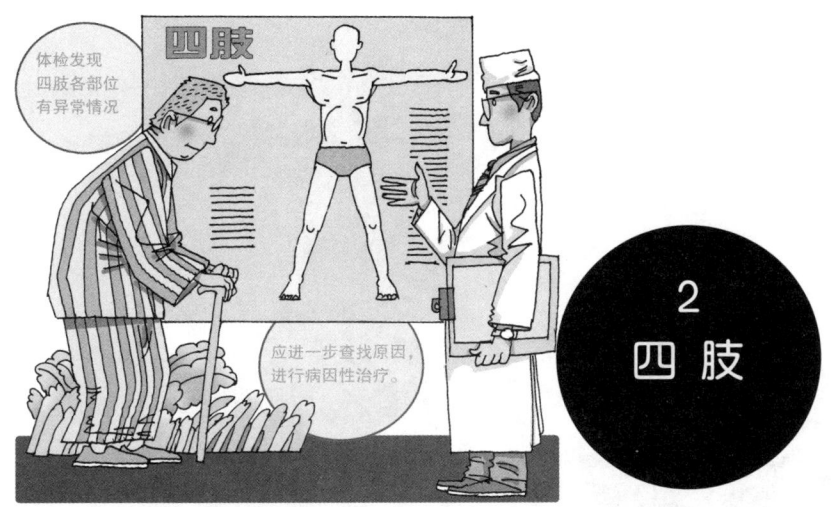

□**概念** 指人的两腿、两臂,包括手与脚的各关节及指(趾)甲等。健康者四肢长短、形态无异常;各关节活动自如,不受限,无肿痛及肿大变形;指(趾)甲色质正常。

□**指标异常解读** 指(趾)甲形态变异,指端膨大,肢端肥大,关节有红、肿、热、痛,明显肿大变形,功能受限,足内、外翻畸形,肢体缩短或变形,局部有红肿、压痛,如伸屈、内翻、外展或旋转功能发生障碍等,表示相应部位存有病变。

□**指标异常防治对策** (1)体检发现四肢各部位有异常情况,应进一步查找原因,进行病因性治疗。如匙状甲(反甲)多见于缺铁性贫血、高原疾病,偶见于甲癣及风湿热;杵状指(手指或足趾末端增生、肥厚,呈杵状膨大),见于慢性肺部阻塞性疾病、风心病、锁骨下动脉瘤(引起同侧单侧杵状指);肢端肥大症,见于垂体前叶功能亢进;爪形手见于尺神经损伤;四肢小关节红、肿、痛及痛风石,见于痛风性关节炎;膝关节红、肿、热、痛,明显肿大变形、功能障碍,触之有波动感,提示关节腔积液;肢体缩短或变形,局部可有红肿、压痛,见于骨折;有时可触到骨擦感或听到骨擦音,肢体位置改变、关节活动受限见于关节脱位。(2)四肢骨折时,应避免活动和擅自处理,等待医生救护,以免二次损伤。

□**就诊科室** 骨科、外科等。

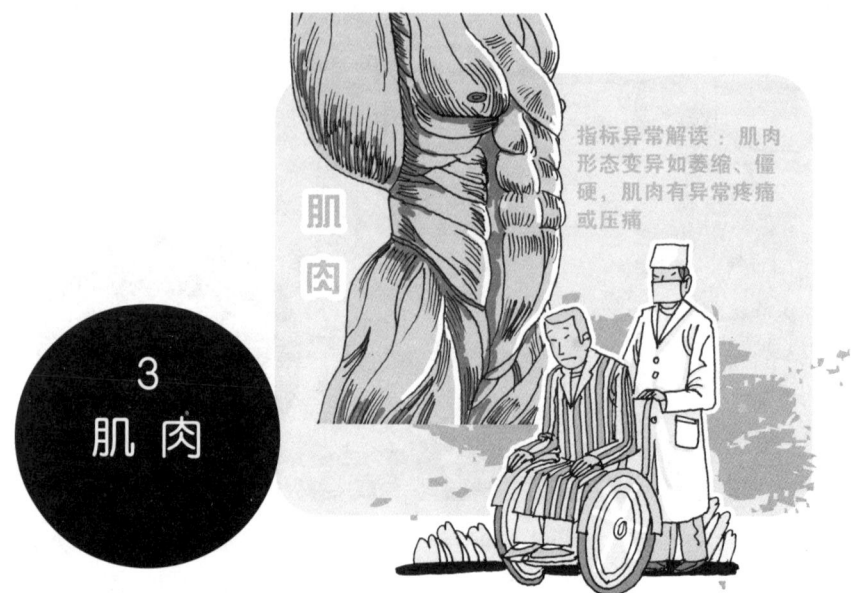

3 肌肉

指标异常解读：肌肉形态变异如萎缩、僵硬，肌肉有异常疼痛或压痛

□**概念** 肌肉是人体的一种组织，由许多肌纤维集合组成。肌纤维在神经冲动的支配下收缩或舒张，引起器官的运动。肌肉组织按其结构的不同，可分为横纹肌（包括肌腱）、平滑肌和心肌三种。健康者肌肉丰满、无萎缩，收缩自如有力，无异常疼痛和压痛。

□**指标异常解读** 肌肉形态变异如萎缩、僵硬，肌肉有异常疼痛或压痛，肌肉肿胀、肿块，表示相应部位有病变。

□**指标异常防治对策** 病变时，某一肢体的部分或全部肌肉的体积缩小、松弛无力，为肌肉萎缩现象。常见于脊髓灰质炎后遗症、偏瘫、周围神经损伤。发现肌肉萎缩，要进一步查找发病原因，进行病因性治疗。肌肉或肌腱拉伤，表现为肢体肌肉收缩受限，有异常疼痛或压痛，应立即停止运动或活动。若仅是肌肉拉伤，静养至恢复；若是肌腱撕裂，要进行手术修复；若发现肌肉肿块，则需进一步检查明确肿块性质，如纤维瘤、肉瘤等。

□**就诊科室** 骨科、神经内科、神经外科等。

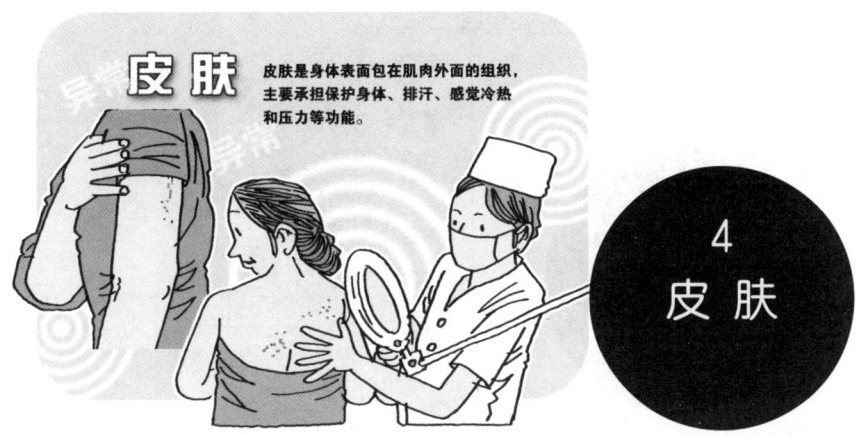

□**概念** 皮肤是身体表面包在肌肉外面的组织，主要承担保护身体、排汗、感觉冷热和压力等功能。人的皮肤由表皮、真皮（中胚层）、皮下组织三层组成。健康者皮肤较光滑、红润有光泽、柔软而又富有弹性。皮肤检查应观察有无颜色、湿度、弹性的变化，以及是否出现皮疹、紫癜、血肿、水肿、瘢痕、皮下结节等病变情况。

□**指标异常解读** 皮肤出现病变可能是皮肤本身的疾病，也可能是其他疾病在病程中伴随着的皮肤变化。皮肤颜色出现异常（苍白、发红、青紫、黄染、色素沉着、白斑）、皮肤湿度出现异常（出汗异常）、皮肤弹性减退、皮疹、脱屑、皮下出血、蜘蛛痣及肝掌、皮下结节、水肿、瘢痕及毛发异常，均提示有皮肤病变。

□**指标异常防治对策** 体检发现皮肤异常，应进一步查找原因。如皮肤颜色苍白常见于贫血以及末梢血管痉挛或充盈不足所致，色素脱失（白化）可见于白癜风、白化病等；色素沉着可见于慢性肾上腺皮质功能减退等；紫癜常见于造血系统疾病；多汗怕热可见于甲状腺功能亢进；皮疹可见于伤寒、湿疹、过敏反应等；皮肤脱屑可见于猩红热、银屑等；水肿可见于心脏、肾脏等全身多器官系统病变；皮肤毛发生长异常可见于内分泌疾病、神经营养障碍等；皮下结节可见于结节性多动脉炎、感染性心内膜炎、肿瘤所致皮下转移等。发现皮肤变化应予以重视，考虑为全身性疾病出现皮肤变化的可能，建议应及时到内科或相关专科作进一步诊疗；对较典型的皮肤病表现，应及时至皮肤科进行治疗。同时，应重视鉴别皮肤病变是否由于肿瘤引发，避免漏诊、误诊。

□**就诊科室** 皮肤科、血液科、内分泌科、内科、外科等。

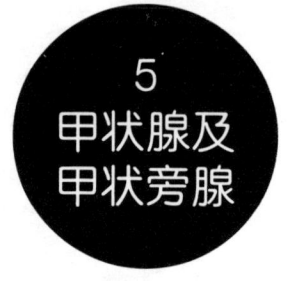
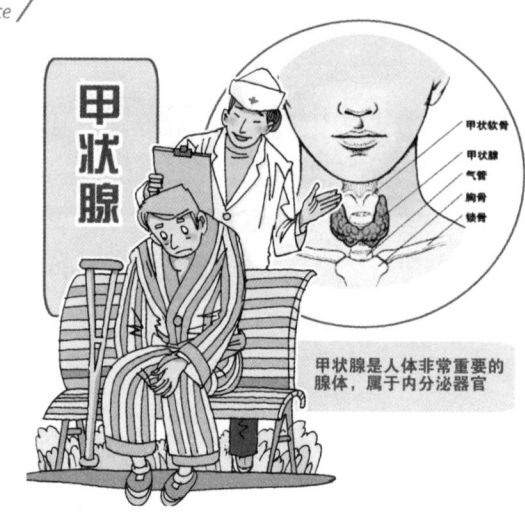

甲状腺是人体非常重要的腺体，属于内分泌器官

5 甲状腺及甲状旁腺

□**概念** 甲状腺是人体非常重要的腺体，属于内分泌器官。它位于颈部甲状软骨下方，气管两旁。人的甲状腺形似蝴蝶，犹如盾甲，故以此命名。甲状腺有控制人体能量代谢的速度、制造蛋白质、调节机体对其他激素的敏感性等作用。甲状腺依靠分泌甲状腺激素来调整这些反应。甲状腺激素的存在方式主要有T3（FT3）和T4（FT4）两种。健康者甲状腺无肿大、无结节、功能无亢进、无减退、无炎症和无肿瘤等。

□**指标异常解读** （1）甲状腺肿：分为单纯性甲状腺肿和结节性甲状腺肿两种。（2）甲状腺功能亢进。（3）甲状腺炎症：分为亚急性甲状腺炎（常继发于流感和病毒性腮腺炎）、慢性淋巴细胞性甲状腺炎（也称桥本氏甲状腺炎，自身免疫性疾病）两种。（4）甲状腺肿瘤：良性腺瘤有滤泡状和乳头状囊性腺瘤，恶性肿瘤有乳头状腺癌、滤泡状腺癌、未分化癌和髓样癌等。（5）甲状旁腺腺瘤。（6）甲状腺功能减退。

□**指标异常防治对策** （1）单纯性甲状腺肿：往往因缺碘产生，可通过食物补碘，如吃海带、紫菜等。（2）甲状腺功能亢进：首选抗甲状腺药物治疗。在甲状腺显著肿大（>80g）、长期服药无效、停药复发、胸骨后甲状腺肿、怀疑恶变等情况下选择手术治疗。（3）甲状腺炎症：亚急性甲状腺炎，药物治疗有效；慢性淋巴细胞性甲状腺炎如伴有甲亢或甲减，可先药物控制，出现气管压迫症状可做甲状腺峡部切除；原发性甲状旁腺功能亢进症，需要药物和（或）手术治疗。（4）甲状腺恶性肿瘤或有压迫气管症状的良性肿瘤：宜尽早手术切除。

□**就诊科室** 内分泌科、外科等。

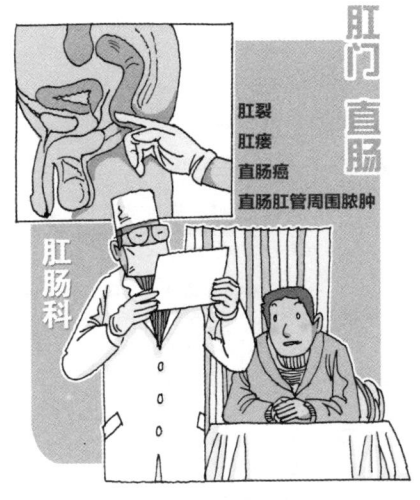
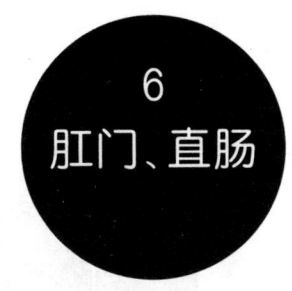

6 肛门、直肠

□**概念** 人体的肛门是直肠末端的出口，粪便从这里排出体外；直肠是肠管最末的一段，上与乙状结肠相连，下与肛管相连，有排便、吸收和分泌功能。肛门指检是最简易实用的检查方法，不仅可以检出肛门、近端直肠常见的疾病，还可探知男性前列腺的大小、硬度、表面的光滑度等，对前列腺疾病检测具有 B 超不可替代的作用，绝大多数的直肠癌均可通过指检而发现。体检者往往嫌麻烦、怕难受而拒绝检查，错失检出前列腺和直肠疾病的机会。健康者肛门无裂口，无瘘无痔，直肠周围无脓肿，肠腔内无息肉、无肿块等。

□**指标异常解读** （1）肛裂：齿线下肛管皮肤裂伤后形成的小溃疡，多位于后正中线上。（2）直肠肛管周围脓肿：肠肛管软组织内或其周围间隙发生的急性化脓性感染，并形成脓肿。（3）肛瘘：发生在肛门直肠周围脓肿破溃或切口引流的后遗病变。（4）痔：肛门有外痔、内痔和混合痔。（5）直肠息肉：直肠黏膜突向肠腔的隆起性赘生物的总称。表面光滑，包括肿瘤性和非肿瘤性。前者是癌前病变。（6）直肠癌：直肠内指检触摸到质地较硬的肿块，表面不光滑，触之易出血，并经活检证实。

□**指标异常防治对策** （1）肛裂：PP 粉坐浴、保持大便通畅、扩肛，也可采取手术。（2）直肠肛管周围脓肿：服药、坐浴、理疗、缓泻剂等；手术切开引流。（3）肛瘘：低位肛瘘，采用瘘管切开手术；低位或高位单纯性肛瘘、复杂性肛瘘可采用挂线疗法加以辅助。（4）痔：无症状的痔不需治疗，有症状的痔以非手术治疗为主，包括避免进食辛辣食物、局部药物治疗、口服药物治疗、注射疗法、物理疗法等。必要时手术治疗。（5）直肠息肉：首选内镜下息肉摘除术。（6）直肠癌：根治性切除手术、姑息性切除手术、转移灶切除手术等。

□**就诊科室** 肛肠科等。

7 乳房

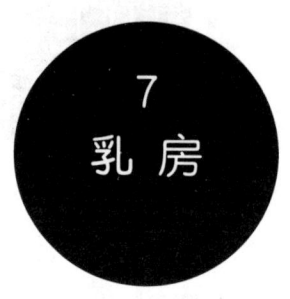
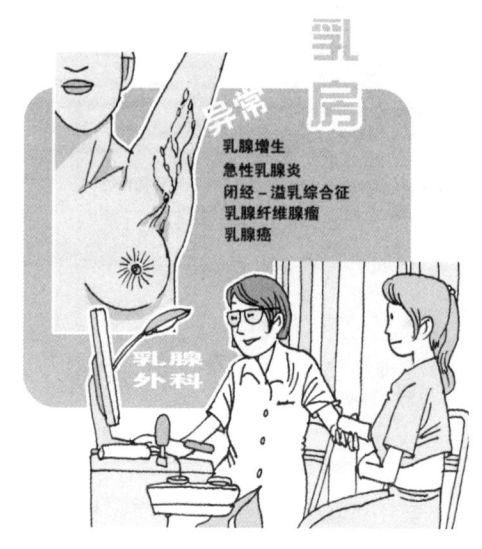

□**概念** 对乳房进行较为全面的检查，可以诊断与检出乳腺疾病。检查乳房的最佳时间一般是月经结束后的第7~10d，因为此时雌激素对乳腺的影响最小，乳腺处于相对静止状态，乳腺的病变或异常容易被发现。绝经后的女性则可随意选择检查乳房的时间。乳房是一个外胚层器官，起源于皮肤，属于胸壁浅层结构。女孩从12~13岁起，乳房开始发育，15~17岁基本成熟。健康者的乳房，徒手触摸、钼靶X线检查、乳腺远红外检查、乳房超声检查、乳腺磁共振均无异常肿块或其他异常发现。

□**指标异常解读** 钼靶X线检查异常：见于良性病变和恶性肿瘤（乳腺癌）。乳腺远红外检查异常：见于乳腺炎、乳腺增生、乳腺纤维瘤、乳腺癌等。乳房超声检查：异常见于乳腺炎、乳房肿块（囊性或实性、良性或恶性）。

□**指标异常防治对策** （1）乳腺增生：定期复查乳房B超或钼靶摄片。平时保持乐观心态，避免生气。（2）急性乳腺炎：如因乳汁淤积引起，应先排空乳汁，再使用药物；如因乳头破损、细菌感染引起，应抗菌、消炎治疗，必要时应切开引流。（3）闭经－溢乳综合征：调节内分泌，改善激素的分泌，并进一步调理月经与终止溢乳。（4）乳腺纤维腺瘤：如肿瘤突然增大，应及时就诊，以防恶变。（5）乳腺癌：早期，无扩散，应手术根治并辅以化疗、内分泌治疗及靶向治疗；已扩散或出现转移无法手术时，采用化疗、内分泌治疗、靶向治疗及中医中药治疗。

□**就诊科室** 乳腺外科等。

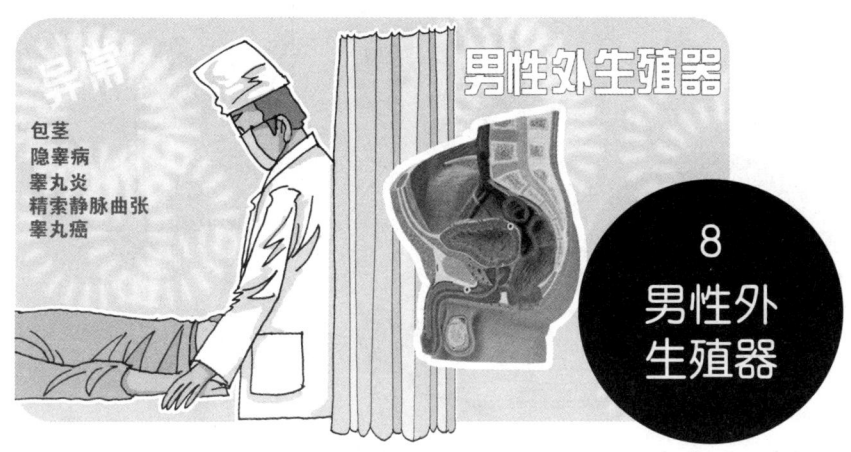

8 男性外生殖器

异常
包茎
隐睾病
睾丸炎
精索静脉曲张
睾丸癌

□**概念**　男性外生殖器包括阴茎、阴囊、睾丸、附睾、精索等。健康者，阴茎长度、大小正常，无包皮过长或包茎。睾丸大小正常，无触痛，无隐睾。附睾无触痛。精索静脉无串珠样，无曲张。无腹股沟疝。

□**指标异常解读**　（1）包茎：是指包皮口过小，使包皮不能外翻显露出阴茎头。幼时易引起龟头炎，成年后影响性生活，并可诱发阴茎癌。（2）隐睾病：正常男婴在出生的数月内睾丸即可降入阴囊，1岁后仍未降入阴囊，即为隐睾病。隐睾多为单侧，也可表现为双侧，双侧多伴尿道异常。（3）睾丸炎：多因附睾炎直接蔓延至睾丸所致，表现为单侧或双侧睾丸肿大，触痛，阴囊皮肤红肿。（4）精索静脉曲张，90%发生在左侧，因精索静脉血流淤积，静脉丛扩张，迂曲引起。严重时可导致睾丸萎缩和精子生成障碍。（5）睾丸癌：男性年轻人多发的癌症之一。睾丸肿大硬实，触之包膜凹凸不平。

□**指标异常防治对策**　（1）包茎：应手术治疗，最佳治疗年龄5~12岁。包皮过长可酌情手术。（2）隐睾症：尽早施行睾丸下降手术。（3）睾丸炎：多为炎症引起，可对症抗感染治疗。（4）精索静脉曲张：若物理治疗无效，可考虑手术。（5）睾丸癌：早诊断、早治疗。手术治愈率较高。

□**就诊科室**　男科、泌尿外科。

9 浅表淋巴结

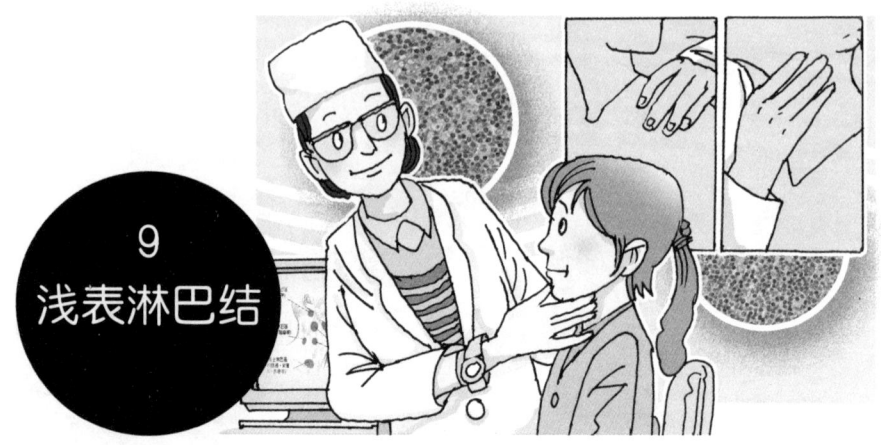

□ **概念** 浅表淋巴结是位于皮肤至深筋膜层以内的淋巴结群,数量较为集中的是颈部、颌下、锁骨、腋下和腹股沟等处的淋巴结群。淋巴结病变往往是局部或全身疾病的反应,尤其在肿瘤转移路径上起着重要的作用。健康者,体表无淋巴结触及、无肿痛等。

□ **指标异常解读** 如触及浅表淋巴结,要注意其大小、硬度,有无红肿压痛,与周围组织有无粘连等。如肿大淋巴结所辖区域有炎症,提示炎症反应;若无炎症,且淋巴结较硬,无红肿压痛,同时伴有肿瘤症状,应考虑肿瘤所引起或肿瘤转移引起,尤其应对锁骨上区域、腋窝等处触及的淋巴结高度重视。

□ **指标异常防治对策** (1)应引起足够重视,及时就医,进一步排查原因。(2)若因机体炎症引发,去医院进行抗炎、抗感染治疗。(3)若找不到原因,抗炎治疗无效,要全面排查存在肿瘤的可能。(4)确诊是肿瘤引发的,要进行抗肿瘤治疗或手术。

□ **就诊科室** 内科、外科、肿瘤科、乳腺科、血液科、耳鼻喉科等。

四、妇科检查

妇科检查主要检查外阴、阴道、子宫颈和子宫、输卵管、卵巢及宫旁组织和骨盆腔内壁的情况,以便对一些妇科疾病做出早期诊断、预防以及早期治疗。女性在发现自己感染了妇科病之后,一定要到正规的医院接受专业的检查。同时,每年的体检也是很重要的。

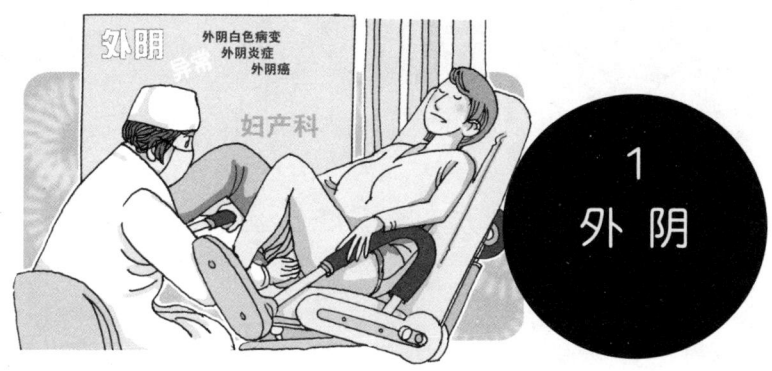

□**概念** 外阴为女性外生殖器的外露部分,位于两股内侧间,前为耻骨联合,后为会阴,包括阴阜、大阴唇、小阴唇、阴蒂和阴道前庭。健康者,外阴外观无异常,分泌物颜色及气味无异常。

□**指标异常解读** (1)外阴炎症:外阴皮肤瘙痒、疼痛、烧灼感,在活动、性交、排尿及排便时加重,局部充血肿胀甚至糜烂,严重者会形成溃疡或湿疹。(2)外阴白色病变:瘙痒明显,伴外阴肤色黯红或灰白,外阴皮肤萎缩、弹性差,常伴早期皮裂、脱皮及皮肤红肿,出现粉红、象牙白色或小丘疹。病情严重者可因搔抓引起表皮破损、裂隙、溃疡,出现性交痛及外阴烧灼感。晚期病变皮肤变薄、皱缩,阴道口挛缩狭窄,性交困难。(3)外阴癌: 长期外阴瘙痒后出现不同形态的肿物,如结节状或菜花状、溃疡状肿物合并感染,晚期出现疼痛、渗液和出血等。

□**指标异常防治对策** (1)外阴炎症:尽早就医,遵医嘱用药;保持外阴清洁、干燥、勤换内裤;穿棉织内衣裤,在医师指导下局部坐浴;外阴瘙痒者应勤剪指甲及洗手,不搔抓皮肤,以防破溃感染;不用刺激性香皂、药物清洗外阴,仅用温水即可。(2)外阴白色病变:发现相关症状尽早就医。一般极少发展到浸润癌,但如出现溃疡、结节、硬化性苔藓等需局部活检,行病理检查以排除恶性病变。(3)外阴癌:一旦发现相关症状应立即就医,平时应积极自查。

□**就诊科室** 妇产科。

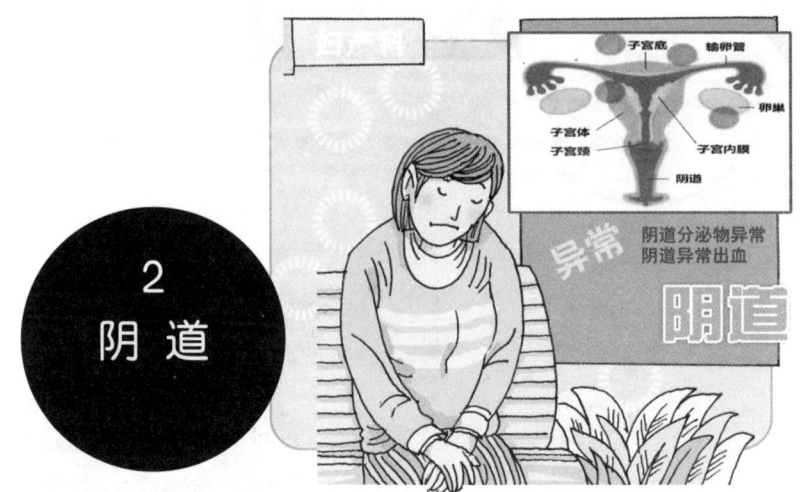

2 阴道

□**概念** 阴道是女性生殖器官的一部分,由弹力纤维、肌层和黏膜组成。在子宫颈的下方,膀胱和直肠的中间,连接子宫和外生殖器。它是女性的性交器官,也是排出月经和娩出胎儿的通道。健康者,阴道分泌物无异味,无异常出血。

□**指标异常解读** (1)阴道分泌物异常:表现为白带呈脓状、豆腐渣样或带血丝泡沫状样,并常有异味,是阴道炎的症状,可以由细菌、病毒、真菌及原虫感染等导致。(2)子宫阴道异常出血:原因主要有卵巢内分泌功能失调、异常妊娠、肿瘤、生殖道炎症、损伤、异物,或全身性疾病等。幼女与绝经后妇女(老年妇女)阴道出血多考虑恶性肿瘤;青春期女性阴道出血首先考虑功能失调性子宫出血(简称"功血");育龄妇女则多考虑与妊娠有关的疾病。对持续的阴道少量流血者应注意排除肿瘤的可能。

□**指标异常防治对策** (1)阴道分泌物异常:应查清原因,采取不同防治措施;穿棉质内裤,勤洗、勤换、勤晒;尽量避免久坐;注意经期卫生,正确使用消毒后的卫生纸、卫生巾;温水清洁阴部,不用清水或消毒药水灌洗阴道;注意性生活卫生,在性伴侣患有生殖道炎症时,尽量避免性生活或使用避孕套隔离,以防交叉感染;不盲目滥用抗生素和激素。(2)阴道异常出血:查清原因,进行病因治疗;参加妇女病检查,早诊断、早治疗;阴道一旦出现大量的流血,应尽快就医。

□**就诊科室** 妇产科。

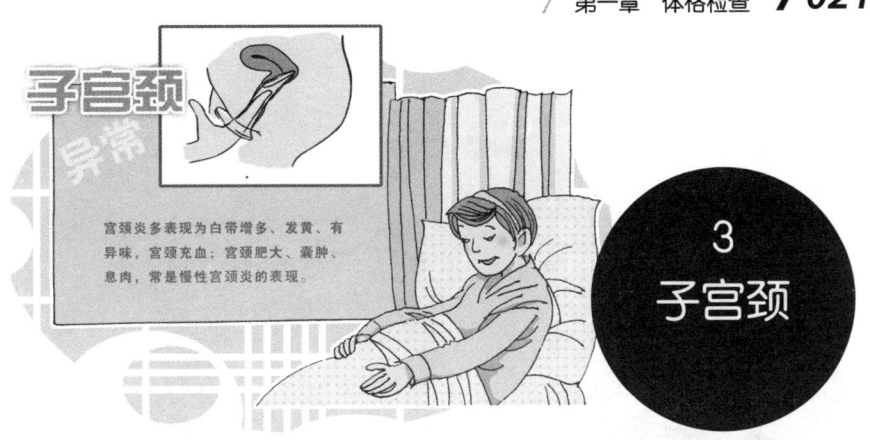

宫颈炎多表现为白带增多、发黄、有异味,宫颈充血;宫颈肥大、囊肿、息肉,常是慢性宫颈炎的表现。

3 子宫颈

□**概念** 子宫颈位于子宫下部,近似圆锥体,表面光滑红润。长2.5~3cm,上端与子宫体相连,下端深入阴道。宫颈的中央为前后略扁的长梭形管腔,上端与子宫腔相连,下端开口于阴道。内外口之间即宫颈管。宫颈主要由结缔组织构成,含少量平滑肌纤维、血管及弹力纤维。健康者,宫颈表面光滑,宫颈外口未生育女性呈圆形,经阴道分娩生育过的妇女呈横裂形。宫颈管黏膜即子宫颈内膜,能分泌碱性黏液,形成宫颈管黏液栓,堵于宫颈外口。

□**指标异常解读** 检查时应注意宫颈有无充血、出血、肥大及息肉等。宫颈外口处呈细颗粒状的红色区,则为"宫颈柱状上皮异位"(过去称为"宫颈糜烂")。现认为,不同程度的宫颈柱状上皮异位是受雌激素影响后柱状上皮外翻的正常生理变化。宫颈炎多表现为白带增多、发黄、有异味,宫颈充血;宫颈肥大、囊肿、息肉,常是慢性宫颈炎的表现。宫颈癌的局部体检所见可因其病期、类型而不同,如原位癌及微小浸润癌可无明显肉眼病灶外观。疾病进展时可见息肉状、菜花状赘生物,亦可见宫颈肥大、质硬、宫颈管膨大。晚期癌可形成溃疡或阴道壁、宫旁组织浸润受累。

□**指标异常防治对策** (1)选择正规医院做宫颈疾病筛查。(2)如有宫颈病变,应根据情况检测人乳头瘤病毒,或进行宫颈细胞学检查。如细胞学检查发现有不能明确意义的非典型鳞状细胞、低度鳞状上皮内瘤变、高度鳞状上皮内瘤变等,应在医生的指导下尽早就医、尽早治疗。(3)洁身自爱,防止性乱。(4)围产保健,预防宫脱。(5)注意经期卫生和外阴卫生,保持阴部干爽。(6)不滥用广谱抗生素、激素药物。

□**就诊科室** 妇产科。

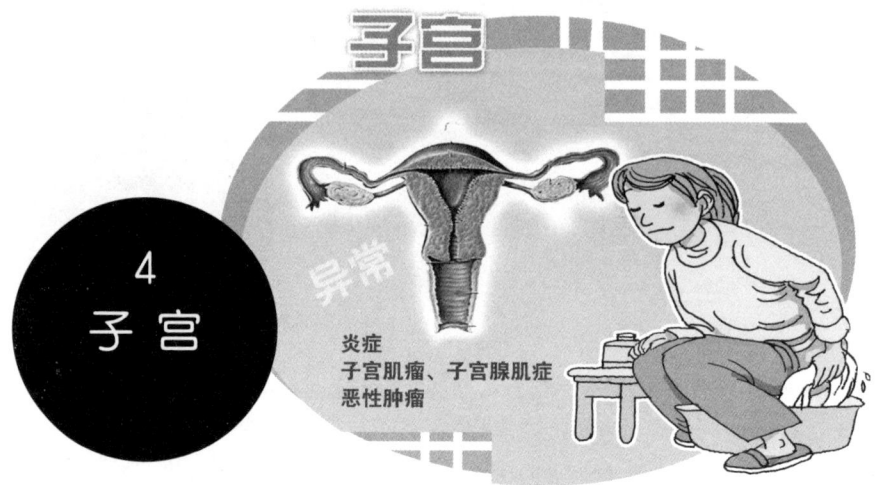

4 子宫

炎症
子宫肌瘤、子宫腺肌症
恶性肿瘤

□**概念** 子宫是女性的内生殖器官，为中空的肌质器官，位于骨盆腔中央，呈倒梨形，是孕育胚胎、胎儿和产生月经的场所。子宫大小与年龄及生育有关，正常成年未孕子宫长约7.5cm，宽约4cm，厚约2.5cm。子宫触诊可以双合诊法进行检查。健康者，子宫无疼痛、无肿大、无肿块、无出血等异常。

□**指标异常解读** 子宫压痛、子宫增大（除妊娠外）、子宫出血等异常可见于子宫肌瘤、子宫腺肌症、子宫肥大症（又称"慢性子宫肌炎"）、子宫癌等，须及时就诊作进一步诊断鉴别。子宫内膜炎可有子宫压痛、白带增多、子宫不规则出血。功能性子宫出血症主要表现为不规则子宫出血。

□**指标异常防治对策** （1）炎症：在医生指导下用药抗炎，对感染性子宫内膜炎应重视病原学诊断；注意个人卫生，科学清洗外阴，经期禁止同房，不穿着紧身衣裤。（2）子宫肌瘤、子宫腺肌症：无症状者每3~6个月去医院随访1次；症状不明显时，可考虑药物保守治疗；如经药物治疗无效、病变加重或有严重贫血难以纠正的，可行手术治疗。（3）恶性肿瘤：专科就诊，完善相关检查，明确肿瘤分期和评估，及时选择手术、放疗或药物治疗。

□**就诊科室** 妇产科。

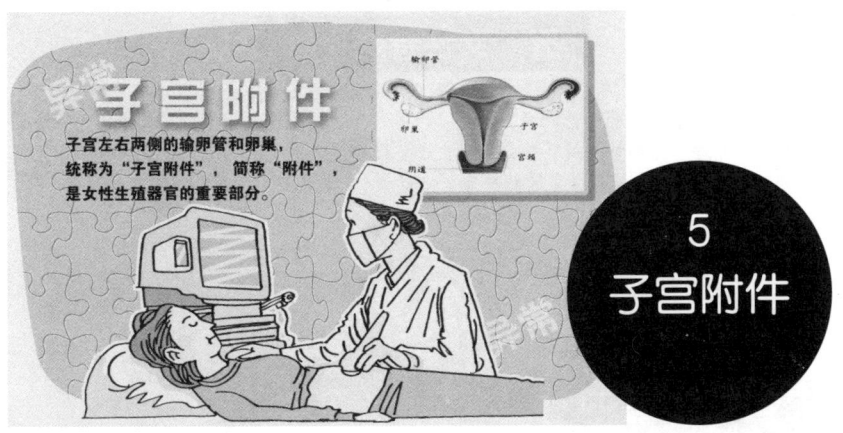

5 子宫附件

□ **概念** 子宫左右两侧的输卵管和卵巢,统称为"子宫附件",简称"附件",是女性生殖器官的重要部分。附件触诊多用双合诊。健康者,输卵管表面光滑、质韧无压痛,表面光滑、质软。附件无疼痛、无肿大、无肿块、无出血等异常。

□ **指标异常解读** 输卵管肿胀、增粗或有结节,弯曲或僵直,且常与周围组织粘连、固定,明显触压痛者,多见于急、慢性炎症或结核。明显肿大可为输卵管积脓或积水。双侧输卵管病变导致管腔变窄或梗阻者,难以受孕。卵巢增大有压痛常见于卵巢炎症。卵巢囊肿常可出现卵巢不同程度肿大。卵巢肿瘤表现为包块占位、急腹症等。粒层细胞瘤,可出现高雌激素的表现。

□ **指标异常防治对策** (1)输卵管炎症:应作进一步检查完善病因诊断,并及时按医嘱进行抗感染治疗。(2)卵巢肿瘤:以手术治疗为主。应在术前尽量完善相关检查,明确肿瘤性质。若为恶性肿瘤,应限期手术。(3)盆腔包块:鉴别良性、恶性,以及肿瘤来源。发现盆腔包块,应及时到医院进一步检查,及早治疗。

□ **就诊科室** 妇产科。

五、女性特殊检查

女性特殊检查包括乳房的触诊、B超、MRI等的影像学检查、阴道分泌物检测、阴道脱落细胞学检查等，这些检查对乳腺、阴道、子宫颈病变具有重要的诊断意义，也可用于疾病的鉴别、病理分级、治疗效果的判定等。

1 乳腺肿块的辅助检查

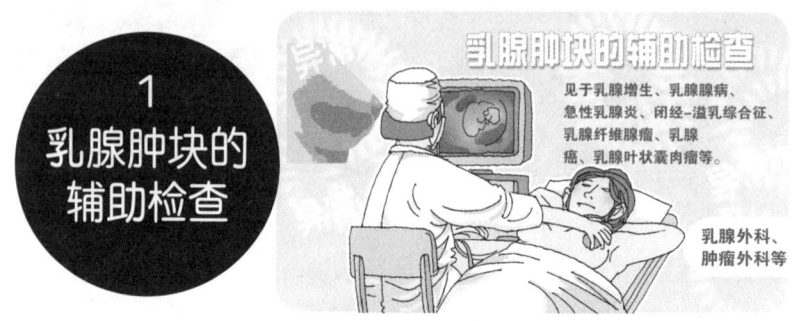

乳腺肿块的辅助检查
见于乳腺增生、乳腺腺病、急性乳腺炎、闭经-溢乳综合征、乳腺纤维腺瘤、乳腺癌、乳腺叶状囊肉瘤等。
乳腺外科、肿瘤外科等

□**概念** 除手的触诊外，乳腺肿块还有更精确的辅助检查手段，如乳腺彩超(彩色B超)、乳腺钼靶、乳腺MRI(核磁共振)等。下列情况为正常：彩色B超——切面形态轮廓正常，层次清楚，内部回声均匀，腺叶亮点、光斑正常，乳腺导管无扩张，无肿块，无血管。乳腺钼靶检查——无异常增生，无结节，无局部肿大，无肿块。乳腺MRI检查——无异常增生，无结节，无局部肿大，无肿块。

□**指标异常解读** 见于乳腺增生、乳腺腺病、急性乳腺炎、闭经-溢乳综合征、乳腺纤维腺瘤、乳腺癌、乳腺叶状囊肉瘤等。

□**指标异常防治对策** (1)乳腺增生：定期复查乳房B超或钼靶摄片。平时保持乐观心态，避免生气。(2)急性乳腺炎：如由乳汁淤积引起，应先排空乳汁，再用药物治疗；如因乳头破损、细菌感染引起，应抗菌、消炎治疗；如已化脓，病情急，应切开引流。(3)闭经-溢乳综合征：调节内分泌，改善激素的分泌，并进一步调理月经与终止溢乳。(4)乳腺纤维腺瘤：可用中医活血化瘀、消肿散结、疏肝理气的治疗方案。如肿瘤突然增大，应及时就诊，以防恶变。(5)乳腺癌：如为早期，无扩散，手术根治并辅以化疗；已大扩散或出现转移无法手术时，采用化疗减轻病痛，延长存活时间。(6)乳腺叶状囊肉瘤：首选手术治疗。

□**就诊科室** 乳腺外科、肿瘤外科等。

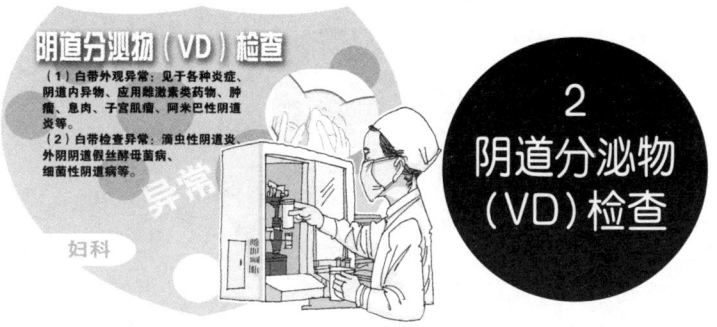

2 阴道分泌物（VD）检查

□**概念** 阴道分泌物（VD）检查即白带检查，是妇科常见检查方法。白带由阴道和宫颈的分泌物组成。正常时阴道分泌物pH≤4.5，多在3.8~4.4，阴道清洁度Ⅰ~Ⅱ为正常。健康情况下白带量很少，透明发亮，带有黏性，无臭味。

□**指标异常解读** （1）白带外观异常：见于各种炎症、阴道内异物、应用雌激素类药物、肿瘤、息肉、子宫肌瘤、阿米巴性阴道炎等。（2）白带检查异常：滴虫性阴道炎由阴道毛滴虫引起，是最常见的阴道炎，主要由性行为传播。外阴阴道假丝酵母菌病（也称外阴阴道念珠菌病）由假丝酵母菌引起，与糖尿病、抗生素及激素使用有关。细菌性阴道病为阴道内正常菌群失调所致一种混合感染，pH>4.5，胺臭状试验阳性，线索细胞阳性均提示抗菌药物使用。萎缩性阴道炎见于自然绝经及卵巢去势后妇女，因卵巢功能衰退，雌激素水平降低所致。

□**指标异常防治对策** （1）重视检查结果，积极配合医生治疗。（2）阴道炎患者：阴道局部用药，口服抗生素，或二者联合用药，以消除易感因素，消除和控制感染病灶。其中滴虫性阴道炎患者的性伴侣应同时进行治疗，治疗期间禁止性交。外阴阴道假丝酵母菌病应积极治疗糖尿病，及时停用广谱抗生素，雌激素及皮质类固醇激素，患者的性伴侣患有龟头炎应进行检查及治疗。细菌性阴道病应根据检验结果选用抗厌氧菌药物治疗。萎缩性阴道炎可视病情补充雌激素，增强阴道抵抗力，抑制细菌生长。（3）子宫肌瘤：无症状者每3~6个月去医院随访1次，症状不明显时，可考虑药物保守治疗。如有贫血表现或经药物治疗无效的，可行手术治疗。（4）卵巢肿瘤：以手术治疗为主，应在术前尽量完善相关检查，明确肿瘤性质，若为恶性肿瘤，应限期根治手术。（5）养成良好的卫生习惯，每天用温水清洗外阴，避免阴道内冲洗。（6）不宜食用辛辣刺激性食品。（7）勤换内裤，并用温水进行洗涤，切不可与其他衣物混合洗，避免交叉感染。

□**就诊科室** 妇科。

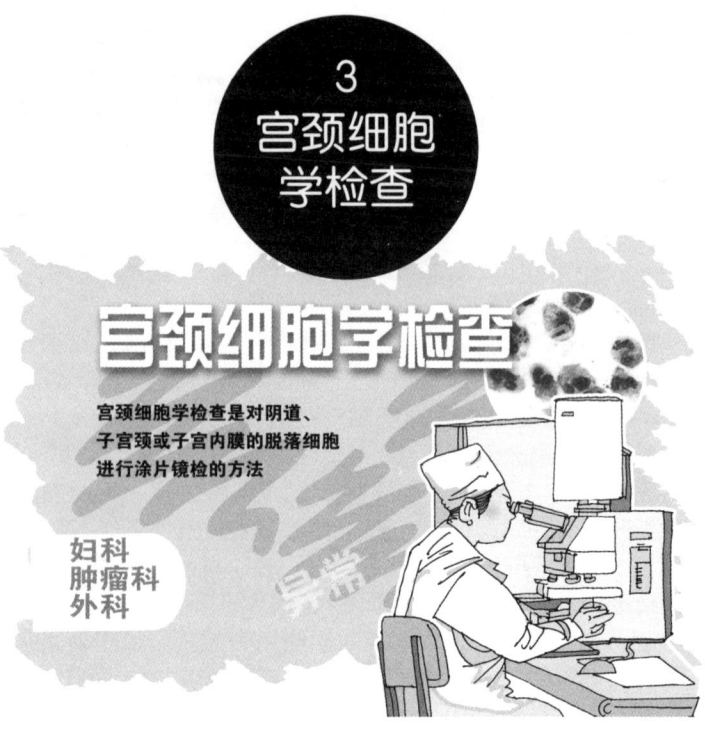

3 宫颈细胞学检查

宫颈细胞学检查是对阴道、子宫颈或子宫内膜的脱落细胞进行涂片镜检的方法

妇科
肿瘤科
外科

□**概念** 宫颈细胞学检查是对阴道、子宫颈或子宫内膜的脱落细胞进行涂片镜检的方法，目前主要有两种方式：(1)宫颈刮片涂片检查：用刮板刮取宫颈外口黏液及分泌物，涂片检查。(2)宫颈液基薄层细胞学检查（TCT[※]）：用宫颈刷刷取宫颈黏液及分泌物保存于液基细胞液，采用细胞制片系统制成 LBC 涂片检查。TCT 是目前国际上较先进的一种宫颈细胞学检查技术，与传统的宫颈刮片涂片检查相比，可明显提高标本的满意度及宫颈异常细胞的检出率。TCT 联合 HPV（人乳头瘤病毒）检测是目前宫颈防癌筛查最有效、最准确的方法。

□**指标异常解读** 细胞学检查结果为正常范围或良性病变范围改变（NILM）属于正常结果，建议定期体检复查。对鳞状上皮细胞异常包括意义不明确的非典型鳞状上皮细胞（ASC-US）、意义不明确的非典型鳞状上皮细胞不除外高度鳞状上皮内病变（ASC-H）、低度鳞状上皮内病变（LSIL）、高度鳞状上皮内病变（HSIL）、鳞状细胞癌，均属于异常结果，有可能是癌前病变，或早期宫颈癌。对腺上皮细胞异常包括非典型腺上皮细胞（AGC）、腺原位癌、宫颈腺癌，也属于异常结果，很有可能就是宫颈癌。

□**指标异常防治对策** （1）ASC-US：如同时伴有高危型HPV阳性，建议做阴道镜检查及宫颈活检；如高危型HPV为阴性，定期复查TCT。（2）ASC-H：建议做阴道镜检查。（3）LSIL：建议做阴道镜检查、高危型HPV检测。（4）HSIL：尽快做阴道镜检查、高危型HPV检测。（5）AGC：建议做阴道镜检查及宫颈活检。

□**就诊科室** 妇科、肿瘤科、外科。

※ 液基薄层细胞检测（TCT）是目前国际上最先进的一种宫颈癌细胞学检查技术，与传统的宫颈刮片巴氏涂片检查相比，可以明显提高标本的满意度及宫颈异常细胞检出率。TCT宫颈癌细胞学检查对宫颈癌细胞的检出率为100%，同时还能发现部分癌前病变，微生物感染如真菌、滴虫、病毒、衣原体等，故已在各大医院推广使用。TCT检测应注意以下事项：（1）在做TCT检查前24h避免性生活。（2）在做TCT检查前48～24h内不要冲洗阴道或使用阴道栓剂，也不要做阴道内诊。（3）如有炎症先治疗，然后再做TCT检查，以免影响诊断结果。（4）TCT检查最好安排在非月经期进行，也可以在TCT基础上检测高危型HPV。

为使细胞学的诊断与组织病理学术语一致并与临床处理密切结合，1988年，美国制定（开发）了阴道细胞TBS命名系统。国际癌症协会于1991年对宫颈／阴道细胞学的诊断报告正式采用了TBS分类法，2001年再次修改。TBS描述性诊断报告主要包括以下内容：未见上皮内病变细胞和恶性细胞。（1）病原体：①滴虫。②假丝酵母菌。③细菌。④单纯疱疹病毒。（2）非瘤样发现：①反应性细胞改变。②子宫切除术后的腺细胞。③萎缩（有或无炎症）。（3）其他：子宫内膜细胞出现在40岁以上妇女的涂片中，未见上皮细胞不正常。上皮细胞异常。（1）鳞状上皮细胞异常：①不典型鳞状细胞（ASC），包括无明确诊断意义的不典型鳞状细胞（ASCUS）和不能排除高级别鳞状上皮内病变不典型鳞状细胞（ASC-H）。②低度鳞状上皮内病变（LSILs），与CIN Ⅰ术语符合（CIN：即宫颈上皮内瘤变，是宫颈癌前病变）。③高度鳞状上皮内病变，包括CIN Ⅱ、CIN Ⅲ和原位癌。④鳞状细胞癌。（2）腺上皮细胞改变：①不典型腺上皮细胞（AGC）。②腺原位癌（AIS）。③腺癌。（3）其他恶性肿瘤：原发于宫颈和子宫体的不常见肿瘤及转移癌。

六、耳鼻咽喉科检查

耳、鼻、咽、喉位于头颈部深处,管腔窄小而曲折,检查者者必须使用特殊的照明装置和检查器械如额镜、耳镜、压舌板、前鼻镜、后鼻镜等进行检查,方能清晰直观地看到这些部位的情况。

1 耳（附听力检查）

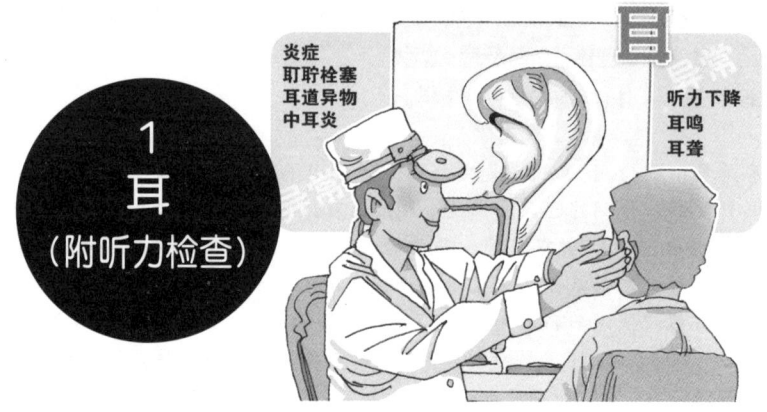

□ **概念** 耳（朵）是人的听觉和平衡器官,分外耳、中耳、内耳三部分。健康者无异常。

□ **指标异常解读** 见于外耳畸形、外耳道炎、耵聍栓塞、外耳道胆脂瘤、外耳道息肉或肿瘤、外耳异物、鼓膜钙化斑、鼓膜疤痕、鼓膜浑浊、鼓膜内陷、鼓室积液、鼓膜穿孔（紧张部或松弛部穿孔）、流脓、中耳胆脂瘤、中耳肉芽、中耳肿瘤、听力下降（耳聋）、耳鸣、中耳畸形、内耳畸形等。

□ **指标异常防治对策** （1）炎症（外耳道炎、中耳炎、外耳道息肉等）：对症药物治疗。（2）耵聍栓塞、外耳道胆脂瘤、耳道异物等：请医生取除耵聍或胆脂瘤或异物,多数门诊可以解决,小部分需要住院手术。（3）畸形（包括外耳及外耳道畸形、中耳内耳畸形等）：到专科医生处就诊,轻度不影响外观和（或）功能的可不用处理,中重度者可通过手术处理回复功能和外观。（4）听力下降（耳聋）：查明原因,对症治疗。如为药物性的耳聋,应避免使用引起疾病的药物；听力不能恢复,造成言语交流障碍者及时配置助听器。（5）中耳胆脂瘤：一般需要手术清除。（6）耳鸣：原因很多,要到医院进一步查明原因,对症处理。

□ **就诊科室** 耳鼻咽喉科。

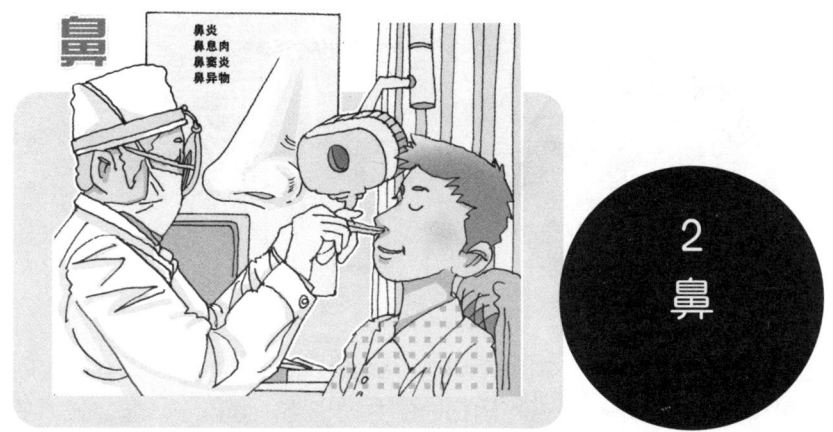

□**概念** 鼻是上呼吸道的起始器官,是气流出入的通道,也是人的嗅觉器官。位于面中部,呈锥形隆起。分为外鼻、鼻腔和鼻窦。健康者外鼻无畸形,鼻腔通气畅,嗅觉灵敏。

□**指标异常解读** (1)外鼻畸形(包括歪鼻、塌鼻、鼻孔闭锁等):原因可能是先天畸形,发育异常,外伤、特异性感染(如萎缩性鼻炎、鼻梅毒等破坏鼻部骨和软骨等引起的后遗症)等。(2)鼻中隔偏曲:多数为先天性,部分由于外伤造成。(3)慢性鼻炎:可出现鼻塞、流涕、嗅觉下降。(4)过敏性鼻炎(变应性鼻炎):鼻痒、打喷嚏、流清涕。(5)鼻息肉、鼻窦炎:可出现鼻塞、流黏涕或脓涕,并可能出现头痛、嗅觉下降等。(6)鼻出血:可由鼻前庭干燥、鼻炎或鼻窦炎造成,也可由鼻咽部肿瘤引起,应予以重视。(7)鼻异物:多见于儿童。或由自己或他人塞入,或因外力等原因进入。

□**指标异常防治对策** (1)外鼻畸形:轻度无须处理。影响外观和功能的可行手术矫正。(2)鼻中隔偏曲:轻度无须处理。影响鼻腔功能,引起头痛、鼻塞、引流障碍者需手术矫正。(3)慢性鼻炎:有症状及时就诊。(4)变应性鼻炎(过敏性鼻炎):需检测过敏源类型,避免过敏源,可使用抗过敏、鼻用激素、鼻腔冲洗等治疗控制。(5)鼻息肉和慢性鼻窦炎:及时治疗,根据症状可使用鼻用激素、鼻腔鼻窦冲洗等。如保守治疗无效,可手术治疗。(6)鼻异物:及时请医生取出,加强教育。(7)鼻腔肿瘤:及时就诊,必要时肿瘤活检,根据肿瘤类型确定治疗方法。(8)鼻出血:及时检查治疗,明确出血部位,治疗病因。必要时手术止血。

□**就诊科室** 耳鼻咽喉科。

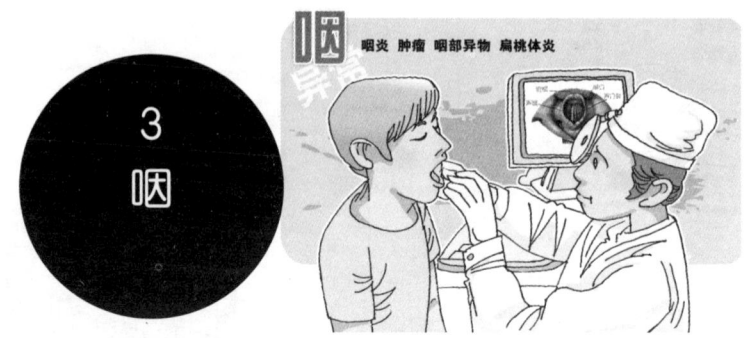

3 咽

□ **概念** 咽前面与鼻腔和口腔相接，呈管状结构，分为三部分：鼻咽、口咽和喉咽。咽是呼吸道和消化道的共同通路。健康者，咽部无不适，无打鼾、咽痛、吞咽困难等症状。

□ **指标异常解读** （1）自感不适，有异物感，刺激性咳嗽，易恶心等提示咽炎。（2）颈部出现活动差、边界不清、质地硬的肿块，需要排除咽部肿瘤的可能，尤其是颈侧上部的，要排除鼻咽癌。（3）异物感多由慢性炎症引起，也可能是咽部异物或肿瘤。（4）扁桃体肿大、充血多提示急性炎症，也可因慢性炎症刺激增生引起。儿童扁桃体肿大多为生理性。

□ **指标异常防治对策** （1）慢性咽炎：积极药物治疗，消除引发病因；培养良好生活习惯、避免粉尘或有害气体长期刺激，戒烟酒，增强身体抵抗力等；室内保持合适的温度和湿度，空气新鲜。宜吃清淡、具有酸、甘滋阴的食物，如水果、新鲜蔬菜、青果等；做好职业保护（教师、歌唱演员等）。（2）肿瘤：及时就诊，明确诊断后，选择合适的治疗方式。一般淋巴瘤以放化疗为主，鳞状细胞癌以手术为主要治疗方法。（3）咽部异物：及时去医院除去异物，不可擅自处理。（4）急性扁桃体炎：休息并多饮水，进易消化食物；对症治疗（降温、补液等），经常用药液漱口；抗生素治疗（口服或肌肉注射）。（5）慢性扁桃体炎反复发作：积极增强体质，减少扁桃体炎发作次数，必要时行手术摘除扁桃体。（6）睡眠呼吸暂停低通气综合征：主要症状为打鼾、睡眠时呼吸暂停，需要做"睡眠呼吸检测"，以明确疾病病因和程度，如为阻塞性，尤其是扁桃体肥大、口咽部狭窄引起，"扁桃体切除和（或）腭咽成形术"等扩大咽腔。（7）鼻咽癌：怀疑为鼻咽癌，可行鼻咽部内镜及活检，局部 CT 或 MRI 检查，血液 VCA-IgA、EA-IgA 检查，确诊后，采用放疗为主的治疗，早期治疗效果较好。

□ **就诊科室** 耳鼻咽喉科。

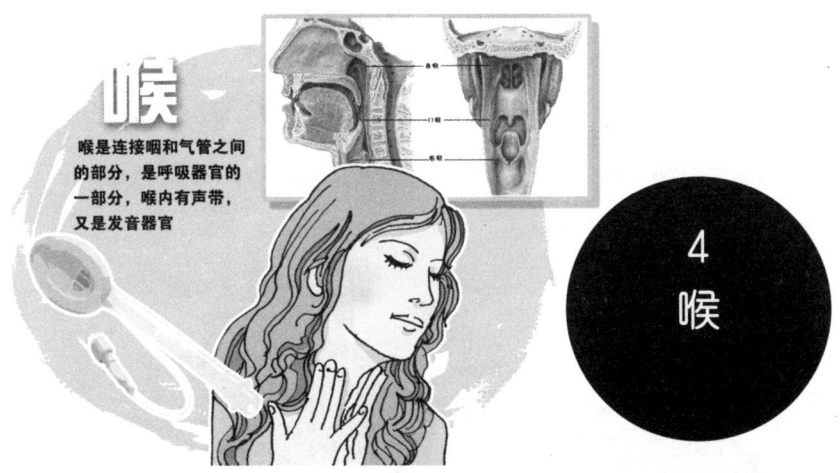

4 喉

喉是连接咽和气管之间的部分,是呼吸器官的一部分,喉内有声带,又是发音器官

□ **概念** 喉是连接咽和气管之间的部分,是呼吸器官的一部分,喉内有声带,又是发音器官。正常情况:声带活动自如,无炎症,无不适,无水肿,无肿块,饮食通畅无梗阻感,声带无小结、息肉,无肿块,发音无异常等。

□ **指标异常解读** 见于急慢性喉炎、喉部异物、急性会厌炎、声带小结节及息肉、喉癌、声带麻痹、喉梗阻等。

□ **指标异常防治对策** (1)急性喉炎:及早使用广谱抗生素,充血肿胀显著者加用激素,雾化吸入,声带休息。加强锻炼,少吃刺激性食物。(2)喉部异物:在喉镜下取出异物是唯一的方法,越早越好,以免炎症加剧或出现并发症。(3)急性会厌炎:控制感染。保持呼吸道通畅。保持水电解酸碱平衡。注意口腔卫生,防止继发感染。鼓励进流质饮食,补充营养。(4)声带小结及息肉:声带息肉,以手术切除为主,辅以药物及超声雾化等治疗;声带小结,注意声带休息,发声训练,药物治疗,必要时手术,术后仍应注意正确的发声方法以防复发;儿童小结节常不需要手术,到青春期可自然消失。(5)喉癌:喉癌的治疗手段包括手术、放疗、化疗及免疫治疗等,目前多主张以手术为主的综合治疗。(6)声带麻痹:查明原因,要排除肺部与颈部肿瘤可能,对症及支持治疗。(7)喉梗阻:明确原发病因,有针对性地治疗,必要时及时行气管切开术。

□ **就诊科室** 耳鼻咽喉科。

七、眼科检查

眼科的一般检查，包括眼附属器和眼前段检查。眼附属器检查包括眼睑、结膜、泪器、眼球运动及位置和眼眶的检查。检查分两步：第一步是视力检查，第二步是检查瞳孔、眼前节（结膜、角膜、瞳孔及晶状体）、眼后节（玻璃体及眼底情况）和眼压等等。

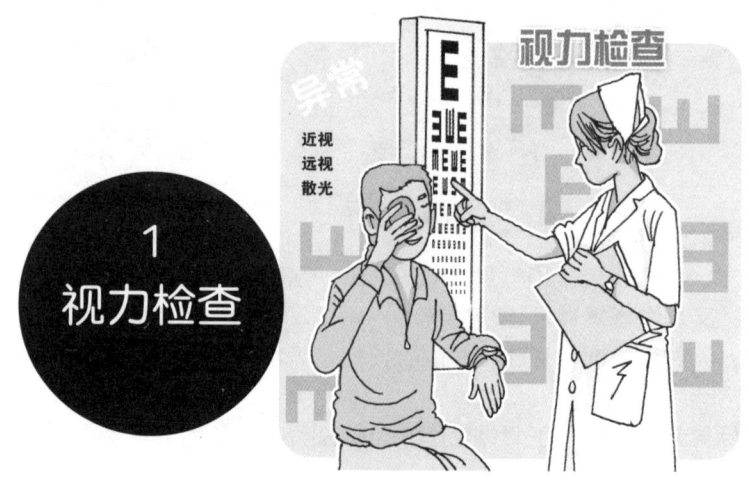

1 视力检查

□概念　视力即视敏度，是眼分辨最小目标的能力。可分为远视力和近视力。视力的好坏是衡量视机能是否正常的指标，也是辨别诊病的重要依据。远、近视力≥1.0为正常。两眼中较好眼的矫正视力低于0.3为低视力，低于0.05或视野半径<10°为盲。

□指标异常解读　（1）远视力小于1.0，近视力等于1.0，为轻度近视、假性近视、使用缩瞳药、老年白内障初期等。（2）远视力大于1.0，近视力小于1.0，为老花眼、眼部疾病、使用散瞳药等。（3）远、近视力均小于1.0，为真性近视、近视合并老花眼、影响视力的眼病等。

□指标异常防治对策　（1）近视、远视与散光均属于屈光不正，其防治对策：及早通过验光配镜矫正视力（必要人群需散瞳验光）。（2）根据患者要求及自身条件，医患双方应谨慎选择手术，严格掌握好手术的适应证。（3）具体的手术有角膜屈光手术、屈光性晶状体手术、巩膜手术等。

□就诊科室　眼科。

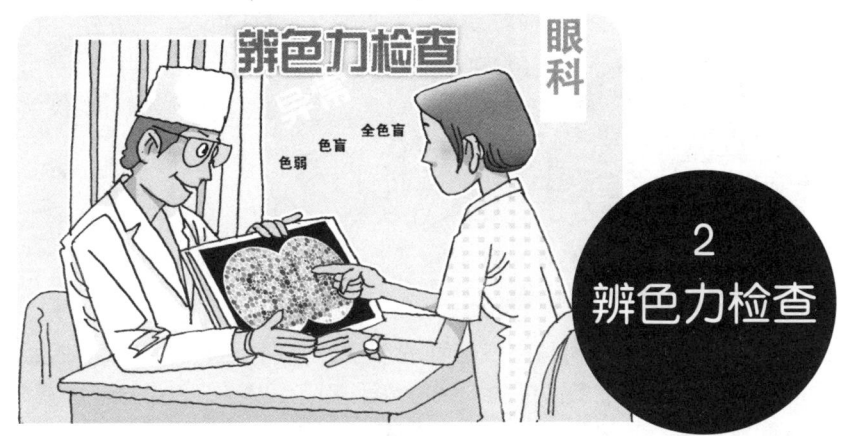

2 辨色力检查

□ **概念** 辨色力即不同波长的光线作用于视网膜而在人脑引起的感觉。辨色力测试的结果有正常、色弱、色盲。具体细分下去还有各种颜色的色盲或者色弱，最常见的是红绿色盲。健康者，辨色无异常。

□ **指标异常解读** （1）色弱：分辨能力差，虽可以分辨颜色，但是不能很快地分辨清楚。（2）色盲：不能分辨一种或几种颜色，其中最常见的是红色盲和绿色盲。（3）全色盲：不能分辨所有颜色。色盲和色弱通常都是先天遗传。后天性色觉异常较少见，多半因视网膜病变引起。

□ **指标异常防治对策** 查找病因，若无视网膜病变，则由先天遗传引起，可采取以下对策：通过佩戴眼镜来矫正。综合疗法治疗。红光增色仪：刺激视细胞的色黄功能提高。色觉矫正仪：包括色盲矫正图表和色盲矫正附镜（非普通色盲镜），通过对各种颜色的分辨、识别、转换练习，提高色觉功能。

□ **就诊科室** 眼科。

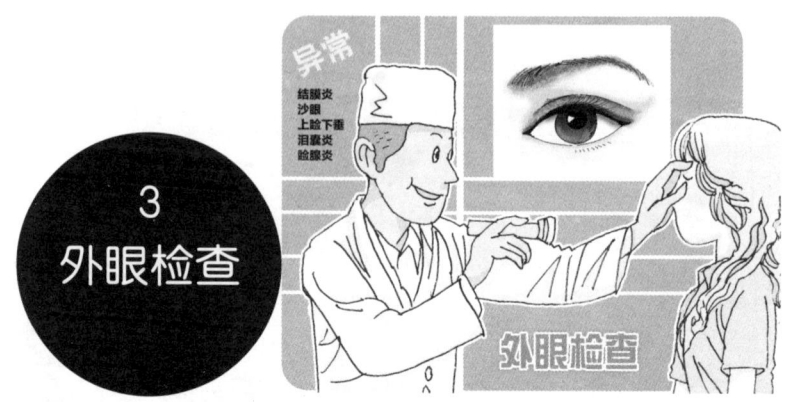

3 外眼检查

□**概念** 外眼是指眼睛与空气接触的那部分，包括结膜、角膜、眼睑、睑结膜等，这些部位多由细菌、病毒等因素而引发感染。健康者，外眼总体形状正常，各部分无异常，无炎症，眼球无突出或内陷，眼位无偏斜，眼球无震颤，眼球各方位运转自如，转动时无不适感等。

□**指标异常解读** （1）结膜炎：眼睛充血、有异物感、流眼泪及有过多分泌物。（2）沙眼：上睑结膜充血、混浊、增厚，血管模糊，乳头肥大及滤泡增生等。（3）上睑下垂：上睑部分或全部不能抬起，双眼眉弓不等。眉弓较高一侧为病变所在。（4）泪囊炎：平时常流泪，挤压泪囊部，急性期有疼痛感，皮肤面红肿，伴有黏液或脓性分泌物自泪点流出。（5）睑腺炎：眼睑局限性红肿胀痛（或破溃溢脓），触痛明显。（6）泪腺肿瘤：眼眶X线片、超声波、CT以及MRI（核磁共振）检查、Schirmer试验（泪液分泌不足或过多时进行），发现泪腺区占位性改变或有新生物。（7）角膜炎：眼睛充血，有异物感，严重时出现视物模糊等。

□**指标异常防治对策** （1）结膜炎：用眼药水滴眼，禁戴隐形眼镜，采取防止传染于别人的措施。（2）沙眼：单独用眼药水滴眼，做好隔离。（3）上睑下垂：查明原发病，药物或手术矫正治疗。（4）泪囊炎：急性期药物治疗，急性期药物控制效果较差者或慢性者可进行手术治疗（鼻腔泪囊吻合术等）。（5）睑腺炎：早期行频繁热敷，药物消炎。脓肿成熟者，切开排脓。养成良好卫生习惯，不乱擦眼，洗具专用。防疲劳，慎用化妆品，慎行眼睑美容。（6）泪腺肿瘤：及时进行手术治疗。（7）角膜炎：尽早就医，明确病因后予以对症治疗，以防晚期影响视力。

□**就诊科室** 眼科。

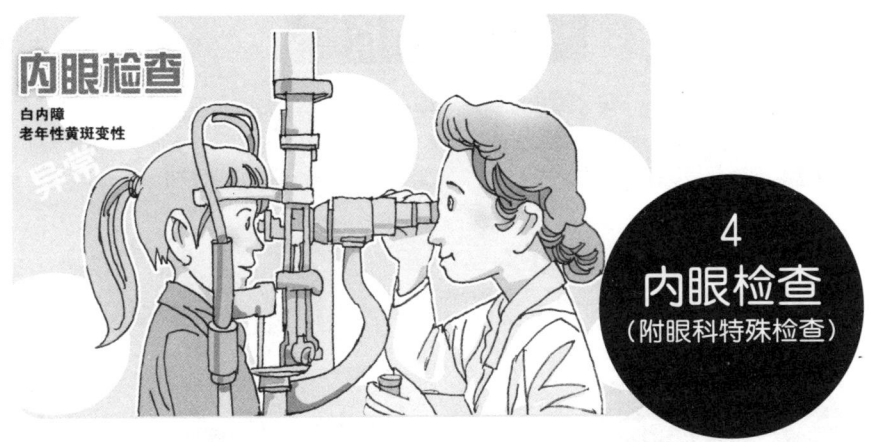

4 内眼检查
（附眼科特殊检查）

□**概念**　内眼检查是指对内眼（肉眼看不到的）部分，如虹膜睫状体、脉络膜、晶体、视网膜（眼底）等的检查。健康者，无炎症，无黄斑渗出，无出血，晶体无混浊、无膨胀，晶体皮质无异常等。

□**指标异常解读**　见于虹膜睫状体炎、青光眼（原发性、继发性及先天性）、白内障，眼底病如玻璃体混浊或积血，血管栓塞，眼底出血，视网膜炎症或剥脱，视盘充血，有视力突然下降或视盘 C/D＞0.5 伴有特征性改变、萎缩等改变。

□**指标异常防治对策**　（1）白内障：药物治疗，延缓发展。如视力下降影响日常生活，成熟期或接近成熟时进行手术摘除晶体，有条件可植入人工晶体。（2）老年性黄斑变性：目前尚无特异性治疗方法。应定期复查，稳定期可试用以下方法：药物可试用扩张血管药和大剂量维生素 C 及锌制剂等。出现黄斑水肿、出血等影响视力时，可采用激光治疗，必要时可采用玻璃体腔注药控制病情进展或手术治疗。

□**就诊科室**　眼科。

八、口腔科检查

口腔科检查包括三方面：一般检查、视诊和探诊。一般检查包括有无唇裂、疱疹、口角歪斜等；视诊包括口腔颌面部和软组织情况、牙齿和牙列情况等；探诊用多种方法如工具探查、叩诊和扪诊等，以了解病变部位、范围、有无扣痛、有无波动感等。

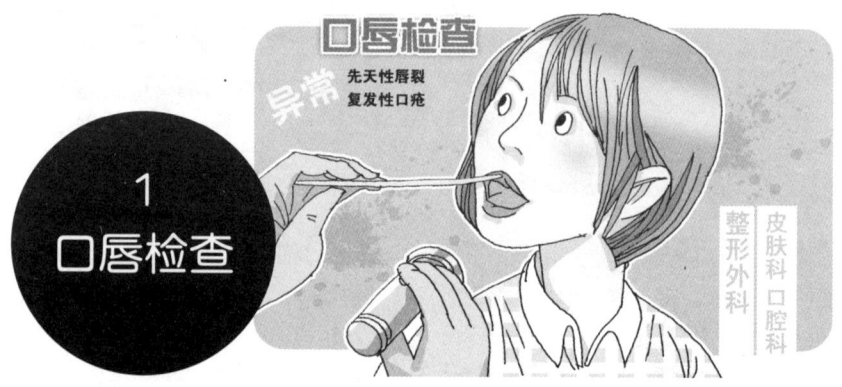

1 口唇检查

□**概念** 唇是由口裂周围皮肤、浅筋膜、肌层、黏膜下层和黏膜等构成的软组织。健康者，口唇皮肤完整，黏膜颜色红润，无发绀，无溃烂等。

□**指标异常解读** （1）先天性唇裂：上唇见不同程度的裂开，分单侧唇裂和双侧唇裂。（2）复发性口疮：唇或舌黏膜溃烂，自觉口腔灼痛感，遇酸、咸等物或进食时疼痛加剧。（3）缺氧、心血管病：口唇部颜色发绀。

□**指标异常防治对策** （1）先天性唇裂：手术治疗。做好手术准备，选择合适的手术方式，做好术后处理等。（2）复发性口疮：药物外敷，服多种维生素，药物漱口，积极治疗原发病。或采取生活性防治，注意饮食平衡，不偏食，不挑食，多吃新鲜蔬菜水果、核桃、杏仁等富含维生素、微量元素的食物；生活有规律，保证睡眠，提高睡眠质量，不熬夜；胃肠道功能紊乱有大便秘结、便秘者及时治疗；口腔黏膜避免创伤刺激，少食坚硬、过烫的食物和油炸、海鲜等刺激性强的食品，戒烟酒；选择软毛牙刷及合适的、性质温和的牙膏，经常更换牙膏品牌；积极治疗牙体牙周疾病，保持口腔卫生。（3）口唇发绀：进一步查找原因，治疗原发病。

□**就诊科室** 皮肤科、口腔科、整形外科。

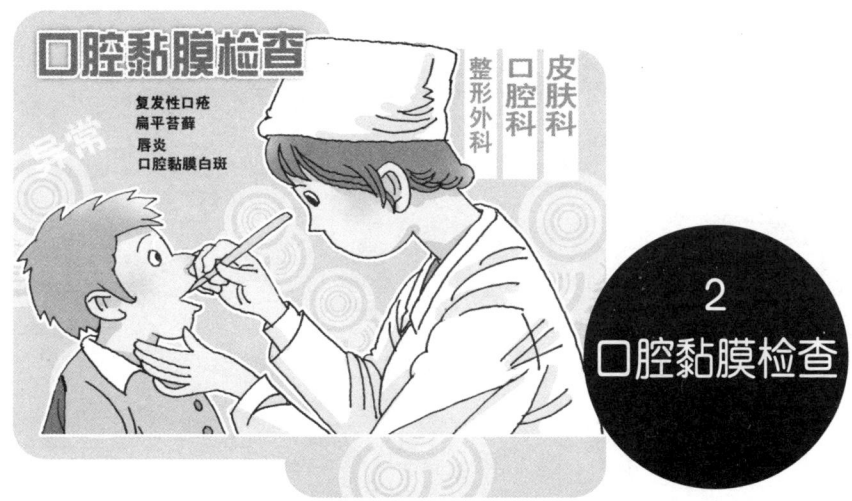

□ **概念** 口腔黏膜检查是检查发生于口腔黏膜及软组织上多种疾病的总称。口腔黏膜正常：黏膜色质正常，无溃烂，无扁平苔藓、唇炎，无疱疮，白斑等。

□ **指标异常解读** 复发性口疮、扁平苔藓、唇炎、白斑等。

□ **指标异常防治对策** （1）复发性口疮：与"口唇检查"中的"复发性口疮"防治对策相同。（2）扁平苔藓：查找病因（与免疫功能失调、精神神经因素、遗传因素、感染因素等密切相关），进行去除病因性治疗。去除局部刺激因素。药物治疗（损害局限且无症状者，一般不需用药；损害局限但有症状者，以局部用药为主；损害较严重者采用局部和全身联合用药，并进行定期随访，防止癌变）。心理治疗。物理治疗。系统性疾病治疗。手术治疗。（3）唇炎：针对不同类型，采取不同的药物治疗。纠正舔唇、咬唇不良习惯。尽量不使唇部暴露在风沙等恶劣环境，忌暴晒。勿用化妆品。多食新鲜蔬菜水果，禁食辛辣、煎炸、海鲜、槟榔等刺激性强的食品及烟酒。吃完饭用清水洗唇，用手帕、消毒纱布擦干，勿用餐巾纸。用甘油保持唇部湿润。（4）口腔黏膜白斑：在医生指导下服药。去除刺激因素，治疗期间戒烟酒，避免辛辣刺激、烫食等。手术治疗。养成良好的饮食习惯和起居习惯，保持心情舒畅。

□ **就诊科室** 皮肤科、口腔科、整形外科。

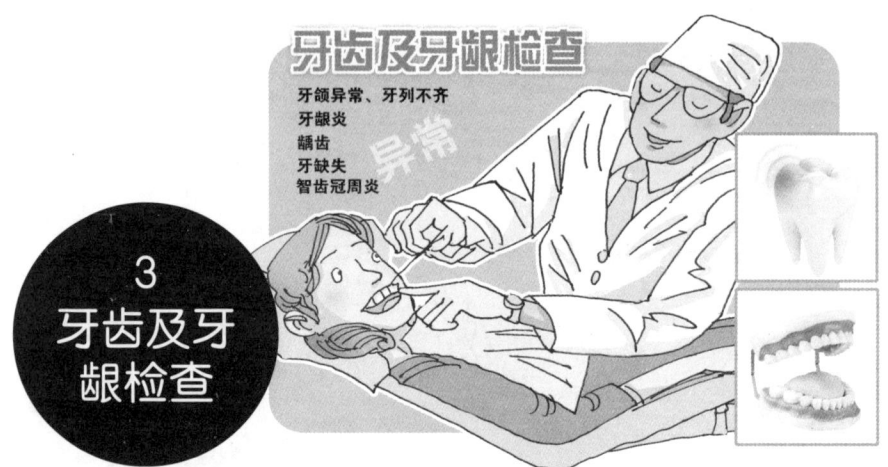

3 牙齿及牙龈检查

□**概念** 牙齿是人咀嚼食物的器官，由上颌牙列与下颌牙列组成，每个牙齿分为牙冠、牙根和牙颈三部分。牙龈是包住牙颈的软组织，粉红色，含有很多血管和神经。健康者，牙齿排列整齐、无松动、无缺失、无龋蛀，牙齿无疼痛。牙龈颜色正常，无水肿、无糜烂或萎缩、龈袋正常、无结石、上下颌齿咬合关系正常等。

□**指标异常解读** 见于牙列不齐、牙颌异常、龋齿、牙龈炎、牙缺失、智齿冠周炎等。

□**指标异常防治对策** （1）牙颌异常、牙列不齐：择时正畸矫正或正颌手术治疗。（2）龋齿：尽早行浅龋磨光，涂药物制剂，充填未达髓腔的龋洞；已侵及牙髓或根尖周围者，应行牙髓治疗或根管治疗；形成根尖脓肿者，应切开排脓，应用抗生素，急性症状缓解后再行髓腔及根管治疗，修复牙体或拔除残根。（3）牙龈炎：清除牙垢、结石及污物，定期洁牙，掌握有效刷牙方法。（4）牙缺失：义齿或进行牙种植修复。（5）智齿冠周炎：清洁局部污物及脓性分泌物，应用抗生素，择期切除覆盖在正常智齿上的龈瓣，或拔除位置偏斜的智齿。

□**就诊科室** 口腔科。

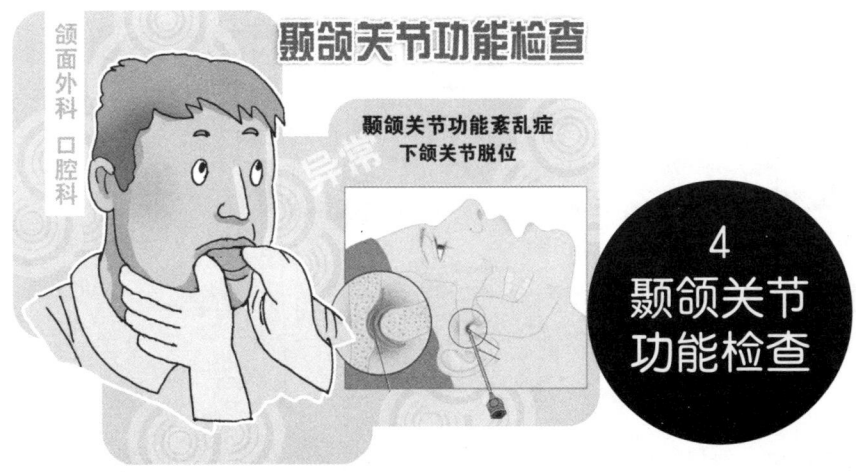

4 颞颌关节功能检查

□**概念** 颞颌关节由下颌骨髁突、颞骨关节面、关节盘等组成,担负咀嚼与吞咽功能。健康者,颞颌关节活动自如,不受限,无疼痛、无脱位、无强直等异常。

□**指标异常解读** 见于颞颌关节功能紊乱症、下颌关节脱位如急性双侧前脱位和急性单侧前脱位、下颌关节强直等。

□**指标异常防治对策** (1)颞颌关节紊乱:饮食原则上不予限制,但应避免咬嚼生冷坚硬的食物;消除精神紧张的心理状态,保持乐观、放松、心胸开阔的精神状态。注意劳逸结合,积极参加文体活动。工作紧张时不要养成咬牙的习惯,勿大张口,打哈欠时要注意保护下颌关节。冬季时注意面部防寒保暖。拔除阻生牙时,注意保护下颌关节。其他口腔内治疗时,应注意不让患者长时间地张大口。(2)下颌关节脱位:复位要及时,复位后要限制下颌运动。(3)下颌关节强直:手术治疗,选择合适的麻醉和手术方式,做好术后的处理。

□**就诊科室** 颌面外科、口腔科。

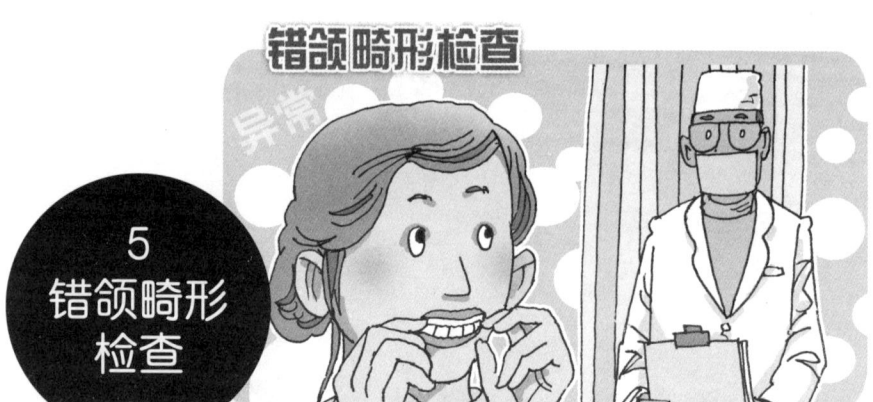

5 错颌畸形检查

□**概念** 错颌畸形检查包括牙齿错位、牙弓形态、牙齿排列异常和牙弓、颌骨、颅面关系异常在内的检查。健康者无异常。

□**指标异常解读** 错颌畸形，见于牙齿、唇、颊、舌、腭向错位，近、远中错位，高、低、转、易位和斜轴等；牙弓形态异常、牙齿排列异常如牙弓狭窄、腭盖高拱、牙列拥挤、牙列稀疏；牙弓、颌骨、颅面关系的异常，如前牙反𬌗、近中错𬌗、下颌前突、前牙深覆𬌗、远中错𬌗、上颌前突、上下牙弓前突、双颌前突、一侧反𬌗、面下1/3高度不足、前牙开𬌗、面下1/3高度增大等。

□**指标异常防治对策** 错颌畸形治疗对策：伴有骨骼异常或妨碍功能的错颌畸形应及早矫治。对于伴有明显骨骼异常的成年人错颌畸形，常需要正颌外科与正畸共同合作，进行矫治。错颌畸形预防对策：(1)从优生学上解决由遗传导致的错颌畸形。注意母体的营养保健，预防母体疾病，是保证胎儿正常发育的先决条件。胎儿出生时，防止产时的外伤。(2)注意婴幼儿的正确喂养。(3)注意幼儿身心健康，加强营养并重视口腔卫生。(4)预防和治疗幼儿的龋齿，保持乳牙牙体完整及乳牙牙弓的长度等。(5)纠正婴幼儿不良习惯。

□**就诊科室** 口腔科。

第二章　物理检查

DI ER ZHANG　　WU LI JIAN CHA

物理检查是指通过心电图、超声、X线、骨密度仪、内窥镜、经颅多普勒等物理检查方法，发现和诊断各类疾病

一、心电图检查

心电图指的是心脏在每个心动周期中，由起搏点、心房、心室相继兴奋，伴随着心脏生物电的变化，通过心电描记器从体表引出多种形式的电位变化的图形（简称ECG）。心电图是心脏兴奋的发生、传播和恢复过程的客观指标，也是诊断各种心律失常的标准之一。

正常人的心脏起搏点由窦房结发出，节律规整，每分钟60~100次，故称窦性心律。由其他部位发出的心脏起搏点(如心房、房室结、心室等)，统称为异位心律。

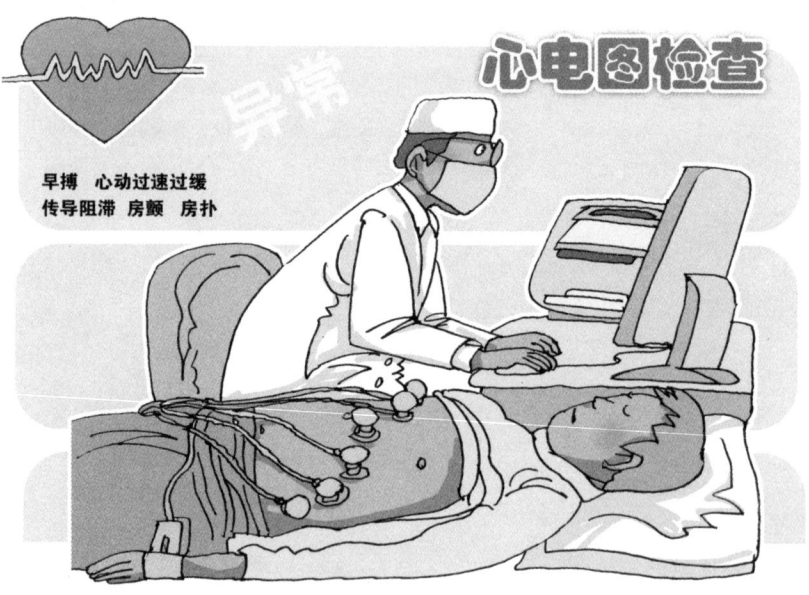

（一）早搏

过早搏动简称"早搏"，也称"期前收缩"，是指异位起搏点发出的过早冲动引起的心脏搏动，为最常见的心律失常。可发生在窦性或异位性（如心房颤动）心律的基础上，可偶发或频发，可以不规则或规则地在每一个或每数个正常搏动后发生，形成二联律或联律性过早搏动。按起源部位可分为窦性、房性、房室交界处性和室性四种。其中以室性早搏最常见，其次是房性早搏，交界处性早搏较少见。窦性过早搏动罕见。早搏可见于正常人，或见于器质性心脏病患者，常见于冠心病、风湿性心脏病、高血压性心脏病、心肌病等。早搏亦可见于奎尼丁、普鲁卡因酰胺、洋地黄或锑剂中毒，血钾过低，心脏手术或心导管检查时对心脏的机械刺激等。

1 房性早搏

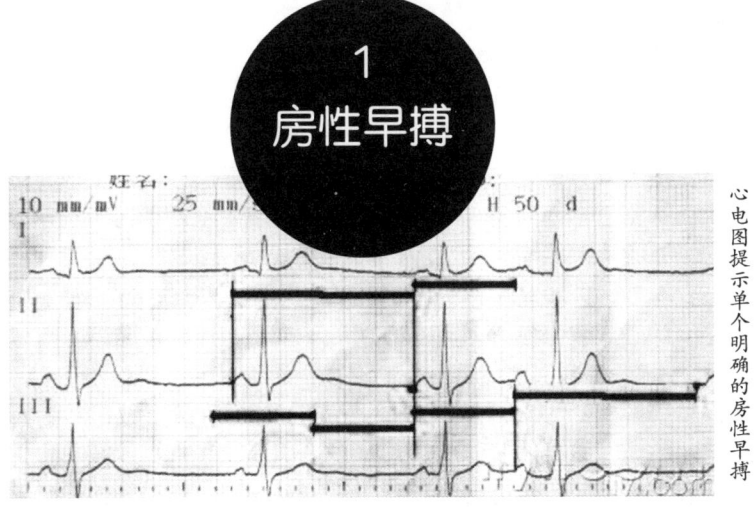

心电图提示单个明确的房性早搏

□ **概念** 房性早搏简称"房早"，指由心房作为起搏点的一次提前出现的心脏搏动。

□ **临床症状** 正常人在劳累、激动、过度兴奋、失眠时会出现少量、短时间的房早。一般不超过每分钟6次，并能在休息或安静后快速消失。房早者除病因相关表现外，多无明显症状，部分患者可有心悸、胸闷、恶心等不适，尤以频发者较著。

□ **房性早搏解读** 连续出现频发的房早（>6次/min），伴有心悸感或胸闷时，应引起注意，因其可能是心肌炎、心肌损伤的先兆，应及时就诊。

□ **房性早搏防治对策** 可做24h动态心电图检查，以确定每天的房早次数和形态变化等，便于进行针对性治疗。频发时应注意休息，预防感冒，避免劳累和重体力活，并治疗。

□ **就诊科室** 心血管内科。

2 室性早搏

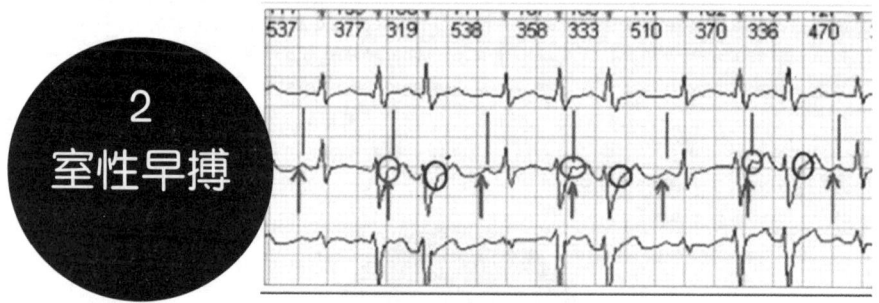

连发的室性早搏或成对出现的室性早搏

□ **概念** 室性早搏指由心室中的任何一个部位或室间隔的异位节律点提前发出电冲动引起心室的除极,称为室性期前收缩,简称"室早"。

□ **临床症状** 正常人与各种心脏病患者均可发生室性早搏。正常人发生室早的可能随年龄的增长而增加,一般每小时不超过30次。室早者除病因相关表现外,偶发室早常无明显症状。频发室早可引起心悸、咽部不适或室早后心搏增强感等,有左心功能不全者甚可诱发眩晕、黑蒙或晕厥,但个体差异较大。

□ **室性早搏解读** 频发性室早是指每分钟内有6次以上或每小时超过30次的室性早搏,多在器质性心脏病基础上出现,最常见的是高血压、冠心病、心肌病、风湿性心脏病与二尖瓣脱垂患者。心肌缺血、缺氧、麻醉和手术均可使心肌受到机械、电、化学性刺激而发生室早。洋地黄、奎尼丁、三环类抗抑郁剂中毒发生严重心律失常之前常先出现室早,电解质紊乱(低钾血症、低镁血症)、精神不安、过量烟、酒、咖啡亦能诱发室早。

□ **室性早搏防治对策** 大多数室早症状是轻微的,应解除焦虑状态。频发性室早的治疗,涉及改善症状与改善患者长期预后两个方面,除了在医生指导下服用抗心律失常药物外,还应针对原发病及诱发原因进行治疗。

□ **就诊科室** 心血管内科。

3 多源性早搏

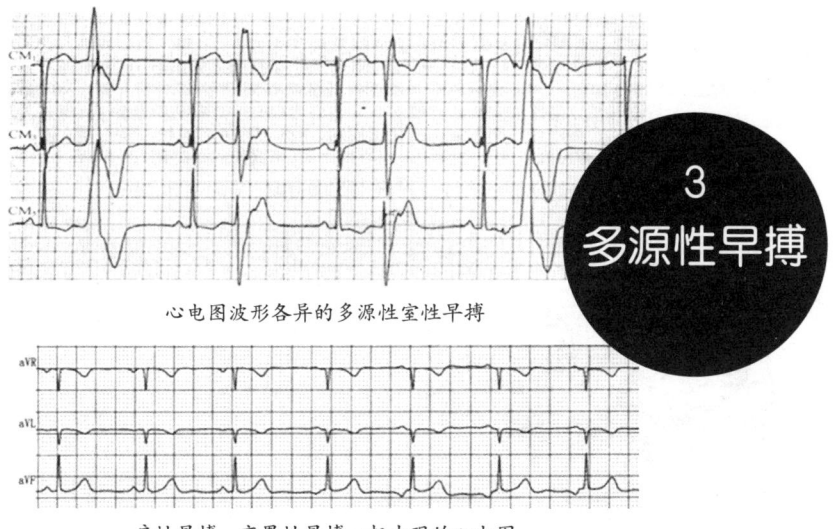

心电图波形各异的多源性室性早搏

房性早搏、交界性早搏一起出现的心电图

□ **概念** 由两个或两个以上异位起搏点产生的早搏,称为多源性早搏,其心电图表现为两种或两种以上不同形态、配对间期不等的早搏,如多源性室性早搏、房性早搏伴交界性早搏等。

□ **临床症状** 正常人可偶发多源性早搏,在充分休息、避免烟酒、咖啡和激烈运动及情绪松弛后可以消失。

□ **多源性早搏解读** 严重的多源性早搏,一般多见于心脏器质性疾病,如高血压、冠心病、心肌病、风湿性心脏病与二尖瓣脱垂。

□ **多源性早搏防治对策** 可做心脏彩超、24h 动态心电图,以明确病因和病情程度。如无器质性心脏病,无明显症状,不必用药。如症状明显,治疗以消除症状为目的,减轻患者焦虑与不安,避免诱发因素,如吸烟、咖啡、应激等,选用合适的抗心律失常药物治疗。

□ **就诊科室** 心血管内科。

（二）心动过速与心动过缓

心动过速与心动过缓是指每分钟心跳（心率）超过100次与低于60次。心动过速分生理性、病理性两种。各种运动、饮酒、重体力劳动及情绪激动时心率加快为生理性心动过速，若高热、贫血、甲亢、出血、疼痛、缺氧、心衰和心肌病等疾病引起心动过速，称病理性心动过速。心动过缓也分生理性与病理性，前者见于运动员、老年人，以及人处于睡眠状态时；后者见于器质性心脏病、颅内压增高、血钾过高、甲状腺机能减退、低温以及用洋地黄、β受体阻滞剂、利血平、胍乙啶、甲基多巴等药物。

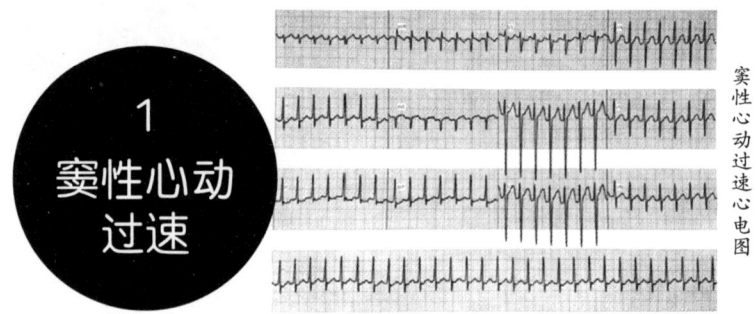

窦性心动过速心电图

1 窦性心动过速

□**概念** 窦性心动过速是指成人窦房结冲动形成的速率超过每分钟100次，频率大多在100~150次/min之间。窦性心动过速开始和终止时，其心率逐渐增快和减慢。窦性心动过速是常见的心律失常。

□**临床症状** 生理性窦性心动过速常无症状，病理性和药物性者除病因症状外，可有心悸、乏力等不适，严重者可诱发心绞痛、心功能不全等。

□**窦性心动过速解读** 正常人从事各种运动或体力活动，情绪激动、饱餐、饮浓茶、饮咖啡、吸烟、饮酒等，使交感神经兴奋，或休息不好，身体疲劳，都会使心率加快。病理性心动过速一般可见于以下情况：心力衰竭早期、甲状腺功能亢进、急性心肌梗死、休克、急性心肌炎（与体温升高不成比例）、其他器质性心脏病，还有如贫血、发热、感染、缺氧、自主神经功能紊乱、心脏手术后和某些药物的影响如肾上腺素类、阿托品类等。

□**窦性心动过速防治对策** 应治疗原发病，必要时辅以对症治疗：如由充血性心力衰竭引起的窦性心动过速，应用洋地黄制剂、利尿药和血管扩张药等。非心力衰竭所致的窦性心动过速的治疗，如甲状腺功能亢进者的心动过速，应以病因性治疗为主。急性心肌梗死患者的治疗，也要按循证医疗原则进行。

□**就诊科室** 心血管内科。

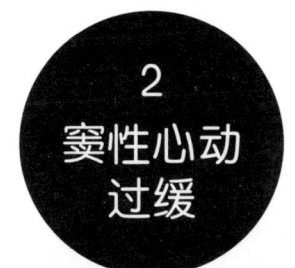

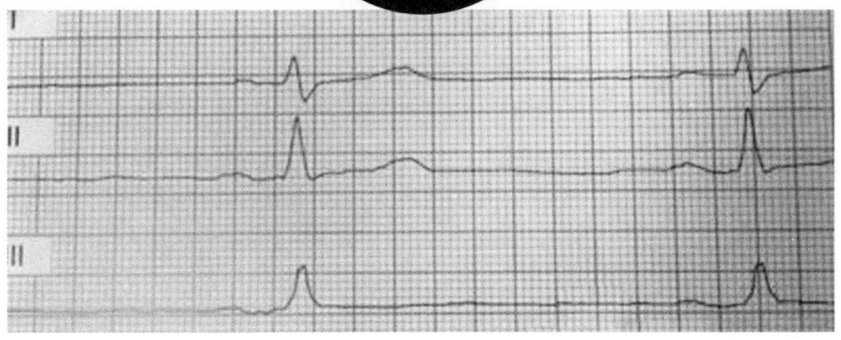

窦性心动过缓心电图

□**概念** 窦性心率慢于每分钟60次称为窦性心动过缓。

□**临床症状** 生理性窦性心动过缓常无症状,病理性和药物性窦性心动过缓除病因和诱因症状外,可有心悸、头晕、乏力等不适,严重者可诱发晕厥、心功能不全、低血压甚至休克等。

□**窦性心动过缓解读** 生理情况可见于健康的成人,如运动员、老年人,以及人在睡眠状态时。病理情况如见于颅内压增高,血钾过高,甲状腺机能减退,低温以及用洋地黄、β受体阻滞剂、利血平、胍乙啶、甲基多巴等药物。在器质性心脏病中,可见窦性心动过缓。

□**窦性心动过缓防治对策** 如心率不低于每分钟50次,无症状者,无须治疗。如心率低于每分钟50次,且出现症状者,可在医生指导下使用提高心率药物,药物疗效不佳者可考虑安装心脏起搏器。显著窦性心动过缓伴窦性停搏且出现晕厥者,应尽早安装人工心脏起搏器。针对原发病进行治疗,保持良好心态,注意休息、营养,避免劳累。

□**就诊科室** 心血管内科。

3 异位心动过速与异位心动过缓

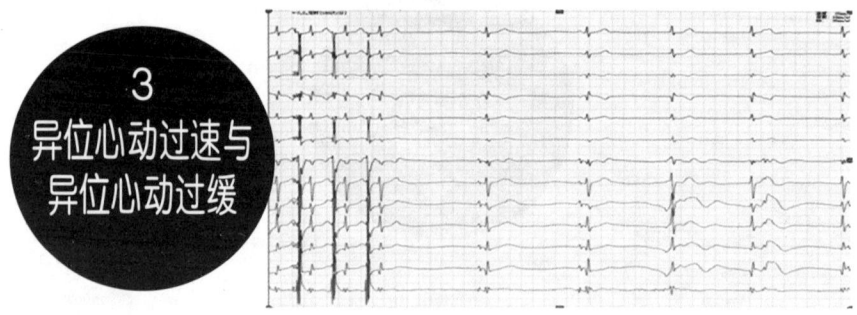

异位心动过速与异位心动过缓交替出现的心电图

☐ **概念** 由于心脏窦房结病变,心跳不能由正常的窦房结激动引起,而是由其以外的细胞群,如心房的细胞、心室的细胞等异位起搏点自行发出的电冲动引起的心跳过速与心跳过缓,称为异位心动过速与异位心动过缓。

☐ **临床症状** 异位心动过速与异位心动过缓,是不正常现象,正常人不会出现。检查心电图时如发现此异常,应查明原因。

☐ **异位心动过速与异位心动过缓解读** 常见病因为心肌病、冠心病、心肌炎及异常传导线路存在(如预激综合征),亦见于结缔组织病、代谢或浸润性疾病,不少病例病因不明。少数急性发作,见于急性心肌梗死和急性心肌炎等。

☐ **异位心动过速与异位心动过缓防治对策** 积极治疗原发病如心肌炎、急性心肌梗死和心肌缺血,恢复电解质平衡。慎用或停用各种抑制窦房结功能的药物。改变生活习惯,起居有常,饮食适宜,保持心情舒畅,注意劳逸结合,适当锻炼如打太极拳、散步等。

☐ **就诊科室** 心血管内科。

(三)传导阻滞

心脏传导阻滞是指冲动在心脏传导系统的任何部位的传导发生减慢或阻滞。如发生在窦房结与心房之间,称为窦房传导阻滞;在心房与心室之间,称为房室传导阻滞;位于心房内,称为房内阻滞;位于心室内,称为室内阻滞。

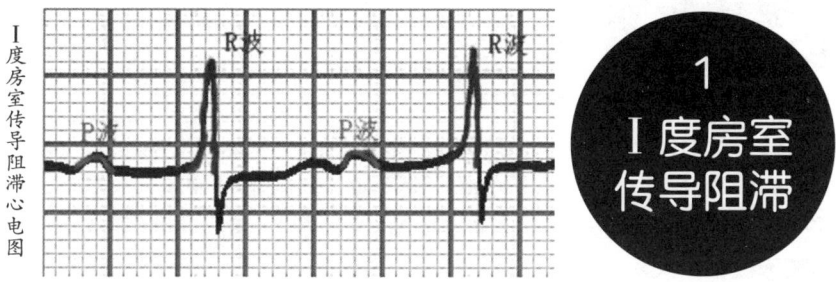

Ⅰ度房室传导阻滞心电图

1 Ⅰ度房室传导阻滞

□**概念** Ⅰ度(也称"一度")房室传导阻滞(Ⅰ°AVB)是指房室传导时间延长,超过正常范围,但每个心房激动仍能传入心室。亦称"房室传导延迟"。在心电图上,P~R间期达到或超过0.21s,14岁以下儿童达到或超过0.18s,每个P波后均有QRS波。

□**临床症状** Ⅰ度房室传导阻滞除病因相关表现外,常无症状。可见于正常人,有的P~R间期可超过0.24s,中青年人发病率为0.65%~1.1%,在50岁以上的正常人中可达1.3%左右,一些运动员中发生率可达8.7%。

□**Ⅰ度房室传导阻滞解读** 常见于风湿性心肌炎、急性或慢性缺血性心脏病,也见于心肌炎、甲状腺功能亢进或肾上腺皮质功能减低、先天性心脏病、心脏手术等。大多为暂时性,可迅速消失或经过一段时间后消失。于老年人,原发性传导系统纤维化是较常见原因,呈长期、渐进性传导阻滞。

□**Ⅰ度房室传导阻滞防治对策** 积极治疗原发疾病,及时控制、消除病因和诱因是关键。应饮食有节,起居有常,情志舒畅,劳逸适度。适当参加体育锻炼,以增强体质。如无症状,亦无低血压或窦性心动过缓者,无须特殊处理,主要针对原发病因治疗。心率较慢又有明显症状者可用药物控制。位于希-浦系统内的Ⅰ度房室传导阻滞无症状的患者,必须紧密随访观察,防止转变为Ⅱ度或更高度的房室传导阻滞。无其他原因晕厥史,希氏束电图证实是希氏束内或希氏束下的Ⅰ度阻滞或H-V间期显著延长(>60ms)者,应考虑安置起搏器。

□**就诊科室** 心血管内科。

2 Ⅱ度房室传导阻滞

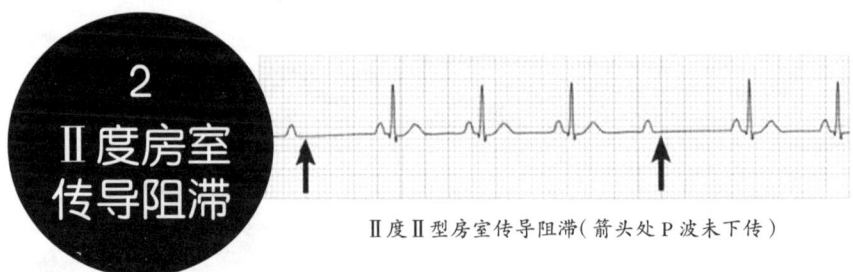

Ⅱ度Ⅱ型房室传导阻滞（箭头处P波未下传）

□**概念** Ⅱ度（也称"二度"）房室传导阻滞是指电激动自心房传至心室过程中有部分传导中断，即有心室脱漏现象，可同时伴有房室传导延迟。Ⅱ度房室传导阻滞可分两型：Ⅱ度Ⅰ型（文氏型）、Ⅱ度Ⅱ型（莫氏型）。

□**临床症状** 大多数具有正常房室传导功能的人，当快速性心房起搏时，可诱发文氏型房室传导阻滞。此外，渐增性心房调搏还可以导致Ⅰ度、2∶1或高度房室结内阻滞。

□**Ⅱ度房室传导阻滞解读** 正常人或运动员可发生文氏型房室阻滞（Ⅰ型）。与迷走神经张力增高有关，常发生于夜间。引起Ⅱ度Ⅱ型房室传导阻滞有以下常见病因：服用抗心律失常药物（如洋地黄、奎尼丁、普鲁卡因酰胺、普罗帕酮、美托洛尔等），疾病影响（如高血钾、低血钾、风湿性心肌炎、病毒性心肌炎、柯萨奇B病毒感染、麻疹、腮腺炎、病毒性上呼吸道感染、传染性单核细胞增多症、病毒性肝炎、伤寒等），还有多种心脏病（如冠心病、急性心肌梗死、扩张型心肌病、肥厚型心肌病、先天性心脏病及心脏直视手术、甲状腺功能亢进与黏液性水肿、钙化性主动脉瓣狭窄症等）。也有部分原因不明。

□**Ⅱ度房室传导阻滞防治对策** 对无症状的Ⅱ度Ⅰ型房室传导阻滞者，阻滞区位于房室结者，通常不需治疗，但需定期随访。阻滞区位于希-浦系统内的Ⅱ度Ⅰ型房室传导阻滞，须积极治疗原发病，去除诱因，及时对症处理，如疗效不佳应考虑心脏起搏治疗。有症状的（特别是有晕厥史者）Ⅱ度Ⅰ型房室传导阻滞，不论其阻滞区的位置如何，都应积极治疗。儿童Ⅱ度Ⅰ型房室传导阻滞，应加强随访观察。伴有急性心肌梗死、房性心律失常、偶发室性期前收缩时，应分别对症性处理。Ⅱ度Ⅱ型房室传导阻滞如心室率显著缓慢，伴有明显症状或血流动力学障碍，甚至Adams-Strokes综合征发作者，应给予起搏治疗。

□**就诊科室** 心血管内科。

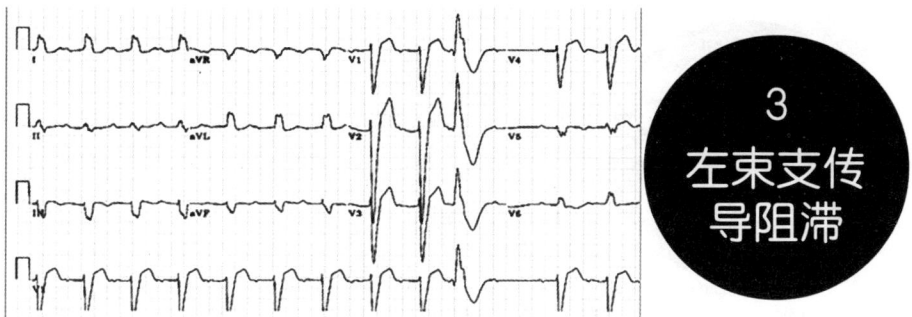

完全性左束支传导阻滞心电图

3 左束支传导阻滞

□ **概念** 左束支传导阻滞简称"左束支阻滞",是指心脏跳动的电极信号在左束支通道上发生阻滞,包括左束支主干阻滞及左前分支与左后分支双阻滞。

□ **临床症状** 极少数正常人会出现。左束支阻滞与年龄密切相关,也是老年人缓慢进展的心肌退行性改变的一个标志。左束支阻滞的发生率远较右束支阻滞少,30岁以下人群的发生率更低。左束支阻滞在40岁以上的发生率为3.6%,40岁以下者为0.9%。右束支阻滞发生率比左束支阻滞高8~16倍。

□ **左束支传导阻滞解读** 左束支传导阻滞与冠心病、高血压性心脏病、心肌病及各类严重的心脏病关系较为密切。

□ **左束支传导阻滞防治对策** 积极治疗病因,如针对冠状动脉疾患、高血压、肺心病、心肌炎等进行治疗,可防止传导阻滞的发生和发展。劳逸结合,饮食有节,按时起居,适当参加体育锻炼。完全性左束支传导阻滞通常不产生明显的血流动力学障碍,不必过分紧张。下列情况下应考虑安装临时心脏起搏器:左束支传导阻滞伴有心力衰竭、心绞痛、晕厥等症状时,左束支阻滞合并间歇性右束支阻滞,左束支阻滞合并有快速性心律失常而需要应用奎尼丁、普鲁卡因酰胺、丙吡胺及大剂量利多卡因时(这些药物可使束支系统传导减慢)。

□ **就诊科室** 心血管内科。

4 右束支传导阻滞

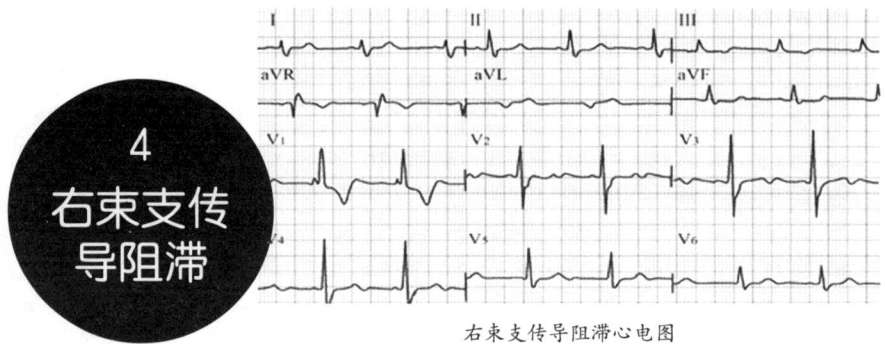

右束支传导阻滞心电图

□**概念** 右束支传导阻滞简称"右束支阻滞",是指心脏跳动的电激信号在右束支通道上发生阻滞。

□**临床症状** 右束支阻滞较少见于正常人,即便发生,也以儿童和青年人较多,以不完全性右束支阻滞较常见。约1%的正常青年人有不完全性右束支阻滞。

□**右束支传导阻滞解读** 右束支传导阻滞本身不产生明显的血流动力学异常,故临床上常无症状。右束支传导阻滞在无器质性心脏病的人群中甚为多见,单独存在时预后良好。合并有明确器质性心脏病的右束支传导阻滞患者,其预后与心肌损害的广泛程度及心室功能有关,如出现症状则多为原发疾病的症状。不完全性右束支阻滞常见于先天性心血管畸形、部分冠心病及心肌病、部分慢性肺部疾患、轻度的右心室肥厚或扩张。完全性右束支阻滞见于冠状动脉硬化引起的心肌缺血、右心室扩张或肥厚、心肌慢性炎症、传导束非特异性纤维变性、束支组织硬化、退行性病变、纤维变性等。

□**右束支传导阻滞防治对策** 饮食宜清淡为主,注意卫生,合理搭配膳食。劳逸结合,饮食有节,按时起居,适当参加体育锻炼。积极治疗病因,如针对冠状动脉疾患、高血压、肺心病、心肌炎等进行治疗,可防止右束支传导阻滞的发生和发展。治疗时,若无症状,可不需特殊处理,但应定期随访观察(包括心电图、超声心动图等定期检查)。在出现症状时,应及时就诊。

□**就诊科室** 心血管内科。

（四）心房颤动与心房扑动

心房颤动与心房扑动都是发生于心房内的快速而持续的心律失常。

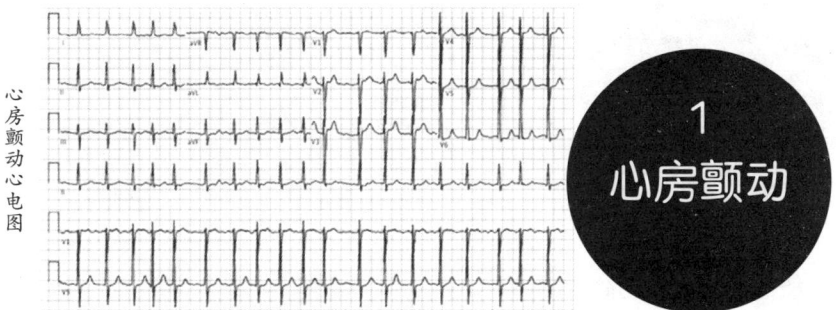

心房颤动心电图

1 心房颤动

□**概念**　心房颤动（简称"房颤"）是最常见的持续性心律失常。是指心房得到电激信号时不能正常跳动。房颤时，房颤波的频率为350~600次/min，心跳频率往往快而不规则，有时候可达100~160次/min，不仅比正常人的心跳快，而且绝对不整齐，心房失去有效的收缩功能。

□**临床症状**　随着年龄增长，房颤的发生率不断提升，75岁以上人群可达10%。这与年龄增长、各类心脏病发生率升高有关。多数以阵发性起始，数年后发展为持续性。房颤的症状取决于有无器质性心脏病、心功能基础、心室率快慢及发作形式等。特发性房颤和心室率不快时可无症状，反之，可有病因相关表现，如心悸、气促、乏力和心前区不适感等，尤以初发或阵发性者明显，严重者可出现晕厥、急性肺水肿、心绞痛或心源性休克等。

□**心房颤动解读**　常见的病因包括高血压病、冠心病、心脏外科手术、瓣膜病、心力衰竭、心肌病、先天性心脏病、肺动脉栓塞、甲状腺功能亢进症等，饮酒、精神紧张、水电解质紊乱、严重感染等可诱发或加重房颤的进程。此外还可以合并有其他类型心律失常。

□**心房颤动防治对策**　戒烟限酒，一些患者可能需要避免含有咖啡因的物质诸如茶、咖啡、可乐以及一些非处方用药，谨慎应用某些治疗咳嗽或感冒药物，避免剧烈运动。药物治疗依然是治疗房颤的主要方法，可使用转复窦性心律（正常节律）的药物、控制心室率（频率控制）的药物等。在药物治疗无效时，可根据情况，采用非药物治疗如电转复（转复窦性心律）、射频消融治疗和外科迷宫手术治疗（根治房颤）。

□**就诊科室**　心血管内科。

2 心房扑动

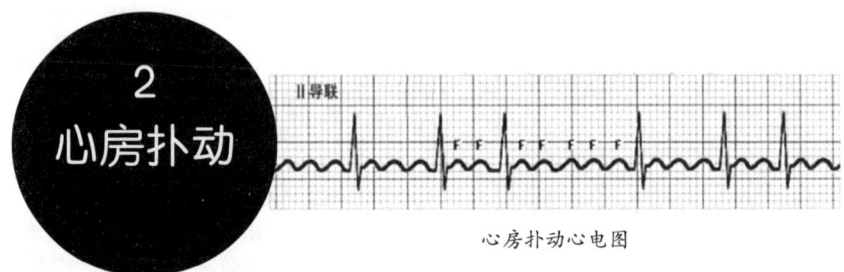

心房扑动心电图

□**概念** 心房扑动简称"房扑",是一种快速异位心律失常,是发生于心房内的、冲动频率较房性心动过速更快的心律失常,心电图表现为P波消失,出现大小、形态、间距基本相同的F波。房扑的频率为240~350次/min。

□**临床症状** 房扑的临床表现常与原发病有关,但主要取决于心室率的快慢、心室率变化的急骤程度及心脏的状态。如果心室率慢,心脏的基本状态良好,则心房扑动可多年存在而不被患者所察觉。反之,患者可有病因相关表现和心悸、气促,甚至发生心绞痛、心衰、低血压、休克等。

□**心房扑动解读** 只有做心电图检查才能确诊房扑。心房扑动可突然中止发作,亦可先转为心房颤动,而后又恢复窦性心律。心房扑动时心室率快而规整,容易误诊为阵发性心动过速或窦性心动过速,也有时被误诊为心房颤动。

□**心房扑动防治对策** 生活调理:起居有常,切勿过劳,可以适当散步、练太极拳。饮食清淡,戒烟酒,忌浓茶、咖啡,宜以富含营养的、高蛋白饮食为主,辅以新鲜蔬菜、时令鲜果,避免过饱,保持大便通畅,并适当辅以中医食疗。避免精神刺激和疲劳,精神乐观、情绪稳定可减少本病的发作。心室率过快或有原发病,必须休息并及时去医院诊疗。积极治疗原发病是预防房扑的主要措施,如改善心肌缺血、治疗高血压病和甲亢等。反复发作的房扑应预防性服药,对慢性持续性房扑应积极控制心室率,口服抗凝药以预防血栓栓塞。

□**就诊科室** 心血管内科。

(五)心肌缺血性改变

不同原因引起的急、慢性心肌缺血,都可在心电图上表现出不同的图形改变。急性心肌梗死的患者,心电图的改变可作为诊断、分期、病情变化的重要依据。

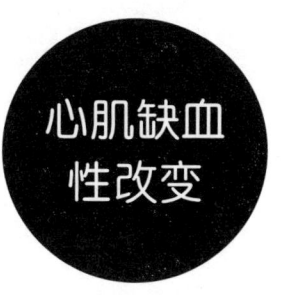

□**概念** 心电图出现ST~T段有低平、倒置的偏移情况,大多提示有心肌缺血性改变。

□**临床症状** 部分中青年患者(女性较多),虽有ST~T改变,酷似心肌缺血,也有心悸、胸闷、气短、心前区不适或疼痛等症状,可能与植物神经功能紊乱、交感神经功能亢进有关,可做普萘洛尔(心得安)试验加以鉴别。还有部分患者,心电图有ST~T的轻度改变,但其图形固定,运动后无明显改变,其他检查也无异常发现,可定期随访。如出现巨大高耸的T波和(或)ST段抬高,和(或)伴有异常Q波,应引起充分重视,及时诊断治疗。

□**心肌缺血性改变解读** 年轻人心电图出现心肌缺血改变,以心肌炎、心肌病等较为多见,而中老年人特别是伴有高血压、高血脂、糖尿病者则以冠心病多见。如心电图的心肌缺血性改变加重,部分导联出现异常Q波,无论有无胸痛、心慌,均应及时就诊,尽早明确病因。

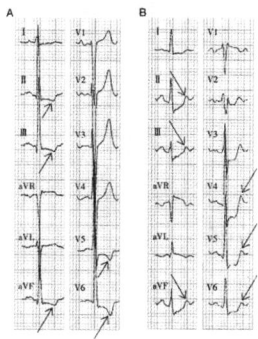

qx1 心肌缺血: A 负向T波; B 正向T波

心肌缺血性改变的心电图,箭头所示ST~T段有低平或倒置的改变

□**心肌缺血性改变防治对策** 饮食以清淡为主,不饮酒吸烟。动静结合,劳逸适度。充足睡眠,减轻心理紧张等。在医生的帮助下,明确诊断。如确系冠心病心肌缺血,则要给予抗心肌缺血治疗。不能确诊者,应在医生的指导下,积极做好冠心病防治,选择适当的药物治疗,如硝酸酯类(扩张冠状动脉、改善心肌缺血)、β-阻滞剂(减慢心率,改善心肌缺氧,治疗高血压)、抗血小板制剂。中药可选丹参滴丸、冠心苏合丸、速效救心丸等,并定期随访,及时复查心电图,注意有无动态改变。

□**就诊科室** 心血管内科。

二、超声检查

超声检查(US检查)是利用人体组织对超声波的反射不同而形成不同的波形进行观察，以确定有无异常。超声检查有以下几种。(1) B超：可以清晰地显示人体各脏器及周围器官的各种断面像，图像富有实体感，接近于解剖的真实结构，可以早期明确诊断多种疾病。(2)普通的彩超：也称"彩色多普勒超声"，是在普通B超基础上增加了血流频谱图像。它除了能观察到通过B超观察到的一切外，还能够直观成像，显示更清晰，结果也出得更快速，可发现异常血流。(3)三维彩超：作用和普通的彩超一样，主要优点是增强脏器立体感，有表面三维成像(如胎儿三维)，也有切面成像(如观察宫腔病变)。(4)四维彩超：是在三维彩超图像的基础上加上时间维度参数。除可检查三维彩超所有的内容外，还可观察脏器或胎儿实时动态。四维彩超和三维彩超的区别就在于多一个"时间维度"，也就是说，三维彩超是图片，四维彩超是录像，可以让孕妈妈看到胎儿一连串的动作。四维彩超目前应用颇多。(5)经阴道超声：是一种将超声探头直接放在阴道内的腔内超声检查方法。大多用来辅助医生诊断妇科疾病，如宫颈部病变等，基本不用于孕妈妈产前检查。

超声检查前应做相应的准备，如空腹、憋尿等(经阴道超声除外)。超声检查的适用对象：(1)人体实质性脏器，如心、肝、肾、脾、胰腺、子宫、卵巢、前列腺等。(2)部分空腔脏器，如胆囊、胆道、血管、输卵管、输尿管、膀胱等。(3)部分体表器官，如甲状腺、乳腺、阴囊等。(4)孕期检查，胎芽、胎儿等。超声检查对发现脏器大小、结构、新生物、成活、梗阻、扩张、炎症增生、动态变化有比较好的效果。超声检查应用范围：颅脑疾病的超声诊断，浅表部位器官的超声诊断，胸、腹部超声诊断，妇科、产科超声诊断，心血管腔疾病超声诊断，介入性超声诊断与治疗。与体检有关的检查，详见下文。

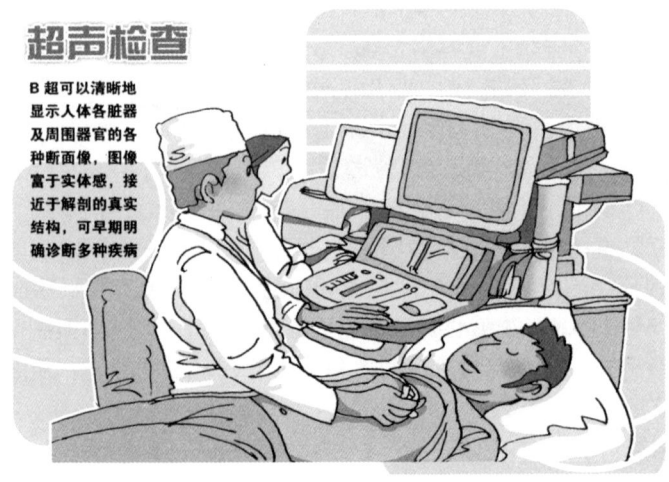

超声检查

B超可以清晰地显示人体各脏器及周围器官的各种断面像，图像富于实体感，接近于解剖的真实结构，可早期明确诊断多种疾病

（一）心脏

心脏彩超主要检查心脏的形态学有没有什么异常，以及心功能是否正常，特别对先天性心脏病是首选的检查方法，心脏彩超是唯一能动态显示心腔内结构、心脏的搏动和血液流动的仪器，对人体没有任何损伤。

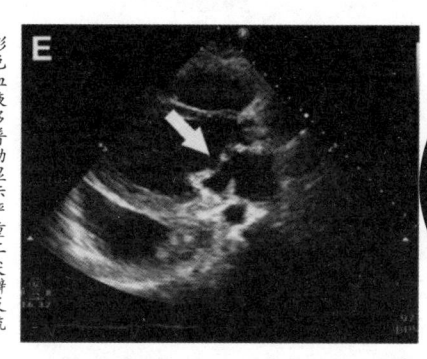
彩色血液多普勒显示严重二尖瓣反流

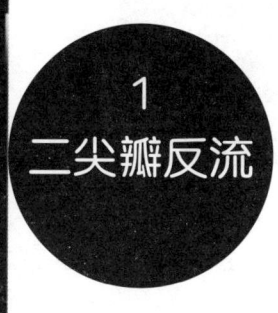
1 二尖瓣反流

□**概念**　二尖瓣反流是二尖瓣关闭不全的主要病理生理改变，使得左心房负荷和左心室舒张期负荷加重。

□**临床症状**　正常情况下没有二尖瓣反流，老年人可有轻度反流。

□**二尖瓣反流解读**　左心室收缩时，血液由左心室注入主动脉和阻力较小的左心房，流入左心房的反流量可达左心室排血量的50%以上。左心房除接受肺静脉回流的血液外，还接受左心室反流的血液，致使左心房压力的升高，长此以往可引起肺静脉和肺毛细血管压力的升高，继而扩张和瘀血。同时左心室舒张期容量负荷增加，致使左心室扩大。急性二尖瓣关闭不全时，左心房突然增加大量反流的血液，可使左心房和肺静脉压力急剧上升，引起急性肺水肿。

□**二尖瓣反流防治对策**　二尖瓣关闭不全的治疗以手术为主。手术种类：（1）瓣膜修复术：能最大限度地保存天然瓣膜。适用于二尖瓣松弛所致的脱垂，腱索过长或断裂，风湿性二尖瓣病变局限、前叶柔软无皱缩且腱索虽有纤维化或钙化但无挛缩，感染性心内膜炎二尖瓣赘生物或穿孔病变局限、前叶无或仅轻微损害者。（2）人工瓣膜置换术：置换的瓣膜有机械瓣和生物瓣两种。机械瓣包括球瓣、浮动碟瓣和倾斜碟瓣，其优点为耐磨损性强，但血栓栓塞的发生率高，需终身抗凝治疗；其次，机械瓣的偏心性血流对血流阻力较大，跨瓣压差较高。生物瓣包括猪主动脉瓣、牛心包瓣和同种硬脑膜瓣，其优点为发生血栓栓塞率低，不需终身抗凝和具有与天然瓣相仿的中心血流，但不如机械瓣牢固，3～5年后可发生退行性钙化性变而破损，10年后约50%需再次换瓣。

□**就诊科室**　心血管科。

2 室间隔缺损

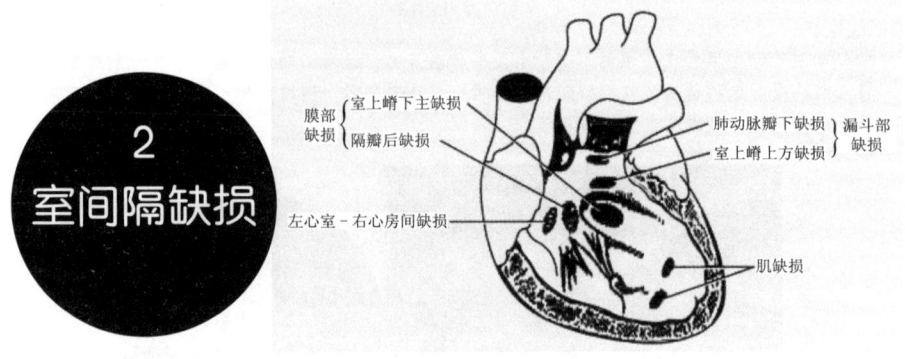

室间隔缺损

□**概念** 室间隔缺损是指室间隔在胚胎时期发育不全,形成异常交通,在心室水平产生左向右分流。室间隔缺损是最常见的先天性心脏病,约占先心病的20%,可单独存在,也可与其他畸形并存。缺损常在0.1~3cm,位于膜部者则较大,肌部者则较小,后者又称Roger病。

□**临床症状** 缺损若小于0.5cm则分流量较小,多无临床症状。缺损大者,症状出现早且明显,以致影响发育。有气促、呼吸困难、多汗、喂养困难、乏力和反复肺部感染,严重时可发生心力衰竭。有明显肺动脉高压时可出现发绀。本病易罹患感染性心内膜炎。

□**室间隔缺损解读** 在心室水平产生左至右的分流,分流量多少取决于缺损大小。缺损大者,肺循环血流量明显增多,回流入左心房室,使左心负荷增加,左心房室增大,长期肺循环血流量增多导致肺动脉压增加,右心室收缩期负荷也增加,右心室可增大,最终进入阻塞性肺动脉高压期,可出现双向或右至左分流。

□**室间隔缺损防治对策** (1)内科治疗:主要防治感染性心内膜炎、肺部感染和心力衰竭。(2)外科治疗:直视下可行缺损修补术。缺损小、X线与心电图正常者不需手术。若有或无肺动脉高压,以左向右分流为主,手术以4~10岁效果最佳。若症状出现早或有心力衰竭,也可在婴幼儿期手术。显著肺动脉高压,有双向或右向左分流为主者,不宜手术。

□**就诊科室** 心血管外科。

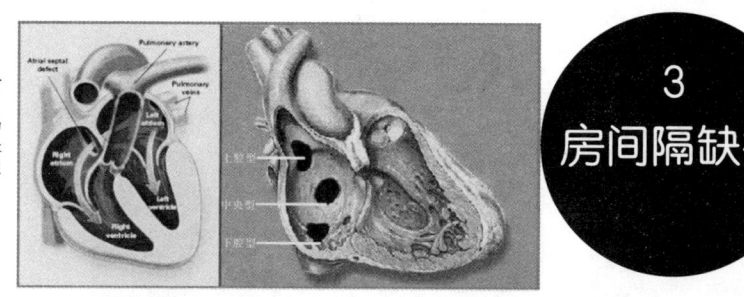

房间隔缺损

3 房间隔缺损

□**概念** 房间隔缺损（ASD）为临床上常见的先天性心脏畸形，是原始房间隔在胚胎发育过程中出现异常，致左、右心房之间遗留孔隙。房间隔缺损可单独发生，也可与其他类型的心血管畸形并存，女性多见，男女之比约1∶3。由于心房水平存在分流，可引起相应的血流动力学异常。

□**临床症状** 先天性房间隔缺损较大的患儿症状出现早，且明显，多有发育障碍。多数房间隔缺损的儿童除易患感冒等呼吸道感染外可无症状，活动亦不受限制，一般到青年时期才表现有气急、心悸、乏力等。40岁以后绝大多数患者症状加重，并常出现心房颤动、心房扑动等心律失常和充血性心衰表现。

□**房间隔缺损解读** 在胚胎发育的第4周，心房由从其后上壁发出并向心内膜垫方向生长的原始房间隔分为左、右心房，随着心内膜垫的生长并逐渐与原始房间隔下缘接触、融合，最后关闭两者之间残留的间隙（原发孔）。在原发孔关闭之前，原始房间隔中上部逐渐退化、吸收，形成一新的通道即继发孔，在继发孔形成后，原发隔右侧出现向下生长的间隔即继发隔，形成一单瓣遮盖继发孔，但二者之间并不融合，形成卵圆孔，血流可通过卵圆孔从右心房向左心房分流。卵圆孔于出生后逐渐闭合，但在约20%的成人中可遗留细小间隙，由于有左房面活瓣组织覆盖，正常情况下可无分流。

□**房间隔缺损防治对策** 1岁以上的继发孔型房间隔缺损罕有自发性闭合者，对于无症状的患儿，如缺损小于5mm可以观察，如有右心房、右心室增大，一般主张在学龄前进行手术修补。内科治疗效果不佳者也可施行手术。成年人如缺损小于5mm、无右心房室增大者可临床观察，不做手术。成年病例如存在右心房室增大可手术治疗，合并有心房纤颤者也可同时手术，但肺血管阻力大于12单位、出现右向左分流和发绀者则禁忌手术。

□**就诊科室** 心血管外科。

（二）肝胆

肝胆，是肝脏与胆囊的合称。肝脏的超声检查可检出肝胆的常见异常，如肝囊肿、脂肪肝、肝肿瘤、胆结石、胆囊炎等，并为这些异常带来确切的诊断，描述出部位、大小及对周围脏器的影响等，也可用于异常病变的随访和追踪。

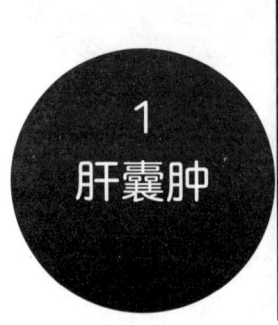

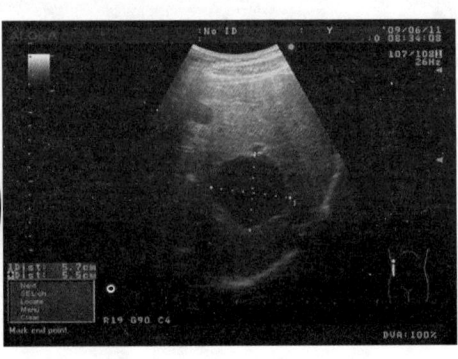

打大十字符号的圆形阴影即为肝囊肿

□**概念** 肝囊肿是一种胆管上皮来源的先天性良性疾病。单纯性肝囊肿为先天性、非遗传性肝内囊性病变。囊腔通常不与肝内胆管系统相通，囊肿是由上皮细胞排列组成的闭合腔隙，内含液体，可为单发或多发。

□**临床症状** 肝囊肿生长缓慢，多数患者无明显症状，仅在体检时被偶然发现。巨大的肝囊肿可出现明显的压迫症状。若合并感染，可出现畏寒、发热、腹痛等肝脓肿的症状。

□**肝囊肿解读** 肝囊肿的发生归因于异位胆管。这类囊肿起源于肝内迷走胆管或肝内胆管和淋巴管的发育障碍，导致管腔内容物停滞潴留而成。临床表现随囊肿位置、大小、数目、有无压迫邻近器官和有无并发症而异。约20%患者有如下症状和体征：餐后饱胀、食欲减退、恶心和呕吐等，偶有腹痛、腹部包块、黄疸。

□**肝囊肿防治对策** 视其大小、性质及有无并发症而定具体治疗方案：直径5cm以下，没有症状，可随访观察。直径5cm以上并出现压迫症状者可在超声引导下穿刺抽液，以缓解压迫症状。囊肿有感染时宜行外引流术。当有并发症出现，如囊肿破裂、囊内出血或囊肿巨大压迫邻近器官影响进食者，需外科手术治疗。

□**就诊科室** 肝胆外科、消化内科、介入科、肝病科、超声科。

2 脂肪肝

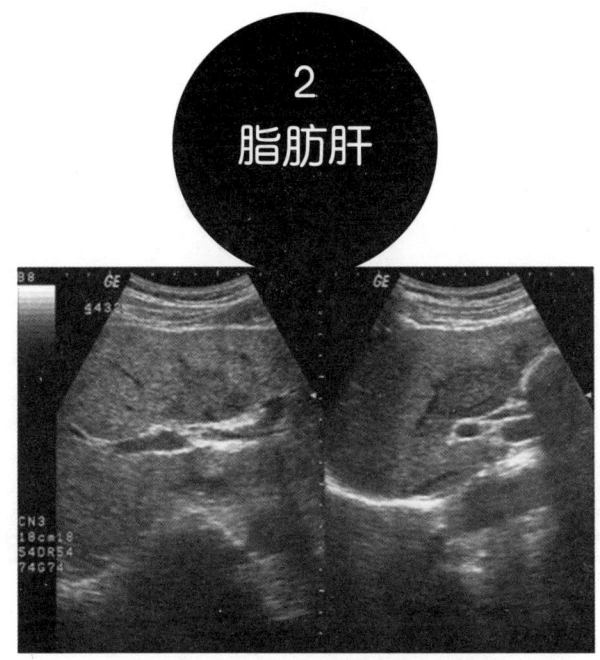

肝脏超声波显示有脂肪肝改变的病理现象

□ **概念** 脂肪肝是指由于各种原因引起的肝细胞内脂肪堆积过多所引起的病变。脂肪性肝病正严重威胁人类的健康,目前正成为第一大肝病。

□ **临床症状** 脂肪肝是一种常见的临床现象,而非独立的疾病。其临床表现轻者无症状,重者病情凶猛。一般而言,脂肪肝属可逆性疾病,早期诊断并及时治疗常可恢复正常。中度、重度脂肪肝常伴有肝功能的改变,并有引起肝纤维化的危险。

□ **脂肪肝解读** 出现脂肪肝,与下列情况与疾病有关:肥胖、长期嗜酒、糖尿病、某些药物副作用、高脂血症、营养不良、肠外营养、妊娠、病毒性肝炎(过分限制活动,加上摄入高糖、高热量饮食,肝细胞脂肪易堆积)等。

□ **脂肪肝防治对策** (1)预防对策:合理膳食、适当运动、控制体重、慎用药物、戒酒、心情要开朗、注意劳逸结合等。(2)治疗对策:寻找病因、调整饮食结构、控制热量摄入、适当增加运动、减轻体重等。药物对症性治疗。

□ **就诊科室** 内科、消化内科、肝病科。

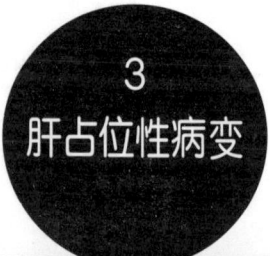

3 肝占位性病变

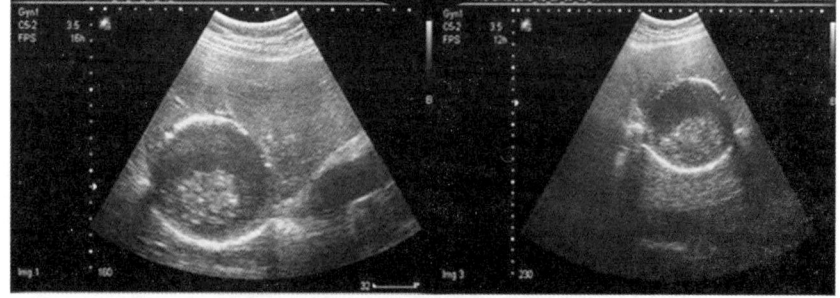

肝脏超声波，圆形阴影显示肝占位性病变

□**概念** 肝占位性病变是指超声检查时在肝脏出现的异常回声区或密度区（即异常组织结构）。

□**临床症状** 良性较小的占位性病变多无临床症状，病变较大或因位置不同（如靠近肝包膜、门静脉、胃体等）、恶性肿瘤容易出现腹胀、腹痛、恶心、黄疸等消化道症状。

□**肝占位性病变解读** 肝占位性病变可由多种原因造成，可以是恶性肿瘤，如原发性肝癌、转移性肝癌等；可以是良性肿瘤，如肝血管瘤、肝腺瘤等；还有一部分肿瘤样病变，如肝囊肿、肝硬化再生结节、局灶性结节性增生等。有时由于病变表现不典型，超声一时也难以做出确切的诊断，需结合临床和其他检查结果做出综合判断。

□**肝占位性病变防治对策** 发现有异常，需进一步检查，如肝脏的 CT 或 MR 扫描。必要时要通过手术明确诊断（穿刺取标本或手术探查等）。根据病变性质及严重程度，进行有针对性治疗。如是原发性肝癌，没有转移，应手术根治；如是转移性癌，要及早确定原发癌，无法手术者，可进行放化疗或介入治疗。

□**就诊科室** 内科、消化内科、普外科、肝胆外科、肿瘤科、介入科。

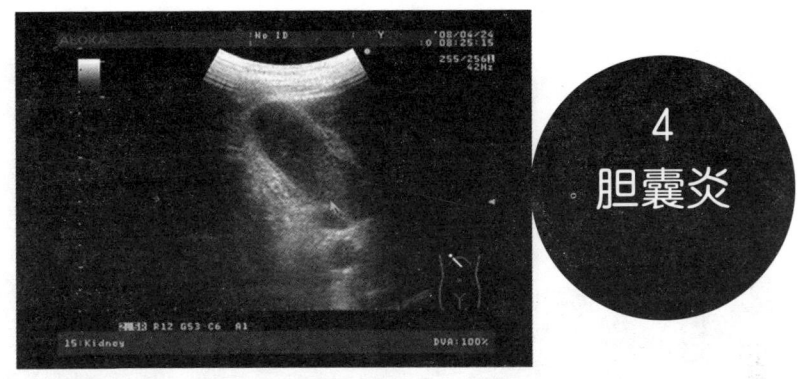

椭圆形毛糙改变的胆囊超声图像提示胆囊炎病变

□**概念** 胆囊炎是较常见的疾病,发病率较高。根据其临床表现和临床经过,又可分为急性和慢性两种类型,常与胆石症合并存在。

□**临床症状** 胆囊炎发作时,其疼痛性质往往和不同的病理特征相关:如右上腹剧痛或绞痛,多见于结石或寄生虫嵌顿梗阻胆囊颈部所致的急性胆囊炎,疼痛常突然发作;胆囊管非梗阻性急性胆囊炎发作时,右上腹疼痛一般不剧烈,多为持续性胀痛,随着胆囊炎症的进展,疼痛亦可加重,疼痛呈放射性,最常见的放射部位是右肩部和右肩胛骨下角等处。

□**胆囊炎解读** 急性胆囊炎病因主要有三个:胆囊管梗阻,90%以上的梗阻由胆囊结石引起。致病细菌入侵。创伤、化学刺激。慢性胆囊炎多数由胆囊结石长期慢性刺激所致,70%合并胆囊结石。超声检查时发现胆囊肿大,壁增厚或毛糙,腔内胆汁黏稠,可做出诊断。

□**胆囊炎防治对策** 积极预防和治疗细菌感染及并发症,注意饮食卫生,预防胆道寄生虫病,并积极治疗肠蛔虫症;生活起居有节制,注意劳逸结合、寒温适宜,保持乐观情绪及大便通畅;本病若有结石,或经常发作,可考虑手术治疗;应选用低脂肪餐,以减少胆汁分泌,减轻胆囊负担。药物治疗是主要方法,一般视病情程度而选用合适的药物:急性胆囊炎时,可用解痉、镇痛、抗菌和利胆类药物;慢性胆囊炎时可选用利胆药物、驱虫疗法和溶石疗法,中医中药也有一定疗效;有手术指征时,可通过外科手术治疗。

□**就诊科室** 消化内科、肝胆外科。

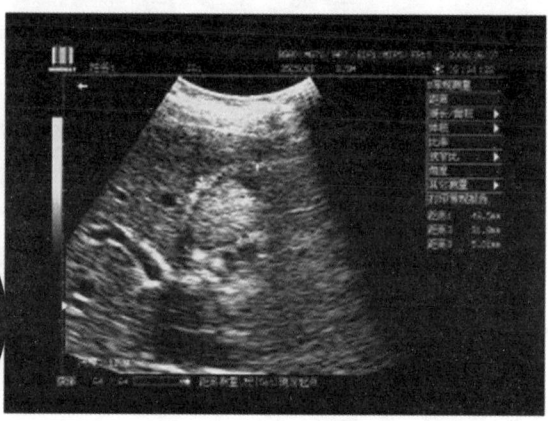

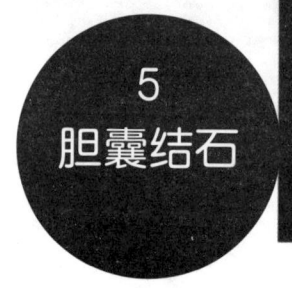

椭圆形胆囊中石粒状的图像就是胆结石

□**概念** 胆囊结石是指发生在胆囊内的结石所引起的疾病,也是体检常见的异常。女性更多见。

□**临床症状** 20%~40%的胆囊结石患者可终身无症状,体检时偶然发现,称为静止性胆囊结石。也可表现为右上腹隐痛或剧烈绞痛、恶心等消化道症状,严重程度取决于结石的大小、部位、有无梗阻及合并感染等。

□**胆囊结石解读** 结石在胆囊内形成后,可刺激胆囊黏膜,不仅可引起胆囊的慢性炎症,而且当结石嵌顿在胆囊颈部或胆囊管后,还可引起继发感染,导致胆囊的急性炎症。由于结石对胆囊黏膜的慢性刺激,还可能导致胆囊癌的发生(发生率可达1%~2%)。超声可准确发现胆囊结石的大小、多少及分布位置。

□**胆囊结石防治对策** 主要有两种方法:一是手术治疗。二是非手术疗法,即采取中西医对症治疗、中医药物治疗等疗法。两种疗法各有利弊。手术治疗中目前一般选用微创手术,即腹腔镜胆囊切除术,手术创伤小、恢复快。

□**就诊科室** 内科、肝胆外科、消化内科。

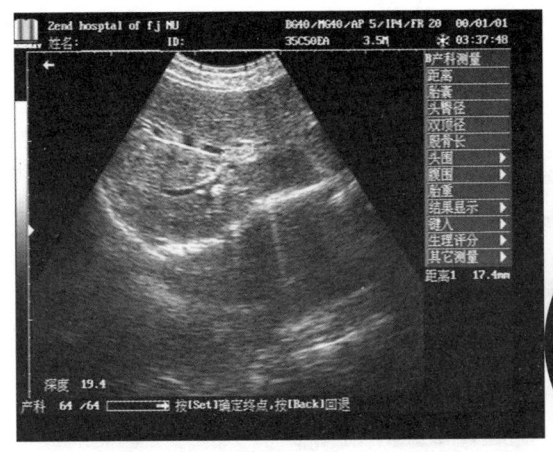
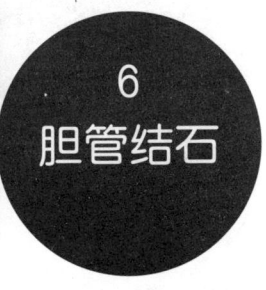

6 胆管结石

符号"+"和"×"之间的亮度较高的石头状部分即为胆管结石

□**概念** 胆管结石是胆结石另一种类型,是在胆管内发生结石的病理性改变。包括肝内胆管结石、肝总管结石、胆总管结石。

□**临床症状** 临床表现取决于有无感染及梗阻。一般平时可无症状,常以右上腹隐痛或不适及消化道症状为主;当结石引起胆管阻塞、并继发感染后可出现腹绞痛、黄疸和寒战高热;亦可并发胰腺炎症状。

□**胆管结石解读** 胆管结石好发于以下人群:女性、肝硬化患者、肥胖者、饮食偏荤偏甜及不吃早餐者、体内有蛔虫者、具有家族病史的遗传患者。超声可准确发现和定位。

□**胆管结石防治对策** 加强饮食调控:食物清淡(忌高脂肪、高胆固醇食物),戒烟限酒,忌含钙与磷多的食物,不暴饮暴食,避免压力过大。肝外胆管与肝内结石应采取不同治疗措施:肝外胆管结石现仍以手术治疗为主,原则是术中尽可能取尽结石;解除胆道狭窄和梗阻,去除感染病灶;术后保持胆汁引流通畅,预防胆石再发。肝内胆管结石病因复杂,与肝内感染、胆汁瘀滞、胆道蛔虫等因素有关,宜针对病因治疗,根据情况采用胆管切开取石、肝部分切除术或 ERCP 取石术。

□**就诊科室** 内科、外科、消化内科。

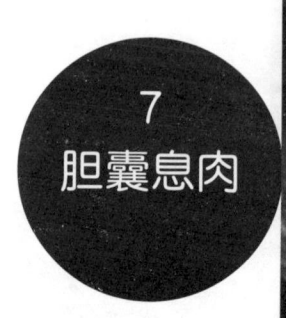
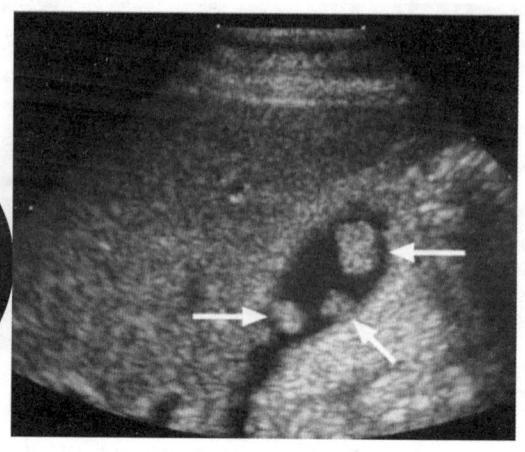

超声检查时发现的胆囊息肉

☐ **概念** 胆囊息肉是胆囊壁向腔内突出的局限性息肉样隆起性病变的总称,多为良性。

☐ **临床症状** 胆囊息肉伴随临床症状包括右上腹不适、腹痛、阵发性呕吐、腹胀以及不能耐受脂肪食物,但部分患者无症状,仅在超声检查时发现。

☐ **胆囊息肉解读** 胆囊息肉一般分为两类:(1)真性息肉即肿瘤性息肉样病变,包括腺瘤和腺癌。(2)假性息肉即非肿瘤性息肉样病变,包括炎性息肉、胆固醇息肉、腺肌性增生等,大部分胆囊息肉为此类。

☐ **胆囊息肉防治对策** (1)对于息肉直径<10mm、多个、乳头状、带蒂细长者,且无临床症状的患者,体检发现后可定期(半年或一年)复查。(2)对于直径≥10mm、单发、宽蒂或局部胆囊壁增厚,短期内增大迅速者,或伴有胆囊结石及明显临床症状者,疑为恶变或恶性病变者,应及早行胆囊切除手术治疗。

☐ **就诊科室** 肝胆外科。

(三)脾

脾是人体重要的免疫器官,有储血、造血、清除衰老血细胞及参与免疫反应等功能。超声可准确测定脾的大小及外形情况。

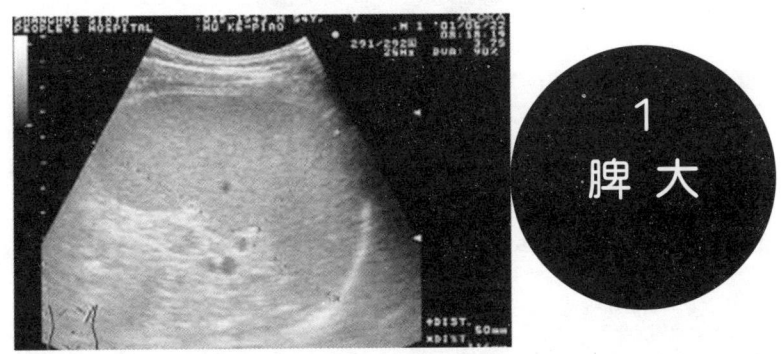

脾大的超声波图像

☐ **概念**　脾大是指超声测量下脾长径大于11cm,厚径大于4cm,肿大明显时脾下极超过左肋下缘。

☐ **临床症状**　正常情况下腹部一般摸不到脾,如仰卧位或侧卧位能摸到脾边缘即认为脾大。脾体积增大是脾脏疾病的主要表现。超声检查能精确测定脾的大小和各种异常。

☐ **脾大解读**　脾大的原因可为两类:一类是感染性脾大,另一类是非感染性脾大。感染性情况有急性感染,见于病毒、立克次体、细菌、螺旋体和寄生虫等的感染。慢性感染,见于慢性病毒性肝炎、慢性血吸虫病、慢性疟疾、黑热病等。非感染性情况有淤血、血液病、结缔组织病(如系统性红斑狼疮、皮肌炎、结节性多动脉炎等)、组织细胞增生症(如勒-雪病、黄脂瘤病综合征、嗜酸性肉芽肿)、脂质沉积症(如戈谢病、尼曼-匹克病)、脾肿瘤与脾囊肿。超声检查可精确测定脾的大小和各种异常。

☐ **脾大防治对策**　对病因进行针对性治疗。是否切除脾脏,何时切除应综合考虑。尽管切除脾可以纠正脾大对人体的危害,但也存在不足。全脾切除后将改变患者的免疫功能,导致暴发性感染的概率增加。

☐ **就诊科室**　血液科、外科、内科。

2 脾囊肿

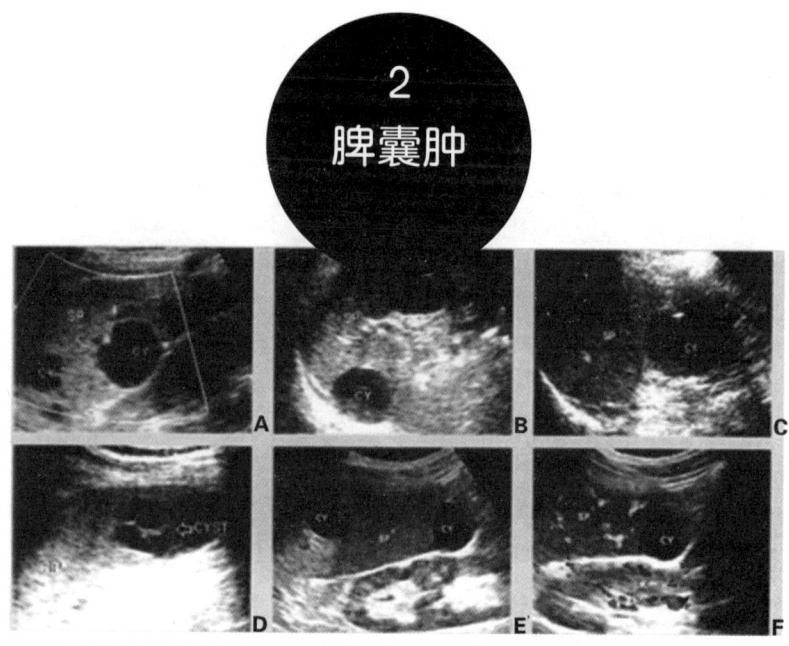

脾囊肿（A 脾多发囊肿，B 脾单发囊肿，向脾实质外凸出，C 脾囊肿伴囊壁钙化斑，D 脾多房囊肿，E、F 脾囊肿及脾实质内血流信号）

□**概念** 脾囊肿是脾组织内的囊性病变，由脾实质内淋巴管扩张引起，内含浆液。多为良性病变。

□**临床症状** 小的脾囊肿可无临床症状，常在体检超声时发现，但囊肿较大，压迫和刺激邻近脏器时，表现为器官受压症状，以左上腹不适或隐痛最多见，有时亦可累及脐周或放射至右肩及左腰背部。如果压迫胃肠道，可有腹胀或消化不良、便秘等。脾囊肿的并发症有囊肿破裂、出血及继发感染等，患者会出现腹膜炎的症状和体征。

□**脾囊肿解读** 在临床上可分为寄生虫性和非寄生虫性脾囊肿两种。前者常见于中青年，后者以青少年多见。

□**脾囊肿防治对策** 小的脾囊肿可无临床症状，可定期随访密切观察。脾囊肿增大到一定程度容易发生破裂，危及生命。因此，脾囊肿超过5cm，同时伴有症状时原则上应行手术治疗。根据情况可选择部分脾切除、囊肿切除术或全脾切除术，也可选用创伤性较小的腹腔镜手术。

□**就诊科室** 普外科。

(四)肾脏

肾脏是人体的重要器官,它的基本功能是生成尿液,借以清除体内代谢产物及某些废物、毒物,同时具有重吸收功能保留水分及其他有用物质,以调节水、电解质平衡及维护酸碱平衡。肾脏同时还有内分泌功能,是机体部分内分泌激素的降解场所和肾外激素的靶器官。肾脏的这些功能,保证了机体内环境的稳定,使新陈代谢得以正常进行。体检时,除右肾下极可以在肋骨下缘扪及外,左肾则不易摸到。肾脏的超声检查可清楚显示肾脏外形和内部结构的各种变化。

肾囊肿

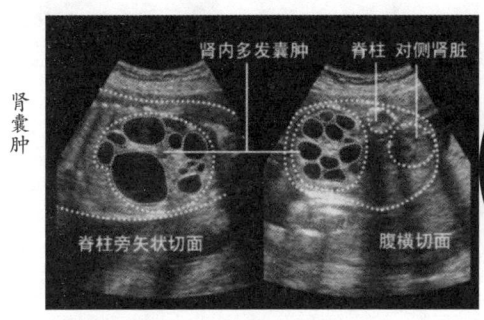 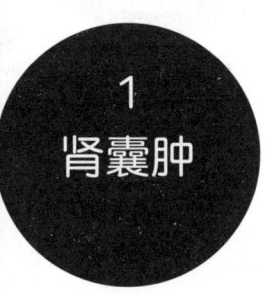

1 肾囊肿

□**概念** 肾囊肿是肾脏表面或内部出现的与外界不相通的囊性病变。

□**临床症状** 绝大多数肾囊肿无症状,部分患者可因囊肿压迫引起血管闭塞或尿路梗阻出现相应症状,如肾积水、继发尿路感染、肾动脉性高血压等,有可能对肾功能产生影响。

□**肾囊肿解读** 按病因分类,肾囊肿有先天性和后天性两种。先天性又称遗传性肾囊肿,常见的有多囊肾、髓质海绵肾和多囊性肾发育不良等。后天性的主要有单纯性肾囊肿、肾盂旁囊肿和获得性囊性肾脏,获得性囊性肾脏多见于尿毒症和长期透析患者。临床上以单纯性肾囊肿为最常见,可为单侧或双侧,一个或多个,直径一般2cm左右,也有直径达10cm的囊肿。年龄越大,发病率越高。

□**肾囊肿防治对策** 体检发现肾囊肿首先要明确诊断,若发现囊肿内有分隔、囊壁增厚、囊肿不规则等表现,要注意与囊性肾癌鉴别,以免延误治疗。单纯性肾囊肿为良性病变,一般无须治疗,可每半年到一年随访一次;当直径大于4cm或产生周围组织压迫症状,或引起尿路梗阻,应积极处理。腹腔镜下肾囊肿去顶减压术适用于绝大多数肾囊肿患者,是治疗肾囊肿的主要手术方法。若患者体弱,无法耐受微创手术,则可行肾囊肿穿刺硬化术,但复发率较高。

□**就诊科室** 泌尿外科。

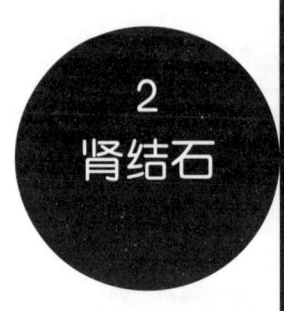
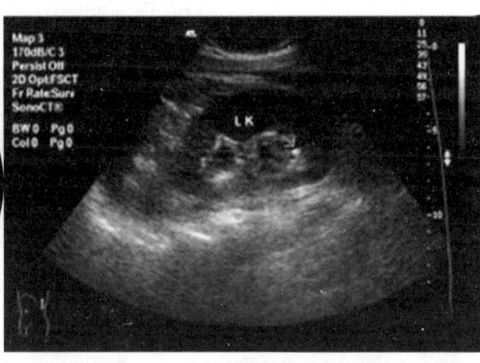

肾区超声波图中有结石的病理性改变

□**概念** 肾结石是指发生于肾盏、肾盂及肾盂与输尿管连接部的结石。

□**临床症状** 结石较大，移动度很小，多表现为腰部酸胀不适，或在身体活动增加时有隐痛或钝痛。较小结石引发的绞痛，常表现为腰腹部刀割样剧烈疼痛，呈阵发性，多伴有血尿。

□**肾结石解读** 肾结石多见于下肾盏和肾盂输尿管连接处，可为单个或多发。其大小悬殊，小的如粟粒，甚至为泥沙样，大的可充满肾盂或整个肾盏呈铸形结石。直径大于0.5cm的结石，可被超声检出。肾结石为泌尿系统常见病、多发病，男性发病多于女性，多发生于青壮年，左右侧发病率无明显差异。40%~75%的肾结石患者有不同程度的腰痛。依据结石的成分不同，可分为草酸钙结石、磷酸钙结石、尿酸盐结石等。依据结石的部位不同可分为上尿路结石（包括肾结石、输尿管结石）、下尿路结石（包括膀胱结石、尿道结石）。

□**肾结石防治对策** （1）对症治疗：如绞痛发作时用止痛药物，若发生合并感染或梗阻，应根据具体情况先行控制感染，必要时行输尿管插管或肾盂造瘘，保证尿液引流通畅，以利控制感染，防止肾功能损害。同时积极寻找病因，按照不同成分和病因制订治疗和预防方案，从根本上解决问题，尽量防止结石复发。（2）一般治疗：包括大量饮水、解痉止痛、控制感染，按不同成分的病因进行治疗。（3）外科治疗：疼痛不能被药物缓解或结石直径较大时，应考虑采取外科治疗措施，包括体外冲击波碎石治疗（ESWL）、输尿管内放置支架术、经输尿管镜碎石取石术、经皮肾镜碎石术、腹腔镜切开取石术等。输尿管结石或肾结石并发肾积水，应该早期积极治疗，目的是保护肾功能，减少肾功能丢失。

□**就诊科室** 泌尿外科、急诊科。

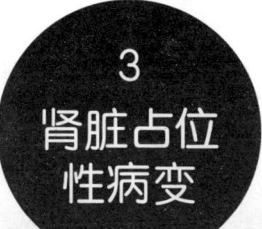

3 肾脏占位性病变

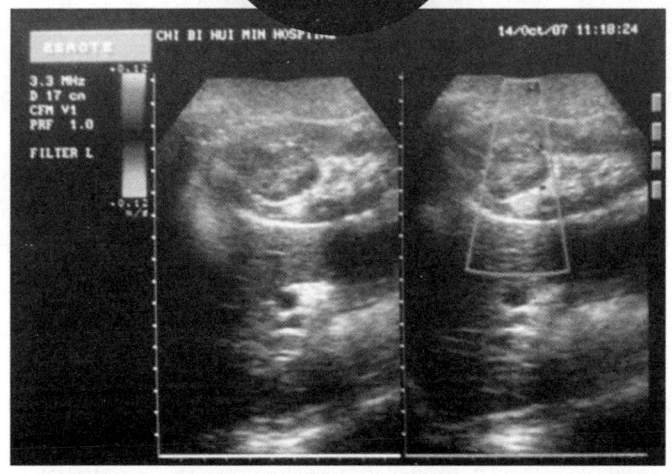

线框所示，肾区有肾占位性病变存在

□**概念** 肾脏占位性病变是指肾脏出现非肾脏组织性的实质性病变，包括良性与恶性的占位性病变。

□**临床症状** 良性占位性病变多无临床症状。间歇性肉眼血尿、腹部肿块和疼痛为肾癌常见症状。肿瘤较大时腹部或腰部肿块较易发现。疼痛常为腰部钝痛或隐痛，血块通过输尿管时可发生肾绞痛。

□**肾脏占位性病变解读** 超声检出的肾脏占位性病变，包括良性病变及恶性病变。前者包括单纯性肾囊肿、多囊肾、肾脓肿、寄生虫包块、血肿以及一些良性肿瘤，比如错构瘤（血管平滑肌脂肪瘤）、炎性假瘤、嗜酸细胞瘤、球旁细胞瘤等。后者主要是恶性肿瘤，包括肾细胞癌、囊性肾癌、肾盂肾盏上皮肿瘤、肾母细胞癌等。

□**肾脏占位性病变防治对策** 如超声检出此类病变，应及时到相关科室就诊，进一步深入检查，以确定病变性质。如果是良性，可以先观察。如果是恶性，应尽早手术。

□**就诊科室** 泌尿外科。

4 肾积水

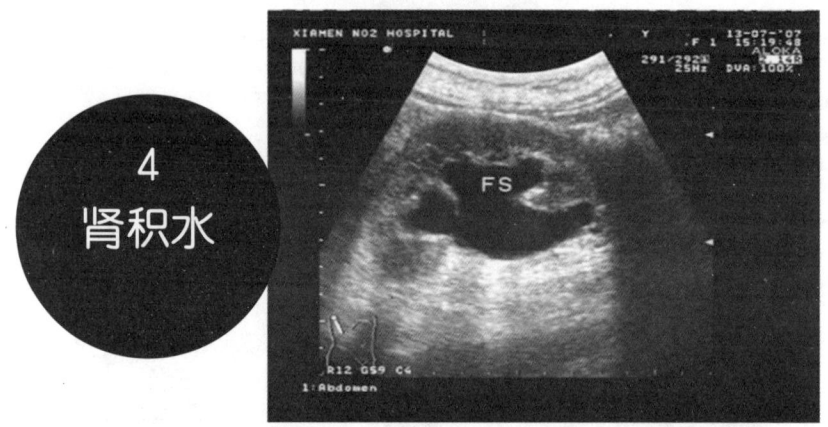

超声波图像中，黑色阴影显示肾积水

□**概念** 各种原因引起的尿液从肾脏排出受阻，导致尿液潴留，肾内压升高，致肾盂与肾盏扩张，统称为肾积水。

□**临床症状** 由于梗阻原发病因、部位和程度的差异，不同患者肾积水临床表现和过程也不同。轻微的肾积水，患者往往长期无症状，直至超声检查才被发现。结石引起的肾积水常伴有肾绞痛，疼痛剧烈，沿肋缘、输尿管走行放射。结石移除后，肾积水一般在短时间或数小时内缓解，随之排出大量尿液。长期肾积水可使肾内尿液积聚，压力升高，使肾盂与肾盏扩大和肾实质萎缩，进而引发肾功能减退。

□**肾积水解读** 尿路因结石、肿瘤、炎症或先天畸形等原因发生梗阻，导致肾盂肾盏扩张，肾内压力增加，肾实质萎缩。

□**肾积水防治对策** 超声发现肾积水应及时到专科进一步检查，查明引发积水的原因，进行针对性治疗。肾积水严重，肾功能破坏十分严重，而对侧肾正常者，可行积水肾切除术。双肾积水治疗上要更慎重，要尽一切可能保留肾脏。

□**就诊科室** 泌尿外科。

(五)胰腺

胰腺是人体中最重要的内分泌器官之一,具有内分泌、外分泌功能。胰腺体积虽小,但含有多种细胞,分泌多种激素,除了参与物质消化吸收之外,还负责调节全身的生理机能。其内分泌机能主要与糖代谢的调节有关。胰腺的胰岛细胞能分泌胰高血糖素、胰岛素、生长抑素、胰多肽等。胰腺的外分泌物称胰液,含多种消化酶,如胰淀粉酶、胰脂肪酶、胰蛋白酶等,在食物消化过程中起"主角"作用,特别是对脂肪的消化。超声可检出胰腺许多病变,如能结合相关的生化检查,CT和(或)MR扫描,则检出率更高。近年随着胰腺癌发病率的急剧上升,胰腺的超声检查更加受到重视。

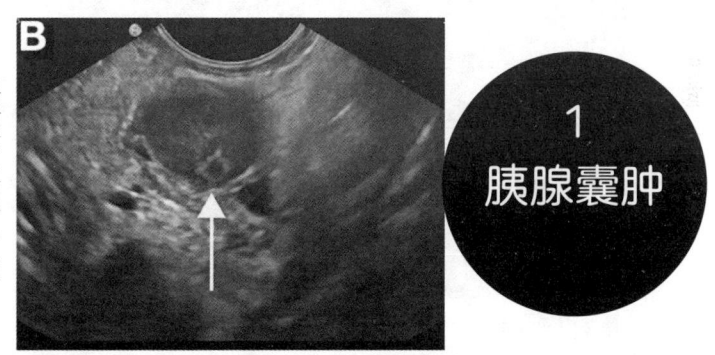

指的就是胰腺囊肿胰腺超声波图,箭头所

1 胰腺囊肿

□**概念** 胰腺囊肿包括真性囊肿、假性囊肿和囊性肿瘤,由先天或后天因素引起。少数假性囊肿无症状,仅在B超检查时发现。

□**临床症状** 胰腺囊肿较小时可无症状,较大时根据压迫位置不同,可引起腹痛、呕吐、腹泻、黄疸等,继发感染、破裂、出血等严重并发症,可出现急性腹膜炎症状。

□**胰腺囊肿解读** 真性囊肿包括先天性单纯囊肿、多囊病、皮样囊肿、潴留囊肿等;假性囊肿的囊壁为纤维组织构成,不覆有上皮组织;囊性肿瘤有囊性腺瘤和囊性癌,罕见。临床上胰腺囊肿以假性囊肿最多见。

□**胰腺囊肿防治对策** 较小的、不伴有临床症状的胰腺囊肿可以定期随访观察。出现下列情况时可进行急诊手术:囊肿破裂、出血、继发感染等危及生命时,行急症外引流(切开引流或囊袋缝合术),注意补充水、电解质及全身治疗。待瘘管形成后再次手术。下列情况可择期手术:假性囊肿形成后2~4月,根据病变程度、范围选定手术。居于胰尾部可行胰尾脾脏切除术。位于胰头、体部行囊肿胃吻合术、囊肿十二指肠吻合术、囊肿空肠Roux-Y吻合术。

□**就诊科室** 外科。

2 胰腺占位性病变

胰腺超声波图像中，黑色区域中块状物就是胰腺占位性病变

□**概念** 胰腺占位性病变是指在胰腺实质内出现异常的组织肿块。

□**临床症状** 小的胰腺占位性病占位一般无症状。大的胰腺占位性病变患者可出现腹痛、腹胀、黄疸、腹部包块等临床表现。

□**胰腺占位性病变解读** 超声检查能准确检出胰腺占位性病变，并测定其大小、部位及与周围组织的关系。胰腺占位性病变根据形态可将其分为实性占位、囊性占位及囊实性占位三大类。根据其来源及成因，又可以分为肿瘤性、炎症性及异位组织三大类。前者包括胰腺的内分泌肿瘤、外分泌肿瘤及转移性肿瘤，其中外分泌肿瘤最为常见。胰腺炎性占位较常见的是肿块型慢性胰腺炎、胰腺结核、假性囊肿等。异位组织较常见的有胰内副脾、局限性脂肪增生等。胰腺占位所处部位及大小直接决定胰腺手术术式的选择。

□**胰腺占位性病变防治对策** 如有异常发现，应结合临床与其他医学检查、检验，尽快明确占位性病变的性质。随后，根据其性质，采取相应的针对强的治疗对策与措施：手术根治、姑息疗法、化学药物治疗、放射治疗、靶向药物治疗、对症治疗等。

□**就诊科室** 外科、肿瘤科。

（六）甲状腺

甲状腺（包括甲状旁腺）是人体非常重要的内分泌器官。它位于颈部甲状软骨下方，气管两旁。甲状腺分泌甲状腺素，主要调节新陈代谢、生长发育、调节身体对其他激素的敏感性等。甲状旁腺分泌甲状旁腺激素，与维生素D和降钙素共同调节钙代谢，维持血钙水平。超声检查对甲状腺病变的检出具有很高的敏感性及精准度，是发现甲状腺病变简单易行且可靠的方法。

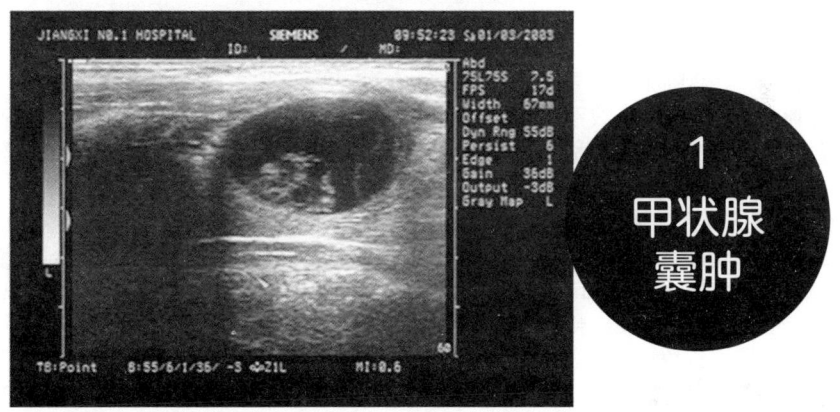

甲状腺超声波图像中，圆形黑色阴影就是甲状腺囊肿

□ **概念** 甲状腺囊肿是指在甲状腺中发现含有液体的囊状物。

□ **临床症状** 正常人无甲状腺囊肿。如出现，一般都是由病理因素引起。甲状腺囊肿患者早期无任何不适，往往是在体检超声时中无意发现的。

□ **甲状腺囊肿解读** 甲状腺囊肿多呈圆形，直径在1~5cm不等，周边光滑，通常没有症状，或轻微疼痛，可随着吞咽上下移动。如囊肿很大或囊肿内有出血的现象，可能会造成一些压迫的症状，如疼痛、吞咽困难、呼吸困难、声音沙哑等。

□ **甲状腺囊肿防治对策** 甲状腺囊肿恶变的可能性较低，体检发现后可定期（半年或一年）复查，同时检测血甲状腺功能。平时注意饮食清淡，摄入碘量平衡。

□ **就诊科室** 外科、甲状腺外科。

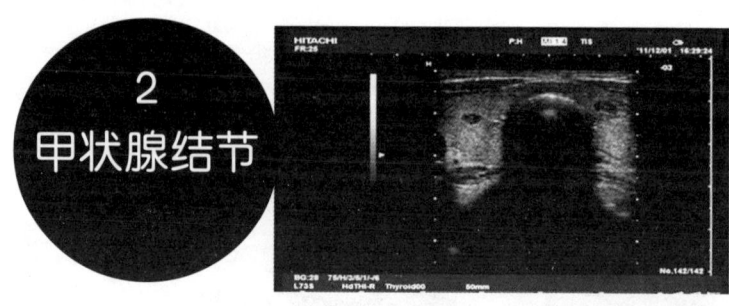

甲状腺超声波图像中，显示小圆形的甲状腺结节

☐ **概念** 甲状腺结节是指甲状腺细胞在局部异常生长所引起的散在病变。

☐ **临床症状** 大多数甲状腺结节患者没有临床症状。合并甲状腺功能异常时，可出现相应的临床表现。部分患者由于结节压迫周围组织，出现声音嘶哑、呼吸/吞咽困难等压迫症状。

☐ **甲状腺结节解读** 甲状腺结节可由多种病因引起：增生性结节性甲状腺肿（因碘摄入量过高或过低、服用致甲状腺肿药物或甲状腺激素合成酶缺陷等）、肿瘤性结节（甲状腺良性肿瘤、甲状腺乳头状癌、滤泡细胞癌、甲状腺髓样癌、未分化癌等）、囊肿（腺瘤退行性变和陈旧性出血斑囊性变等）和炎症性结节（急性化脓性甲状腺炎、亚急性甲状腺炎、慢性淋巴细胞性甲状腺炎均可以结节形式出现）。极少数情况下甲状腺结节为结核或梅毒所致。

☐ **甲状腺结节防治对策** 体检发现甲状腺结节，应去专科进一步诊治，并应视不同性质而采用不同的治疗对策。（1）实质性单结节：核素扫描为热结节的甲状腺单发结节，癌变可能性较小，可先试用甲状腺素抑制治疗或核素治疗。冷结节多需手术治疗。凡发展快、质地硬的单发结节，或伴有颈部淋巴结肿大者，或儿童的单发结节，恶性可能大，应早日手术。（2）多结节甲状腺肿：要定期随访，排除恶性，如诊断为恶性或可疑恶性者，应予手术治疗。（3）凡持续或复发的混合性肿块应予以切除。（4）摸不到的结节：发生于老年人、一般无甲状腺病史，仅为超声检查时发现，且结节小于1.0cm，边界清晰，无分叶，可以随访观察。某些超声征象有助于甲状腺结节的良恶性鉴别。有两种超声改变的甲状腺结节几乎全部为良性：一是纯囊性结节，二是由多个小囊泡占据50%以上结节体积、呈海绵状改变的结节，99.7%为良性。而以下超声征象提示甲状腺癌的可能性大，建议专科进一步诊治：（1）实性低回声结节。（2）结节内血供丰富（TSH正常情况下）。（3）结节形态和边缘不规则，晕圈缺如。（4）微小钙化，针尖样弥散分布或簇状分布的钙化。（5）同时伴有颈部淋巴结超声影像异常。

☐ **就诊科室** 头颈外科、甲乳外科、内分泌科。

3 甲状腺肿瘤

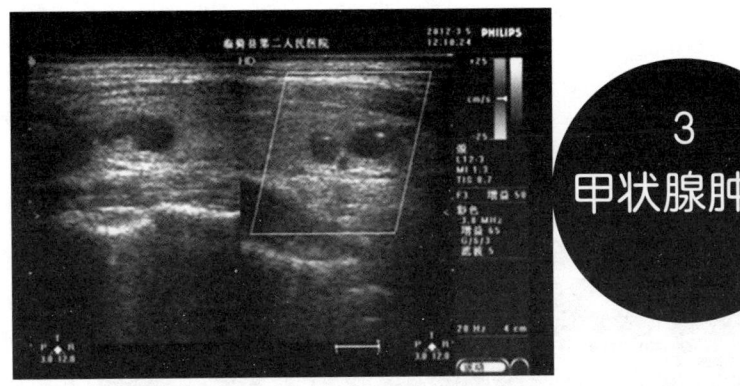

甲状腺超声波图像中，方框内所示的就是甲状腺肿瘤

□**概念** 甲状腺肿瘤是指在甲状腺内出现占位性病变，是头颈部常见的肿瘤。女性多见。

□**临床症状** 一般无明显症状，当瘤体较大时，会因为压迫气管、食管、神经而导致呼吸困难、吞咽困难、声音嘶哑等症状。当肿瘤合并出血而迅速增大时，会产生局部胀痛。

□**甲状腺肿瘤解读** 超声可对甲状腺肿瘤的形态、大小、位置做出初步诊断。甲状腺肿瘤种类多，有良性和恶性。一般来说，单个肿块，生长较快的恶性可能性大，年龄越小的患者甲状腺肿块恶性可能性越大。甲状腺恶性肿瘤，最常见的是甲状腺癌，目前有逐年高发的趋势，若B超检查疑似，应高度重视。甲状腺良性腺瘤比较常见。一般无明显症状，当瘤体较大时，会因为压迫气管、食管、神经而导致呼吸困难、吞咽困难、声音嘶哑等症状。当肿瘤合并出血而迅速增大时，会产生局部胀痛。因甲状腺良性腺瘤也有恶变可能，一部分虽然是良性，但呈"热结节"（即高功能性），也需要积极治疗。其他的甲状腺良性病变还有结节性甲状腺肿、甲状舌管囊肿等。

□**甲状腺肿瘤防治对策** 手术治疗是除未分化癌以外各种类型甲状腺癌的主要治疗方法，并辅助应用碘131、甲状腺激素及外照射等治疗。

□**就诊科室** 甲状腺乳腺外科、头颈外科。

（七）子宫及附件

子宫及附件为女性的生殖器官。位于子宫左右两侧的输卵管和卵巢统称为子宫附件，简称"附件"。而其中输卵管又分为输卵管狭部、输卵管壶腹部、输卵管伞部。B超对子宫及附件病变的检出率极高，又能测出大小、位置等，是最有效的检测方法之一。

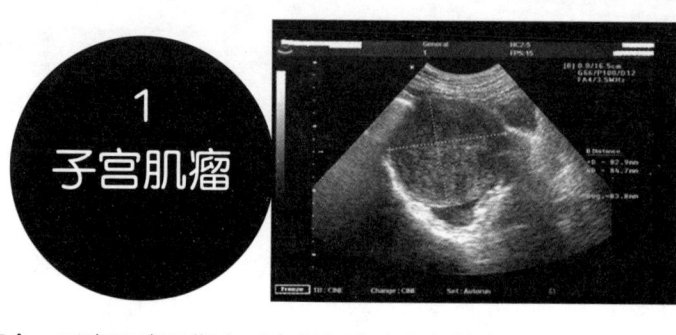

1 子宫肌瘤

子宫超声波图中，画"+"形的圆块就是子宫肌瘤

□**概念**　子宫肌瘤是指在子宫组织内出现肌性瘤体。

□**临床症状**　正常女性无子宫肌瘤。多数患者无症状，仅在盆腔检查或超声检查时偶被发现。可有月经增多、经期延长、白带增多等症状，可导致不孕、流产。

□**子宫肌瘤解读**　子宫肌瘤是女性生殖器官中最常见的一种良性肿瘤，也是人体中最常见的肿瘤之一。子宫肌瘤是一种激素依赖性肿瘤，雌激素是促使肌瘤生长的主要因素。此外卵巢功能、神经中枢的控制调节，对肌瘤的发病也可能起重要作用。子宫肌瘤多见于育龄、丧偶及性生活不协调的妇女。其常见的症状有月经量增多、经期延长或周期缩短、腹部包块及压迫症状、疼痛、白带增多、不孕与流产、贫血等。

□**子宫肌瘤防治对策**　总体的治疗原则：（1）子宫肌瘤在5cm以上并有其他伴随症状（如月经改变、腹痛、腰痛、便秘、尿频等压迫症状），近期有生育要求者，心理负担过重、严重影响患者的日常生活者，均可考虑治疗。（2）有生育要求，子宫肌瘤直径3cm以上，可以考虑治疗后再怀孕。（3）有生育要求的黏膜下子宫肌瘤，无论直径是否达到3cm，都应该积极治疗。具体如何治疗由临床医生决定。

□**就诊科室**　妇科。

2 子宫畸形

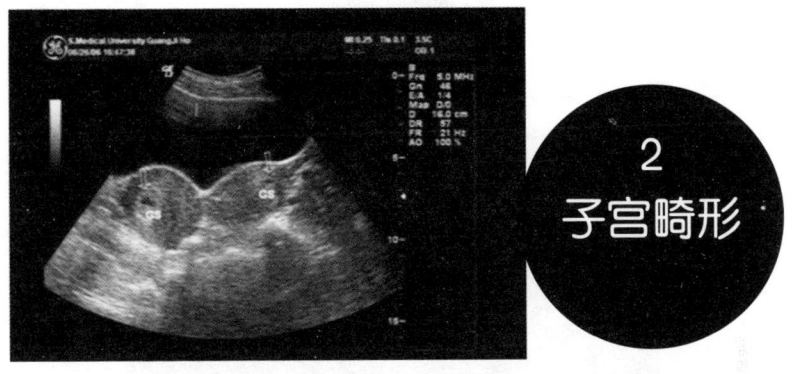

箭头所示的部位,就是畸形子宫

□**概念** 子宫畸形是一种先天性发育异常疾患,也是生殖器官畸形中最常见的一种。B超检出的子宫畸形有子宫未发育、双角子宫,纵隔子宫等。

□**临床症状** 正常女性的子宫发育良好,没有畸形情况。有些子宫畸形患者可无任何自觉症状,月经、性生活、妊娠、分娩等亦均无异常表现,以致终身不被发现,或于体检时偶被发现。

□**子宫畸形解读** 有一部分患者的生殖系统功能受到不同程度影响,到性成熟后、婚后、孕期、产时,因出现症状才被发现。主要症状有月经异常、不孕(如无子宫、始基子宫、幼稚型子宫)。病理妊娠(如流产、早产或胎位异常)等。

□**子宫畸形防治对策** 应针对不同类型的子宫畸形采取不同的治疗措施:子宫未发育或发育不良者,不需处理,始基子宫有周期性腹痛或宫腔积血者需要手术切除始基子宫,幼稚子宫主张雌激素加孕激素序贯周期治疗;单角子宫无须处理,但孕期需要加强监护,防止子宫体扭转等;残角子宫根据其不同类型有不同处理,若为Ⅰ型残角子宫,无症状也可不予处理,Ⅱ型残角子宫常会有痛经等症状,需要手术切除宫体,手术时需要同时切除同侧输卵管,避免输卵管妊娠发生,Ⅲ型残角子宫无症状,无须处理;双子宫无须处理,伴有阴道纵隔或斜膈时,需要行阴道隔切除手术;双角子宫一般不需要特殊处理,有反复性流产时,可考虑行子宫矫形术;纵隔子宫一般不需要特殊处理,当影响生育时,行宫腔镜子宫纵隔切除为主要治疗方法;弓形子宫一般不需要处理,若出现反复性流产时,可进行子宫矫形术。

□**就诊科室** 妇产科。

3 卵巢囊肿

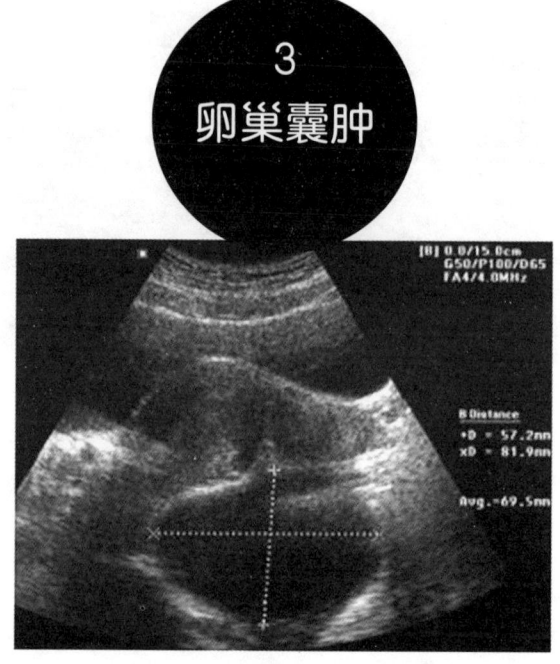

大"+"字所示的部位就是卵巢囊肿

□**概念** 卵巢囊肿是指在卵巢实质内出现囊肿样病理结构组织。各种年龄段均可患病，但以20~50岁最多见。B超检出的准确率高。

□**临床症状** 主要的临床症状为可扪及腹内包块，中等大以下的卵巢囊肿，如无并发症或恶变，其最大特点为可动性，往往能自盆腔推移至腹腔。发生恶变或炎症情况，肿物活动受限，有压痛，甚至出现腹膜刺激症状、腹水等。

□**卵巢囊肿解读** 卵巢囊肿是女性生殖器常见肿瘤，有各种不同的性质和形态，即一侧性或双侧性、囊性或实性、良性或恶性，其中以囊性多见，有一定的恶性比例。卵巢囊肿的出现与以下原因有关：遗传因素、内分泌因素、生活方式因素（长期饮食结构、生活习惯不好，心理压力过大等）和环境因素（食物污染，滥用诸如丰乳、减肥及减缓衰老等的激素类药物及滋补品）。

□**卵巢囊肿防治对策** 视患者年龄、是否恶性、囊肿部位、体积、大小、生长速度、是否保留生育功能以及患者的主观愿望等因素而决定是否手术或手术的方式。

□**就诊科室** 妇科。

4 卵巢肿瘤

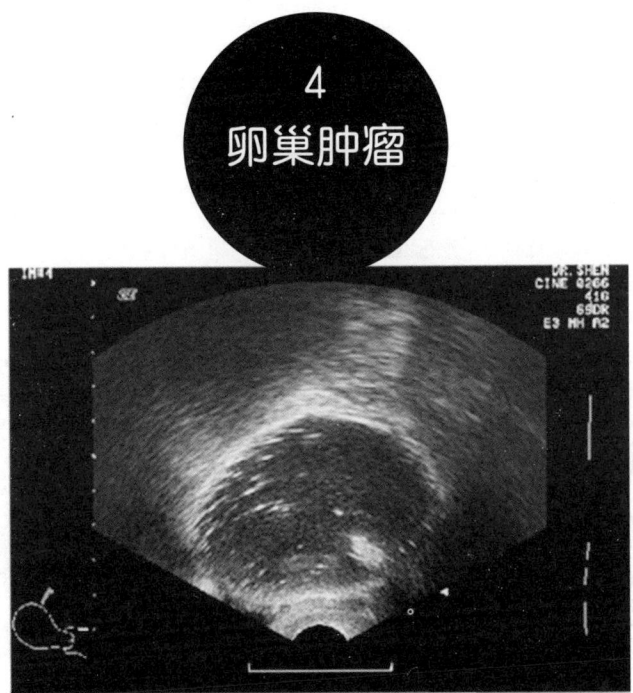

卵巢肿瘤的超声波图像

□ **概念** 卵巢肿瘤是指发生于卵巢内的肿瘤。它是女性生殖器常见肿瘤之一。

□ **临床症状** 常见症状有下腹沉坠或牵痛，腹部肿块，腹水，发热，食欲缺乏等。

□ **卵巢肿瘤解读** 卵巢肿瘤的发病原因有两个方面：一是机体因素。卵巢肿瘤在月经初潮期、绝经期、未产的妇女中发病率高，而分娩次数多，哺乳和口服避孕药的妇女发病危险较少。二是遗传因素。是近年来研究较多的病因之一，多数病例因常染色体显性遗传所致。

□ **卵巢肿瘤防治对策** 一般均采取手术治疗。手术方式视情况不同而不同；无法进行手术的晚期或有广泛转移的，可采用放疗。

□ **就诊科室** 妇产科、肿瘤科。

（八）前列腺

前列腺是男性特有的性腺器官，由腺组织和肌组织构成。前列腺形如栗子，底朝上，与膀胱相贴，尖朝下，抵泌尿生殖膈，前面贴耻骨联合，后面依直肠。所以可通过直肠指诊，感知前列腺的大小、硬度及表面的光滑度等。前列腺腺体的中间有尿道穿过，扼守着尿道上口，所以，前列腺的各类病变，多会挤压尿道，引起排尿障碍（包括尿潴留、排尿不畅等）。前列腺也是人体少有的具有内、外双重分泌功能的性分泌腺。作为外分泌腺，前列腺每天分泌约2mL前列腺液，是构成精液主要成分，作为内分泌腺，前列腺分泌的激素称为前列腺素，对人体的生理机能具有多方面的影响。前列腺B超检查可以精确测定前列腺的大小，发现囊肿、钙化、增生性改变等异常。

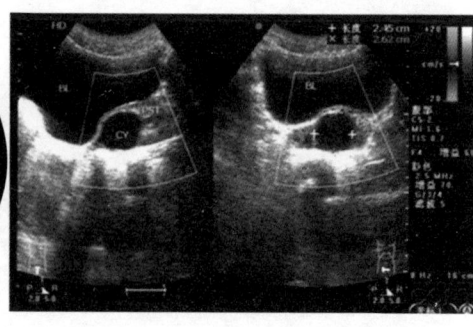

图中线框所示的部位就是前列腺囊肿

□**概念**　前列腺囊肿是指前列腺腺体先天性或后天性原因而发生囊样改变。

□**临床症状**　正常男性的前列腺不发生囊样改变。如果出现，均为病理性病变。较小而无症状的囊肿可不必治疗。

□**前列腺囊肿解读**　前列腺囊肿分先天性与后天性。可并发感染及结石，较大的囊肿可压迫尿道而引起排尿困难。囊肿较大时，直肠指检前列腺时可触及囊肿；尿道造影时可见后尿道有弧形压迹，超声与CT可明确其位置。

□**前列腺囊肿防治对策**　（1）预防对策：注意个人清洁卫生，生活规律，避免过劳，避免着凉，保持大便通畅，保持心情舒畅，性生活不可过频，不吃辣椒等刺激性食物，三餐平衡，多喝水（至少7杯约2000mL），不久坐，适量运动。（2）治疗对策：较大或有症状的囊肿可手术治疗，也可用腹腔镜切除前列腺囊肿。对前列腺脓肿可借助B超等检查确诊后行脓肿切开引流或穿刺引流治疗。理疗对于急性前列腺炎及脓肿都是有帮助的，合理应用能促进炎症吸收。

□**就诊科室**　泌尿外科。

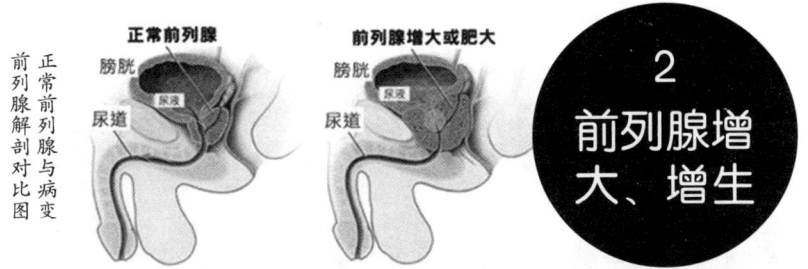

正常前列腺与病变前列腺解剖对比图

2 前列腺增大、增生

□**概念** 前列腺增大仅指前列腺容积上的增大，即外观形态上增大；而前列腺增生是指男性的前列腺发生病理性增生样改变，即组织结构上的病理改变，表现为前列腺体积增大，B超有相应的特异性改变。

□**临床症状** 50岁之前的男性，前列腺很少有增生或增大现象。50岁以后，前列腺增生和增大的发病率随年龄递增。70岁以后，前列腺增生和增大的发病率分别可高达30%和80%以上，但有增生或增大病变后不一定有临床症状。如果没有明显症状，可以定期复查，不用过分担心。

□**前列腺增大、增生解读** 前列腺增大、增生病因至今仍未能完全明了，通常认为与睾丸功能减弱及年龄增长相关。近年来也注意到吸烟、肥胖及酗酒、家族史、人种及地理环境与前列腺增生、增大的关系。前列腺增大、增生的早期由于代偿，症状多不明显，随着下尿路梗阻加重，症状逐渐明显。临床症状包括储尿期症状（尿频、夜尿增多、尿急、尿失禁）、排尿期症状（排尿困难）以及排尿后症状（尿不尽、残余尿增多）及其他症状（血尿、泌尿系感染、膀胱结石、肾功能损害和长期下尿路梗阻）等。由于病程进展缓慢，难以确定起病时间。

□**前列腺增大、增生防治对策** 少食辛辣刺激食物，少饮酒或戒酒以减少前列腺充血的可能。切忌长时间憋尿，尽可能少骑自行车，减少对前列腺部位的压迫以免加重病情。对症状轻微，IPSS（国际前列腺症状评分表）评分7分以下可观察，无须治疗。因为前列腺增生的个体差异性很大，而且也不都呈进行性发展，一部分病变至一定程度即不再发展，所以即便出现轻度梗阻症状也并非均需手术。若症状加重，可视病情进行药物治疗、微创治疗（包括经尿道前列腺电汽化术、经尿道前列腺等离子双极电切术和经尿道等离子前列腺剜除术、冷冻治疗、微波治疗、激光治疗和射频消融）和手术治疗（慎重进行）。

□**就诊科室** 泌尿外科。

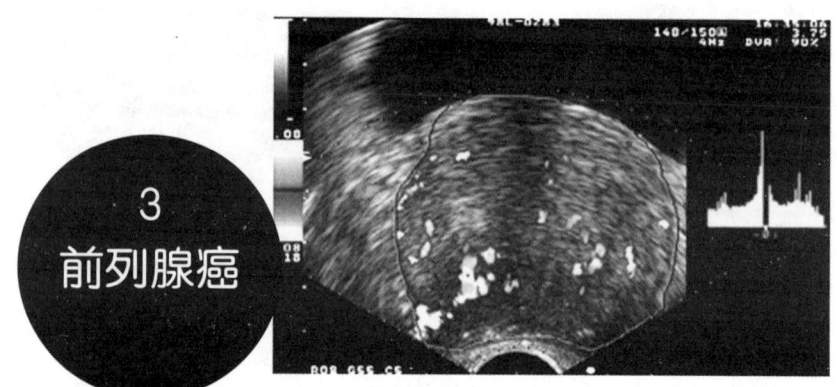

线框所示的部位，就是前列腺癌超声波图像

□ **概念** 前列腺癌是指发生在前列腺的上皮性恶性肿瘤。

□ **临床症状** 正常男性不会发生前列腺癌的病理现象。前列腺癌早期常无明显症状。经直肠前列腺彩超结合前列腺特异性抗原检查是发现早期病变的主要方法之一。

□ **前列腺癌解读** 前列腺癌病理类型上包括腺癌、移行细胞癌、鳞癌、黏液腺癌、小细胞癌、导管腺癌等，其中前列腺腺癌占95%以上，因此，通常我们所说的前列腺癌就是指前列腺腺癌。发病率在55岁前处于较低水平，55岁后逐渐升高，发病率随着年龄的增长而增长，高峰年龄是70~80岁。前列腺癌引起的症状为两大类：压迫症状（可引起进行性排尿困难）、转移症状（可转移至膀胱、精囊、血管神经束，引起血尿、血精、阳痿，盆腔淋巴结转移可引起双下肢水肿，常易发生骨转移，引起骨痛或病理性骨折、截瘫，侵及骨髓引起贫血或全血象减少）。

□ **前列腺癌防治对策** 番茄和其他含番茄红素的食物对预防前列腺癌有效。对于早期前列腺癌患者可采用根治性治疗方法，能够治愈早期前列腺癌的方法有放射性粒子植入、根治性前列腺切除术、根治性外放射治疗等。对于中期前列腺癌患者应采用综合治疗方法，如手术+放疗、内分泌治疗+放疗等。对激素敏感型晚期前列腺癌患者以内分泌治疗为主。

□ **就诊科室** 泌尿外科、肿瘤科。

(九)乳腺

乳腺位于人体皮下浅筋膜的浅层与深层之间。浅筋膜伸向乳腺组织内形成条索状的小叶间隔。乳房腺体由15~20个腺叶组成,每一腺叶分成若干个腺小叶,每一腺小叶又由10~100个腺泡组成,这些腺泡紧密地排列在小乳管周围,腺泡的开口与小乳管相连。B超检查是探知乳腺疾病的主要方法之一。

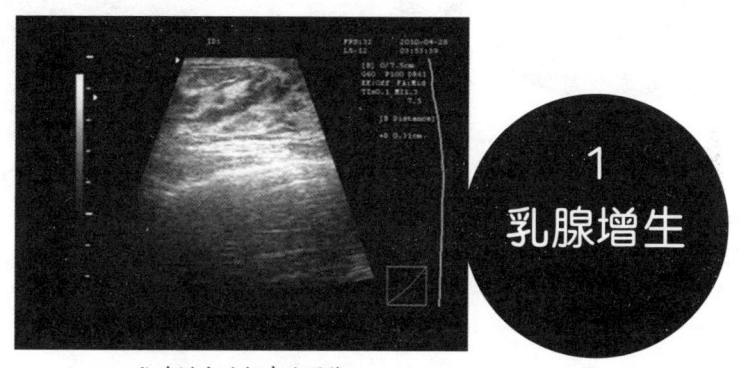

乳腺增生的超声波图像

□概念 乳腺增生是指乳腺上皮和纤维组织增生,乳腺组织导管和乳小叶在结构上的退行性病变及进行性结缔组织的生长,其发病原因主要是内分泌激素失调。

□临床症状 主要症状为乳腺胀痛,可以单侧、双侧或者以一侧为重。月经前乳腺胀痛明显,月经过后即见减轻并逐渐停止,下次月经来前疼痛再度出现。乳房有弥漫性结节感,并伴有触痛。

□乳腺增生解读 乳腺增生的主要症状是乳房胀痛、乳房肿块、乳头溢液。主要病因是内分泌失调、精神因素等。乳腺增生症是女性最常见的乳房疾病,其发病率占乳腺疾病的首位。近些年来本病发病率呈逐年上升的趋势,年龄也越来越低龄化。据调查有70%~80%的女性都有不同程度的乳腺增生,多见于25~45岁的女性。

□乳腺增生防治对策 (1)心理治疗:舒缓生活和工作压力,消除烦恼,保持心情舒畅,心态平和,症状就可以缓解。(2)中医中药治疗:治疗宜疏肝理气,活血化瘀,软坚散结;在排除乳腺恶性肿瘤的前提下还可试用中医外治疗法,如中药乳罩、针灸、按摩等。西药治疗。(3)手术治疗:遇到个别与乳腺癌不易鉴别的乳腺结节,亦可采用手术切除,经病理学检查明确诊断。

□就诊科室 外科、乳腺疾病科。

2 乳腺癌

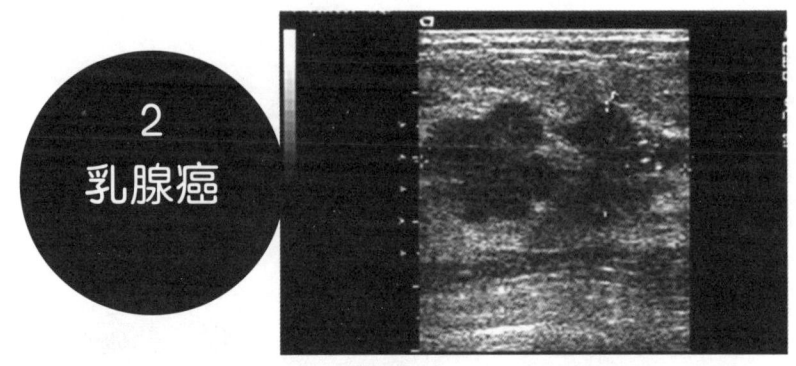

不规则的黑色阴影，就是乳腺癌的超声波图像

□**概念** 乳腺癌是指发生在乳腺腺上皮组织的恶性肿瘤。

□**临床症状** 早期乳腺癌往往不具备典型的症状和体征，不易引起重视，常通过体检或乳腺癌筛查发现。乳腺癌的典型症状有乳腺肿块，乳头溢液，皮肤改变（如"酒窝征"，即乳房皮肤出现凹陷，像小酒窝一样，呈"橘皮样改变"等），乳头、乳晕异常（如乳头皮肤瘙痒、糜烂、破溃、结痂、脱屑、伴灼痛，以致乳头回缩）等。

□**乳腺癌解读** 乳腺癌的病因尚未完全清楚，具有乳腺癌高危因素的女性容易患乳腺癌。高危因素包括年龄（45~50岁达到高峰）、家族史、乳腺腺体致密、月经初潮早（<12岁）、绝经迟（>55岁）、未婚、未育、晚育、未哺乳以及患乳腺良性疾病未及时诊治，还有经医院活检（活组织检查）证实患有乳腺非典型增生、胸部接受过高剂量放射线的照射、长期服用外源性雌激素、绝经后肥胖、长期过量饮酒以及携带与乳腺癌相关的突变基因者。

□**乳腺癌防治对策** （1）预防对策：建立良好生活方式，保持心情舒畅；坚持体育锻炼，避免心理紧张，保持心态平和；养成良好的饮食习惯，如婴幼儿时期营养均衡，提倡母乳喂养，儿童发育期减少摄入过量的高蛋白和低纤维饮食；青春期不要大量摄入脂肪和动物蛋白，绝经后控制总热量的摄入，避免肥胖等；积极治疗乳腺疾病，不乱用外源性雌激素，不长期过量饮酒；掌握乳腺自我检查方法，养成定期乳腺自查习惯，积极参加乳腺癌筛查，防患于未然。（2）治疗对策：采用局部治疗与全身治疗并重的治疗模式。根据肿瘤的分期和患者的身体状况，酌情采用手术、放疗、化疗、内分泌治疗、生物靶向治疗及中医药辅助治疗等多种手段。

□**就诊科室** 乳腺科、外科、肿瘤科。

(十) 颈动脉

颈动脉是供应头面部血液的主要血管。在颈部的中段位置分叉为颈外动脉和颈内动脉，前者分布至头顶部和颜面部，后者进入颅内分布至脑和眼眶内。B超可精确测量颈动脉的变异、血液流向、内膜的改变、有无斑块、斑块的大小和性质、血管的狭窄程度等。

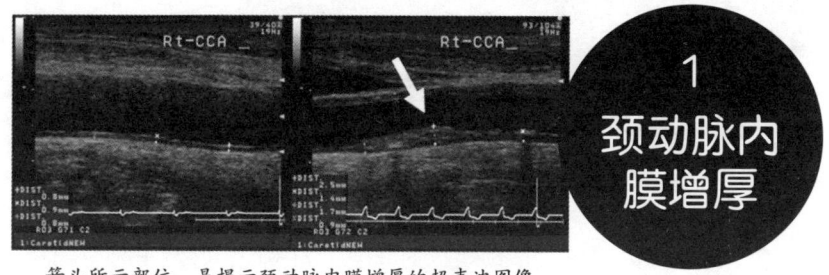

箭头所示部位，是揭示颈动脉内膜增厚的超声波图像

1 颈动脉内膜增厚

☐ **概念** 颈动脉分为三层——外膜、中层和内膜。动脉内膜与中层密切相连，正常情况下两部分厚度(简称"IMT")相加不超过1mm。如果颈动脉IMT超过了这个数值，就意味着内膜中层厚度增厚。

☐ **临床症状** 症状较轻时有脑部供血、供氧受限的症状，如头晕、记忆力减退等不适。增厚造成颈动脉明显狭窄时，可引起肢体无力麻木，短暂失语等症状。

☐ **颈动脉内膜增厚解读** 颈动脉内膜增厚的病因有多种，局限性增厚最常见的原因是早期动脉粥样硬化病变；颈动脉内膜中层增厚，是胆固醇进入了血管内膜下，在此聚集并发生炎症反应等一系列变化，形成早期的动脉粥样硬化病变。IMT＞1.5mm，可考虑为颈动脉斑块。再进一步增大，则会导致颈动脉管腔狭窄，严重时会导致颈动脉供血减少甚至中断，引发脑梗死等严重后果。

☐ **颈动脉内膜增厚防治对策** 单纯IMT增厚需引起重视，应该积极预防，避免发生颈动脉严重狭窄或脑梗、心梗等严重后果。预防的措施包括低盐低脂饮食、适量锻炼，控制血压、血糖、血脂至正常或接近正常水准，控制体重，戒烟。可在医生的指导下药物治疗。

☐ **就诊科室** 心血管内科。

2 颈动脉内膜斑块

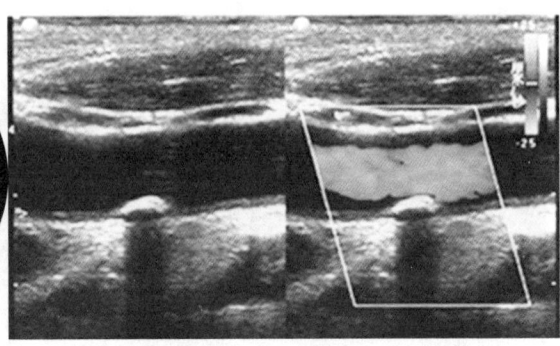

方框线所示的斑块就是颈动脉内膜斑块超声波图像

□**概念** 颈动脉内膜斑块是颈动脉粥样硬化的表现，好发于颈总动脉分叉处。颈动脉可视作动脉的窗口，颈动脉内膜斑块的存在提示其他类似口径动脉可能有斑块形成。

□**临床症状** 根据是否产生相关的脑缺血症状，分为有症状性和无症状性两大类：(1)症状性。①短暂性脑缺血发作(TIA)：一过性单侧肢体感觉、运动障碍、单眼失明或失语等，一般仅持续数分钟，发病后24小时内完全恢复。②缺血性脑卒中：一侧肢体感觉和(或)运动障碍、失语，严重者可出现昏迷。查体可有相应神经系统定位体征，影像学检查可见局灶性病变。(2)无症状性。仅有头晕、头痛、晕厥等。

□**颈动脉内膜斑块解读** 颈动脉内膜斑块的形成与动脉粥样硬化相同，受多种因素影响。其中年龄大于60岁、男性、长期吸烟史、高血压病史、糖尿病史及高脂血症等都是颈动脉斑块形成的危险因素。内膜斑块脱落是急性脑梗死的主要原因，如脱落的斑块较大，并阻塞主要脑血管，则病情凶险。

□**颈动脉内膜斑块防治对策** 包括生活方式的改变、药物治疗和手术治疗。(1)生活方式改变：戒烟、加强锻炼、控制体重、低盐低脂饮食等。(2)药物治疗：控制血压、血糖、血脂；抗血小板治疗、强化降脂治疗等。(3)手术治疗：根据颈动脉斑块导致血管狭窄的程度、斑块的稳定性，结合患者症状、基本情况，决定是否手术及采用何种手术方式。

□**就诊科室** 心血管内科、血管外科。

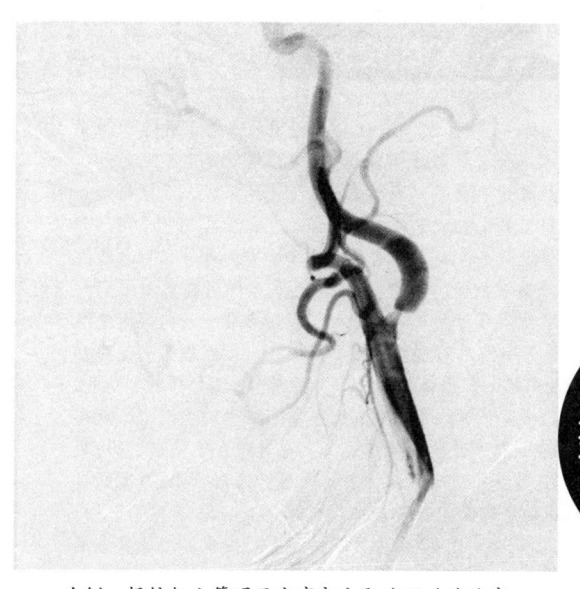
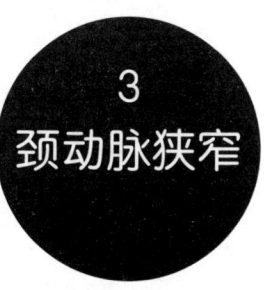

3 颈动脉狭窄

右侧一根较粗血管明显变窄部分即为颈动脉狭窄

□**概念**　颈动脉狭窄是指各种病因引发，颈动脉发生管腔变窄的病理变化。

□**临床症状**　正常情况下，人的颈动脉不会产生狭窄的病理变化。部分轻、中度颈动脉狭窄患者可无临床症状。

□**颈动脉狭窄解读**　颈动脉狭窄的原因有多种，如动脉粥样硬化、颈动脉夹层、与发育或炎症或自身免疫有关的血管病变等。症状性颈动脉狭窄，多有脑缺血的临床表现，发病特点可以分为短暂性脑缺血发作以及卒中。前者24h内症状能完全缓解，后者不能完全缓解。颈动脉狭窄导致的缺血症状主要包括头晕、记忆力及定向力减退、意识障碍、黑蒙、偏侧面部和(或)肢体麻木和(或)无力、伸舌偏向、言语不利、不能听懂别人说的话等。颈动脉狭窄为中风危险因素。

□**颈动脉狭窄防治对策**　预防措施主要包括危险因素控制(如适当运动、控制体重、避免肥胖、戒烟、少饮酒、合理控制血压血糖血脂等)、药物治疗(稳定动脉粥样硬化斑块，尽量减少血栓形成，减缓动脉粥样硬化的进展)、手术治疗(如颈动脉内膜切除术)以及介入治疗(如颈动脉内支架)。

□**就诊科室**　血管外科、心血管内科。

三、X线检查

X线检查包括以下几种。(1)普通X线检查：利用X线的穿透性和荧光作用，将被检查者置于荧光屏（或影像增强器）与X线管之间，X线穿过人体后在荧光屏上形成影像并进行视读的检查方法。(2)计算机X线摄影检查(CR)：CR是X线平片数字化的比较成熟技术，目前已在国内外广泛应用。CR系统是使用可记录并将激光读出X线成像信息的成像板作为载体，以X线曝光及信息读出处理，形成数字或平片影像。目前的CR系统可提供与屏－片摄影同样的分辨率。CR系统实现了常规X线摄影信息数字化，使常规X线摄影的模拟信息直接转换为数字信息；能提高图像的分辨、显示能力，突破常规X线摄影技术的固有局限性；采用计算机技术，实施各种图像后处理功能，增加了显示信息的层次；可降低X线摄影的辐射剂量，减少辐射损伤；获得的数字化信息可传输存档，也可通过传输系统，实现远程医学共享。(3)数字X线摄影检查(DR)：DR是将X线穿过人体后由平板探测器(FPD)探测的模拟信号直接数字化而形成数字影像的检查方式。与CR对比，DR有以下优势：①影像清晰度优于CR。②噪声远比CR少，且安装了降噪设备。③检查速度快于CR，摄片间隔时间仅5s。④FPD的量子检测效率达60%以上，可减少曝光量。⑤图像后处理功能改善了影像细节的显示。⑥可根据观察者视觉特性来处理影像。X线检查应用范围：胸部X线检查，腹部X线检查，骨、关节X线检查，泌尿系统X线检查，鼻窦X线检查。与体检有关的检查，一般有以下几种：肺炎、肺气肿、肺结核、肺转移瘤、心脏增大与受损、主动脉硬化、纵隔占位性病变。

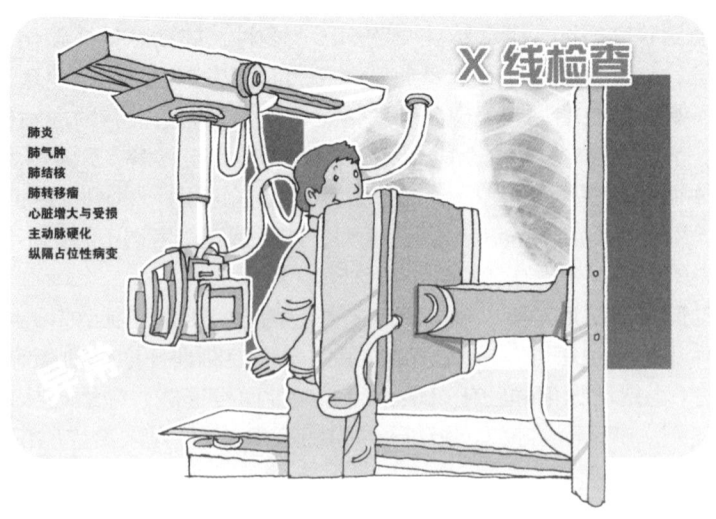

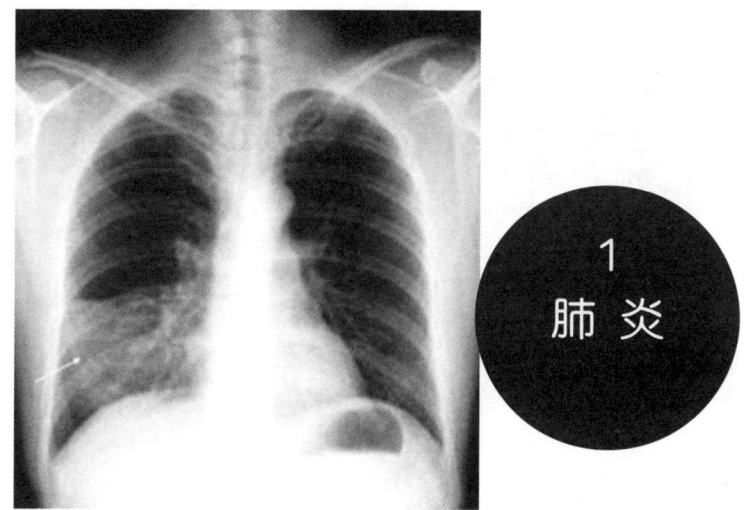

右下叶肺炎的 X 线胸片图

1 肺炎

□ **概念** 肺炎是指终末气道、肺泡和肺间质的炎症,即肺的一些组织内出现炎症性的病理改变。X 胸片是肺炎诊断、病情变化的主要判定依据。

□ **临床症状** 临床主要症状为发热、咳嗽、咳痰、痰中带血,可伴胸痛或呼吸困难等。老年肺炎临床症状有其特点:多无发热、咳痰等典型症状。首发症状为呼吸急促及呼吸困难,或有意识障碍、嗜睡、脱水、食欲减退等;可出现脉速,肺部听诊可闻及湿性啰音,或伴有呼吸音减弱及支气管肺泡呼吸音等。

□ **肺炎解读** 肺炎可由细菌、病毒、真菌、支原体等致病微生物以及放射线、吸入性异物等理化因素引起。按解剖部位可分为大叶性肺炎、小叶性肺炎、间质性肺炎。按病程分为急性肺炎、迁延性肺炎、慢性肺炎。

□ **肺炎防治对策** 患者除了卧床休息、大量饮水、吸氧、积极排痰外,细菌性肺炎的治疗包括根据痰培养和药物敏感试验结果,针对病原体选择敏感的抗菌药物治疗,7~10d 多可治愈。也可以根据本地区肺炎病原体流行病学资料,经验性选择可能覆盖病原体的抗菌药物治疗。此外,还可根据患者的年龄、基础疾病、疾病严重程度、是否有误吸等因素,选择抗菌药物和给药途径。病毒性肺炎的病情稍轻,抗生素治疗无效。

□ **就诊科室** 呼吸内科。

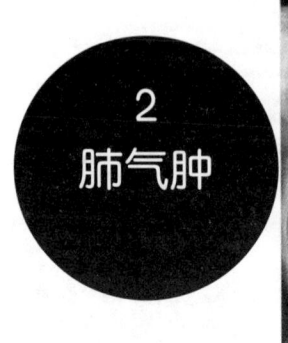

2 肺气肿

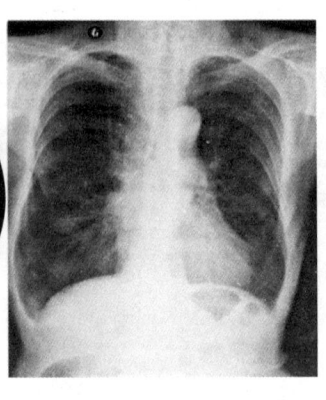

肺气肿的 X 线胸片图，两肺野的透亮程度大大增强（色越黑密度越小）

□**概念** 是指由于吸烟、感染、大气污染等有害因素刺激，引起终末细支气管远端的组织弹性减退、过度膨胀、充气、肺容积增大，并伴有肺泡壁和细支气管的破坏，而无明显纤维化病变。

□**临床症状** 早期可无症状或仅在劳动、运动时感到气短。病情进展后，呼吸困难程度随之加重，以致稍一活动甚或完全休息时仍感气短。患者有乏力、体重下降、食欲减退、上腹胀满，伴有咳嗽、咳痰等症状。典型肺气肿者胸廓前后径增大，呈桶状胸，呼吸运动减弱，语音震颤减弱，叩诊过清音，心脏浊音界缩小，肝浊音界下移，呼吸音减低，有时可听到干、湿啰音，心音低远。

□**肺气肿解读** 阻塞性肺气肿发病机制尚未完全清楚。一般认为与支气管阻塞以及蛋白酶－抗蛋白酶失衡有关。吸烟、感染和大气污染等也会引起肺泡过度膨胀甚至破裂。按其发病原因肺气肿有如下几种类型：老年性肺气肿 [诊断依据：凡有慢性咳嗽、逐渐加重的气急史、残气率 (RV/TLC) ≥40%、一秒率 (FEV1.0/FVC) ≤60%、最大通气量 (MBC) ≤预计值的80%、肺弥散量(Dlco)明显下降或肺泡气氮气浓度 ≥2.5%、经支气管扩张剂治疗肺功能无明显改善的老年人，诊断即可成立。还有代偿性肺气肿、间质性肺气肿、灶性肺气肿、旁间隔性肺气肿、阻塞性肺气肿等。

□**肺气肿防治对策** （1）预防对策：戒烟，注意保暖；避免受凉，预防感冒；改善环境卫生，做好个人劳动保护，消除及避免烟雾、粉尘和刺激性气体对呼吸道的影响。（2）治疗对策：适当应用舒张支气管药物，合并感染时根据病原菌或经验应用有效抗生素，呼吸功能锻炼，家庭氧疗，物理治疗，视病情制订康复方案，例如太极拳、呼吸操、定量行走或登梯练习。

□**就诊科室** 呼吸内科。

3 肺结核

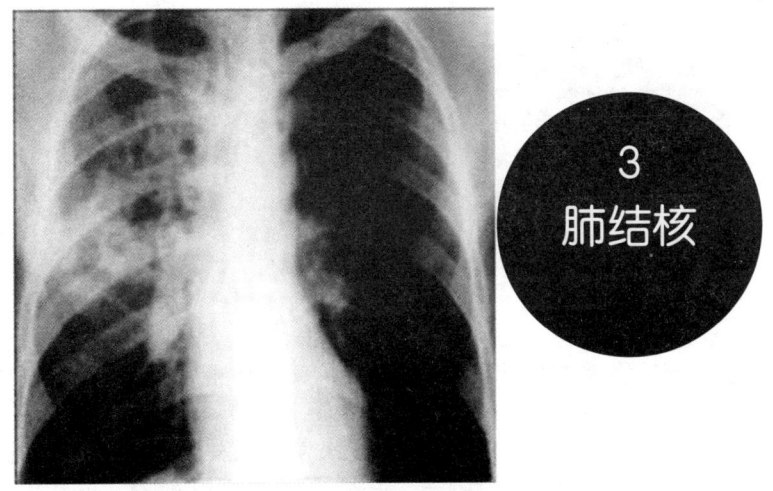

X 线胸片显示右侧肺野出现密度增高的结核病灶

□**概念** 肺结核是指肺部出现结核菌的感染性病变。结核病是由结核分枝杆菌引起的慢性传染病，可侵及许多脏器，以肺部结核感染最为常见。发病者有较密切的结核病接触史。

□**临床症状** 起病可急可缓，多有午后潮热、盗汗、乏力、纳差、消瘦、女性月经失调等；呼吸道症状有咳嗽、咳痰、咯血、胸痛、不同程度胸闷或呼吸困难。

□**肺结核解读** 人体感染结核菌后不一定发病，当抵抗力降低或细胞介导的变态反应增高时，才可能发病。若能及时诊断，并予合理治疗，大多可获临床痊愈。因结核病的影响，患者的白细胞计数可轻度增高、血沉增快。痰结核菌检查可出现阳性。结核菌素试验可强阳性。特异性抗体测定血中抗 PPD-IgG 可阳性。胸部 X 线检查是诊断肺结核必备手段，对肺结核的部位、范围、病变性质、病变进展、治疗反应、判定疗效有重要意义。

□**肺结核防治对策** （1）预防对策：控制传染源（及时发现并治疗），切断传播途径（注意开窗通风，注意消毒），保护易感人群（接种卡介苗，注意锻炼身体，提高自身抵抗力）。（2）治疗对策：对活动性结核病坚持早期、联用、适量、规律和全程使用敏感药物的合理化治疗原则。视病情需要（有手术适应证者），酌情进行各类手术治疗。

□**就诊科室** 结核病科、呼吸内科、传染病科。

4 肺转移瘤

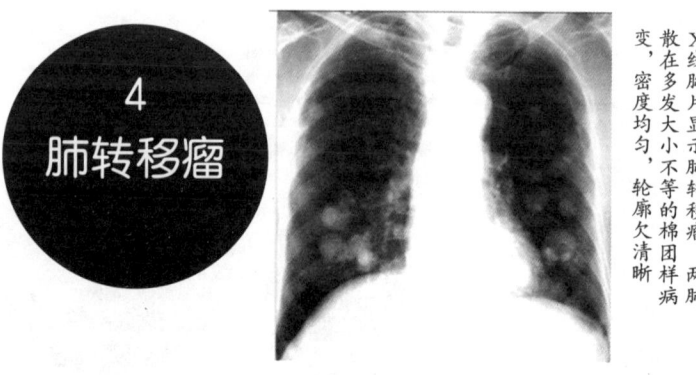

X线胸片显示肺转移瘤,两肺散在多发大小不等的棉团样病变,密度均匀,轮廓欠清晰

□**概念** 肺转移瘤是指原发于其他部位的恶性肿瘤经血液或淋巴管转移到肺脏组织。

□**临床症状** 早期肺转移多无明显症状,常在原发癌的定期复查中被发现。如果转移灶位于支气管内膜,患者可出现呼吸道症状。肋骨转移者出现胸痛。绒膜癌肺转移可发生大咯血。当转移瘤侵犯胸膜、主支气管或邻近结构时,可出现与原发性支气管肺癌相同的症状,如咳嗽、痰中带血丝、胸痛、胸闷、气急等。

□**肺转移瘤解读** 肺转移瘤由身体其他部位的恶性肿瘤转移而来,可以是血行播散、淋巴道转移或邻近器官直接侵犯。多见于绒毛膜癌、乳腺癌;还见于恶性软组织肿瘤、肝癌、骨肉瘤和胰腺癌;也见于甲状腺癌、肾癌、前列腺癌和肾胚胎癌等。血行转移最为常见,是肿瘤细胞经腔静脉回流到右心而转移到肺。死于恶性肿瘤的患者中,20%~30%有肺转移。肺转移发生的时间长短不一,少数肺转移瘤比原发肿瘤更早发现。肺转移瘤多为两肺多发性病灶,大小不一,密度均匀。

□**肺转移瘤防治对策** 肺部转移性肿瘤一般是恶性肿瘤的晚期表现。两侧肺出现广泛散在转移的患者,没有外科手术的适应证(即无法进行手术)。但对符合以下条件的患者,可以进行手术治疗,以延长患者的生存期:(1)原发肿瘤已得到比较彻底的治疗或控制,局部无复发,身体其他部位没有转移。(2)肺部只有单个转移瘤,或虽有几个转移病变,但均局限于一个肺叶或一侧肺内,或肺转移瘤虽为两侧和多个,但估计做局限性肺切除术,患者肺功能还能耐受者。(3)患者的全身情况、心肺功能良好。具体手术方式有胸腔镜微创手术、肺楔形切除术、肺段切除术、肺叶切除术或非典型的局限性肺切除术和射频消融、微波等,具体由临床医生酌情决定。

□**就诊科室** 心胸外科、肿瘤科。

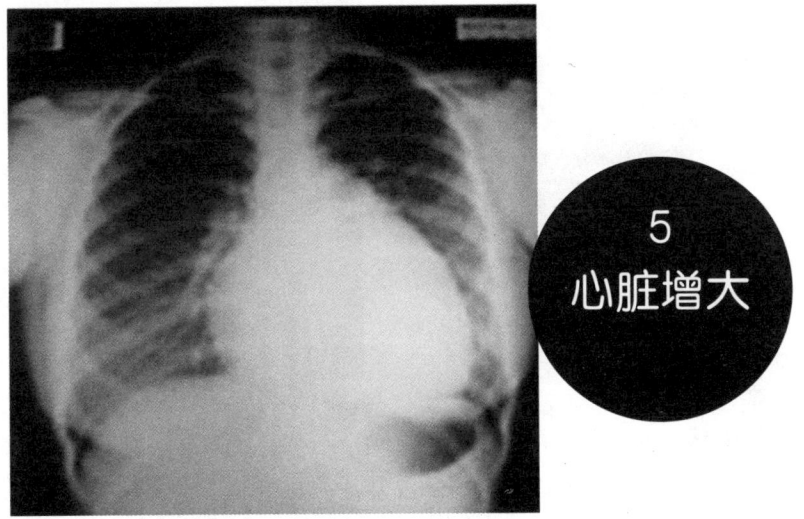

X线胸片显示心脏增大的病理性改变

5 心脏增大

□**概念** 心脏增大是指心脏体积增大，一般是心脏某个部分增大，也可以是普遍性心脏增大。

□**临床症状** 多数无明显临床症状，增大明显时，可有心悸气短、四肢乏力等症状。

□**心脏增大解读** （1）左心室增大：病因有风湿性二尖瓣关闭不全、主动脉瓣关闭不全、主动脉瓣狭窄、高血压性心脏病、冠心病、动脉导管未闭等。（2）右心室增大：病因有肺源性心脏病、肺动脉狭窄、室间隔缺损、肺动脉高压症。（3）左心房增大：病因有二尖瓣狭窄、二尖瓣关闭不全、左心房黏液瘤。（4）右心房增大：病因有三尖瓣狭窄、三尖瓣关闭不全、房间隔缺损、右心房黏液瘤。（5）普遍性心脏增大：病因有双侧心力衰竭、心肌炎、心肌病。（6）局限性心脏增大：病因有心包囊肿、心室壁瘤、心脏肿瘤等。

□**心脏增大防治对策** 发现后，需确定是心脏的哪个部位增大及增大的类型，然后针对性地采取药物或手术治疗，即病因治疗。

□**就诊科室** 心胸外科、心内科。

6 主动脉硬化

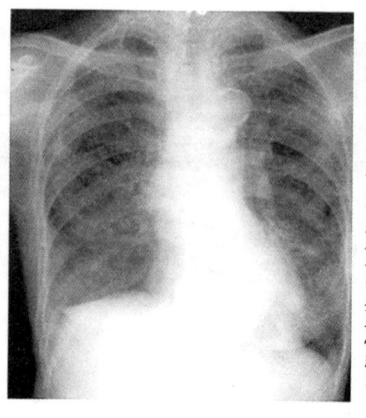

X线胸片显示心脏主动脉硬化的病理性改变

□**概念** 主动脉硬化是指主动脉发生硬化。动脉硬化是动脉的一种非炎症性病变,可使动脉管壁增厚、变硬、失去弹性、管腔狭窄。

□**临床症状** 大多数无特异性症状。叩诊时可发现胸骨柄后主动脉浊音区增宽。主动脉瓣区第二心音亢进而带金属音调,并有收缩期杂音。X线检查可见主动脉结向左上方凸出,主动脉扩张与扭曲,有时可见片状或弧状的斑块内钙质沉着影。

□**主动脉硬化解读** 主动脉硬化是动脉的一种非炎症性病变,可使动脉管壁增厚、变硬,失去弹性、管腔狭窄。主因是高血压、高脂血症、抽烟。其他诸如肥胖、糖尿病、运动不足、紧张状态、高龄、家族病史、脾气暴躁等都会引起动脉硬化。动脉硬化常在青少年时期开始发生,至中老年时期加重。主动脉硬化是动脉硬化中常见的类型。本病主要累及主动脉、冠状动脉、脑动脉和肾动脉,可引起以上动脉管腔变窄甚至闭塞,会导致主动脉夹层、主动脉瘤;引起其所供应的器官血供障碍,导致这些器官发生缺血性病理变化。

□**主动脉硬化防治对策** (1)预防对策:一级预防是针对未发病的高危人群,应积极预防动脉粥样硬化的发生;二级预防是已发生动脉硬化者,应积极治疗,防止病变发展并争取其逆转;三级预防是已发生并发症者,应及时治疗,防止其恶化,延长患者寿命。具体包括:患者主动、积极配合治疗,合理的膳食,适当的体力劳动和体育活动,合理安排工作和生活,戒烟限酒,积极治疗与本病有关的疾病。(2)治疗对策:扩张血管,解除血管运动障碍,用药调节血脂;用抗血小板黏附和聚集的药物,酌情应用溶解血栓药和抗凝药。除此以外,也可采用介入治疗,包括对狭窄或闭塞的血管,特别是冠状动脉、肾动脉和四肢动脉施行再通,可以恢复动脉供血。

□**就诊科室** 心血管内科、心血管外科。

7 纵隔占位性病变

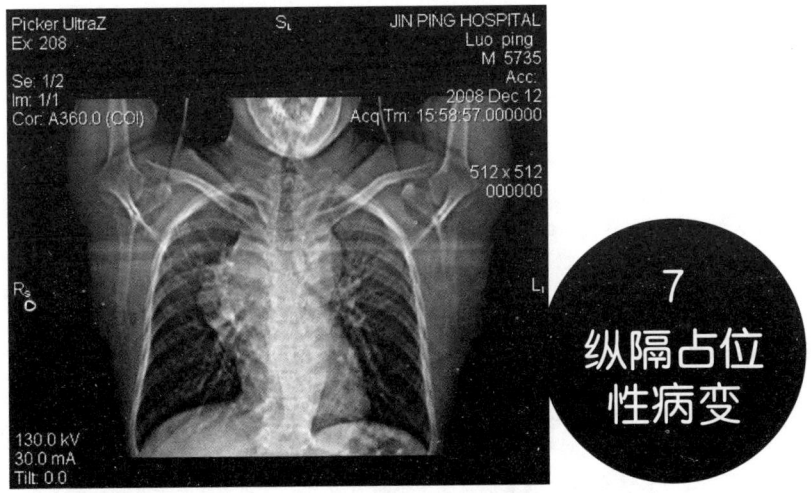

X线胸片显示纵隔占位性病变，表现为纵隔增大增粗

□ **概念** 纵隔位于胸腔的中间，是左右纵隔胸膜及其间所夹的器官和组织的总称，其间有心脏及出入心脏的大血管、食管、气管、胸腺、神经及淋巴组织等。纵隔占位性病变是指在这一部位有异常的组织结构占位。

□ **临床症状** （1）呼吸道症状：胸闷、胸痛、咳嗽。（2）神经系统症状：呃逆及膈肌运动麻痹、声音嘶哑、胸痛或感觉异常等。（3）感染症状：如囊肿破溃或肿瘤感染影响到支气管或肺组织时，则出现一系列感染症状。（4）压迫症状：食管、气管受压，可出现气急或下咽梗阻等症状。（5）特殊症状：畸胎瘤破入支气管，患者咳出皮脂物及毛发。支气管囊肿破裂与支气管相通，表现有支气管胸膜瘘症状。

□ **纵隔占位性病变解读** 无论是良性或恶性的纵隔占位性病变（如肿瘤），都是相当严重的病理情况，都应及早发现并积极治疗。前纵隔多见胸腺肿瘤及畸胎瘤，后纵隔多见神经源性肿瘤，中纵隔淋巴瘤最常见。

□ **纵隔占位性病变防治对策** 检查发现后，应进一步检查确诊原因和明确诊断。对良性肿瘤或局限性的恶性肿瘤，手术治疗为首选治疗方式；对存在转移病变者，可根据组织类型进行化、放疗等多学科综合治疗；对拟接受手术治疗者，术前应积极进行心肺功能锻炼，改善全身状况。术后应及时进行积极的康复治疗。

□ **就诊科室** 胸外科、肿瘤科。

四、CT 检查

CT 是电子计算机 X 射线断层扫描技术的简称。它根据人体不同组织对 X 线的吸收与透过率的不同，应用灵敏度极高的仪器对人体进行测量，然后将测量所获取的数据输入计算机，计算机对数据进行处理后，就可摄下人体被检查部位的断面或立体的图像，发现体内任何部位的细小病变。它与普通 X 线检查比较，具有以下优势：无组织、器官重叠；三维立体重建，图像更加生动；密度分辨率高，检出率高。与 MR（磁共振）比较，它具有以下优点：成像速度快，对骨骼和钙化显示清晰，对冠状动脉及病变的显示优于 MRA（磁共振血管造影），能检查有心脏起搏器或体内带有铁磁性物质的患者，价格相对低廉。

低剂量螺旋 CT 是筛查肺部疾病的最佳方法，有助于肺癌早发现、早治疗。低剂量螺旋 CT 与胸片相比有如下优点：肺部结节和支气管病变的检出率提高了两倍以上。对于直径＜10mm 的非钙化结节，检出率高出 44％。显示小肺癌（直径≤20mm），特别对周围型小肺癌，其肿瘤的发现率是胸片发现率的 10 倍左右。

CT 检查应用范围：神经系统病变、心血管系统、胸部病变、腹部器官、盆腔脏器、骨与关节、肝脏病变。与体检有关的检查，一般是肺部病变，包括肺结节、支气管病变和肺癌等。

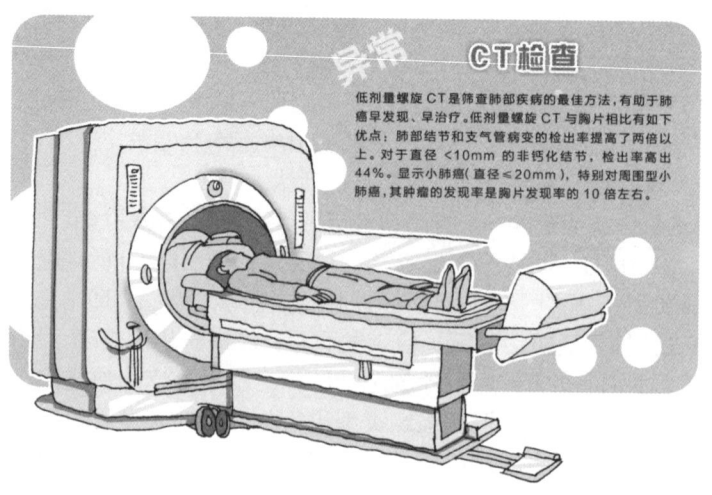

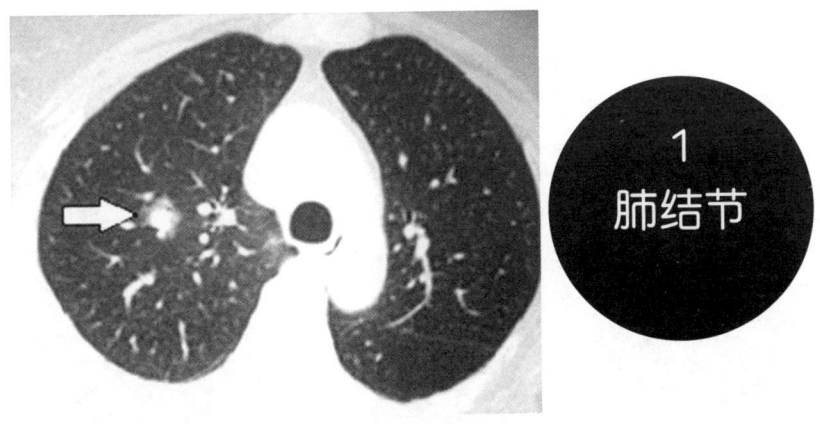

肺部 CT 片，如箭头所示，发现3mm 的肺部小结节

□ **概念** 肺结节是指肺部小于3cm 边界清楚的结节影。大于3cm 则称为肿块。根据结节的大小可分为结节（1.0~3.0cm）、小结节（0.5~1.0cm）、微小结节（0.2~0.4cm），以及粟粒结节（0.1~0.2cm）。根据结节的密度又可分为钙化性结节、实性结节、部分实性结节和磨玻璃样结节。随着低剂量螺旋 CT 在体检中的应用，体检检出肺部结节的比率增高，并引起广泛的关注。

□ **临床症状** 肺小结节通常没有临床症状，而较大的肺结节以呼吸道症状为主，表现为咳嗽、咳痰、胸闷、痰血、气胸、胸腔积液等。

□ **肺结节解读** 引起肺结节的原因很多，可能由肺部先天性发育异常、肺血管性疾病、各种类型炎症、结核、良恶性肿瘤等引起。95% 左右的肺结节是良性的，比如细菌性炎症、结核等可通过药物治愈，而一些纤维灶或钙化灶等引起的结节是无须治疗的。

□ **肺结节防治对策** 因多数肺实性结节可自行缓解，病情稳定。无症状的患者不需治疗，定期复查。如结节增大或出现症状，则需积极治疗。磨玻璃结节，一般而言就是炎性结节，要采取抗感染治疗和预防等措施。建议注意休息，避免过度劳累及精神紧张，注意保暖，避免受凉等，注意劳逸结合。可到医院检查血常规，定期复查肺部的 CT 检查后，以观察病灶的发展变化。

□ **就诊科室** 呼吸内科、肿瘤科、胸外科。

2 支气管病变

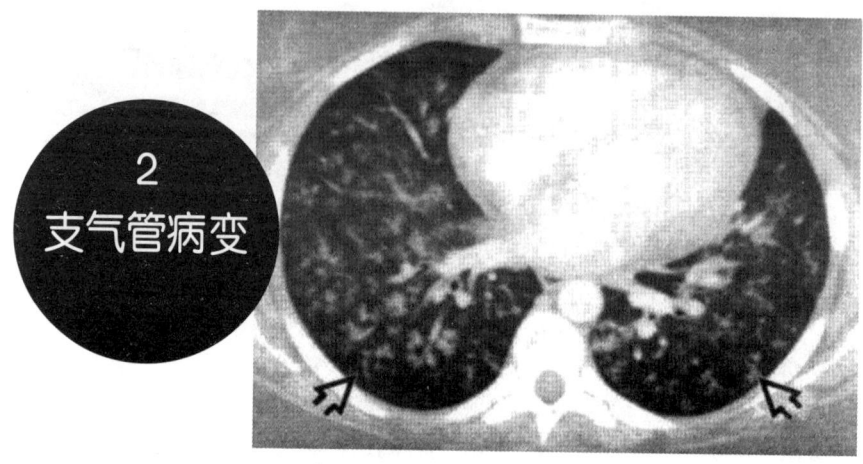

慢性支气管炎

□**概念** 支气管病变是一组与支气管有关的疾病，包括支气管炎、支气管肺炎和支气管哮喘等。

□**临床症状** 病变轻者多有咳嗽、胸痛、呼吸急促，重者可有呼吸困难、缺氧，甚至呼吸衰竭等。

□**支气管病变解读** （1）支气管炎，是指气管、支气管黏膜及其周围组织的慢性非特异性炎症。（2）支气管肺炎，是儿童尤其是婴幼儿常见的感染性疾病，常由细菌（引发实质性肺炎）、病毒（引发间质性肺炎）或真菌及肺炎支原体等病原引起（也可混合感染）。（3）支气管哮喘是由多种细胞和细胞组分参与的气道慢性炎症性疾病，与气道高反应性相关，通常出现广泛而多变的可逆性气流受限，导致反复发作的喘息、气促、胸闷和（或）咳嗽等症状，多数患者可自行缓解或经治疗缓解。

□**支气管病变防治对策** （1）支气管炎：①戒烟、促使排痰、保持良好的家庭环境卫生、适当体育锻炼、注意气候变化，及时增减衣服。②控制感染、镇咳、祛痰、解痉、平喘等药物治疗。（2）支气管肺炎：控制炎症，改善通气功能，对症治疗，防止和治疗并发症。（3）支气管哮喘：消除病因和诱发原因，防治合并存在的疾病（如过敏性鼻炎、反流性食管炎等），免疫调节治疗，经常检查吸入药物使用是否正确和对医嘱的依从性。

□**就诊科室** 呼吸内科。

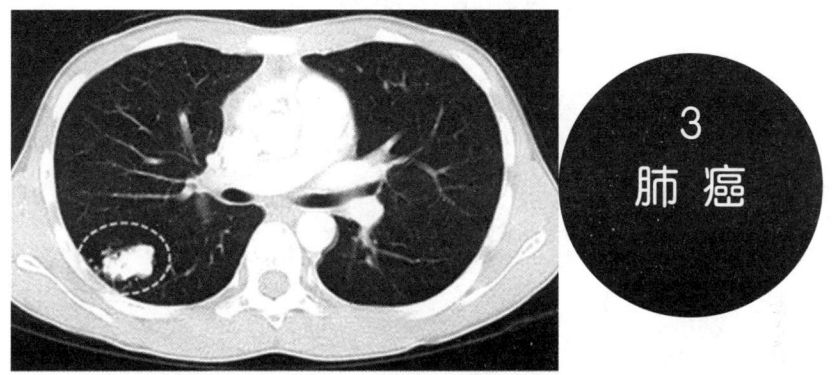

肺部CT片，白色圆圈线所示为肺部小肺癌

3 肺癌

□**概念** 肺癌是指发生于肺部的恶性病变，是目前发病率最高的癌症。根据X线所见，可分为周围性或中央性。病理分型很多，中央型以鳞癌和小细胞肺癌最常见，外周型以腺癌最为常见。

□**临床症状** （1）局部症状：咳嗽（刺激性干咳），痰中带血或咯血，胸痛，胸闷、气急，声音嘶哑。（2）全身症状：发热，消瘦和恶病质。（3）肺外症状：受肺癌所产生的某些特殊活性物质（包括激素、抗原、酶等）影响，患者可出现一种或多种肺外症状，以肺源性骨关节增生症较多见。

□**肺癌解读** 肺癌多发生于支气管黏膜上皮或腺体，早期多无症状，因此体检的X线或低剂量螺旋CT检查是发现早期肺癌的主要手段。肺癌的恶性程度高，倍增时间短，转移早而广泛，对化疗、放疗敏感，初治缓解率高，但极易发生继发性耐药，容易复发，治疗以全身化疗为主。肺癌与吸烟强度（吸烟量）和持续时间呈正相关，以肺鳞癌、小细胞肺癌的关系最为明显。

□**肺癌防治对策** 肺癌的治疗有外科治疗、放射治疗、化学疗法、免疫疗法等。外科治疗被公认为首选方法，可根据肺癌的临床分期和手术条件选择不同手术方法。小细胞肺癌则以化疗为主，可以联合或序贯以放疗，对于不到5%的仅限于肺实质内的早期患者考虑手术治疗。应戒烟，避免接触油烟。有早期症状应及时就诊，尤其是长期刺激性干咳的吸烟者。

□**就诊科室** 呼吸内科、肿瘤科、胸外科。

五、骨密度仪检查

骨密度仪是测定人体骨质密度并获得各项相关数据的医疗检测仪器，骨密度仪测试的结果数据以T值[T值是一个相对的数值，临床上通常用T值来判断人体的骨密度是否正常。其将检测者检测所得到骨密度与30～35岁健康年轻人的骨密度作比较，以得出高出(+)或低于(-)年轻人的标准差数]为主，还包括Z值(Z值也是一个相对的数值，其根据同年龄、同性别和同种族分组，将相应检测者的骨密度值与参考值作比较)。骨密度仪以双能X线方式测试的结果较准确，是国际卫生组织(WHO)采用的骨密度金标准。

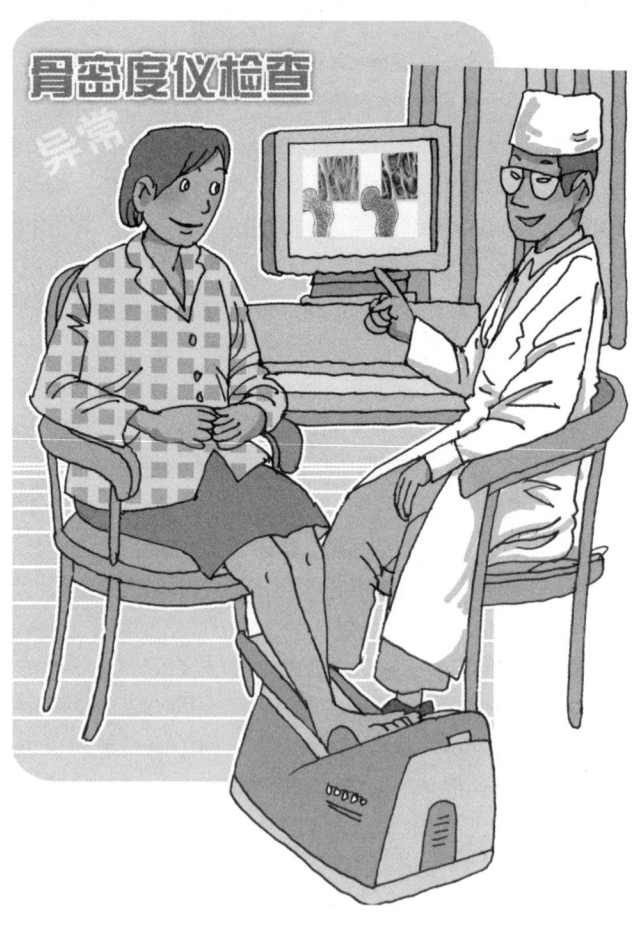

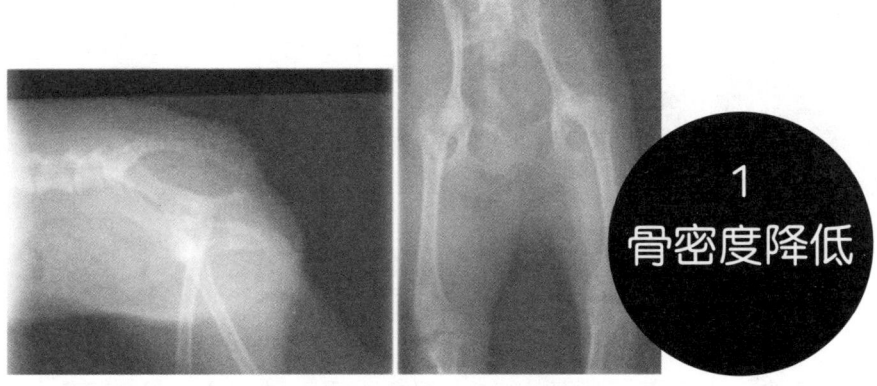

X 线片显示股骨颈骨密度降低（颜色变暗表示密度降低）

1 骨密度降低

☐ **概念** 人的骨头因骨钙流失，而发生骨密度的降低。双能 X 线检出的 T 值在 −2.5~−1 之间为骨密度降低。

☐ **临床症状** （1）疼痛。坐位时疼痛减轻，直立或活动时疼痛加剧；日间疼痛轻，夜间和清晨醒来时加重；弯腰、肌肉运动、咳嗽、大便用力时加重。（2）身高变矮或驼背。（3）容易发生骨折。（4）呼吸功能下降等。

☐ **骨密度降低解读** 骨密度降低，表示人体骨钙流失。当人体每天摄入钙量不足600mg 时，尤其是儿童、孕妇、哺乳母亲、老人这些需钙量较一般人多的群体，骨骼和牙齿不仅得不到钙的补给，还要动用其中的钙维持每天生理需要，于是引起骨密度降低。妇女过早绝经或闭经、手术摘除卵巢等，均可加速骨量丢失。男性血液中睾酮缺乏，也会使骨量丢失增加。营养缺乏如钙摄取不足，也是引起骨量丢失的重要原因，妇女妊娠期、哺乳期未能及时补充足够的钙，可使骨量丢失8%~10%。此外，经常不运动、长期卧床、日照少、过度嗜好烟酒等，均可促进骨量丢失。

☐ **骨密度降低防治对策** 确诊为骨密度降低时，应查明引发原因，在医生指导下应用相关药物，防止骨量进一步丢失。骨密度降低者，若为30岁以下人群，尽管血钙在正常参考范围，也应适当增加含钙丰富的食物。除了维持正常生理需要外，还要弥补以往的丢失。成人钙的适宜摄入量为800mg/d，儿童钙需要量相对比成人要高，妊娠和哺乳妇女应适当增加钙摄入。以植物性食物为主的人群，单由饮食摄取钙远不能满足人体的需要量，应额外补充适当的钙剂。体育活动最好在户外进行。

☐ **就诊科室** 骨科、内分泌科。

2 骨质疏松

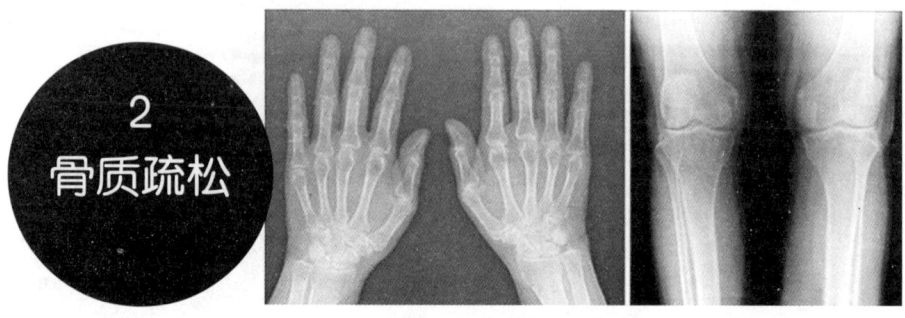

双手和双下肢骨出现骨质疏松病理性改变

□**概念** 骨质疏松即骨质疏松症,是多种原因引起的以骨强度下降、骨折危险性增加为特征一组骨病。双能 X 线检出的 T 值 ≤ -2.5。绝经期骨质疏松和老年骨质疏松为体检主要发现。

□**临床症状** (1)疼痛。负荷增加时疼痛加重。(2)脊柱变形。严重者可有身高变矮或驼背。椎体压缩性骨折时可致胸廓畸形,腹部受压,影响心肺功能等。(3)易发生非外伤或轻微外伤的脆性骨折。常见部位为胸、腰椎、髋部、桡、尺骨远端和肱骨近端。

□**骨质疏松解读** 在多数骨质疏松中,骨组织的减少主要由骨质吸收增多所致,以骨骼疼痛、易于骨折为特征。本病分为特发性(原发性)和继发性两种。特发性又分为幼年型、成年型、绝经期、老年性,继发性病因有内分泌性、妊娠、哺乳、营养性、遗传性、肝脏病、肾脏病、药物、失用性(长期卧床、截瘫、太空飞行等,局部性的见于骨折后、Sudecks 骨萎缩、伤后骨萎缩等)、胃肠性、类风湿性关节炎、肿瘤和其他原因(骨质减少、短暂性或迁徙性骨质疏松)等。

□**骨质疏松防治对策** 有效的预防措施有以下几种。(1)运动:多种类型的运动有助于骨量的维持。尤其是对年轻人。已确诊的骨质疏松症患者应适应地减少活动。(2)营养:良好的营养对于预防骨质疏松症具有重要意义,提倡低钠、高钾、高钙和高非饱和脂肪酸饮食,建议每日钙摄入量800~1200mg,同时补充维生素 D400~600IU/d,戒烟忌酒。(3)预防摔跤:应尽量减少骨质疏松症患者摔倒概率,以减少髋骨骨折以及 Colles 骨折。(4)药物治疗:有效的药物治疗能阻止和治疗骨质疏松症。(5)外科治疗:骨折后,应通过外科手术治疗。

□**就诊科室** 骨科。

六、经颅多普勒检查

经颅多普勒(TCD)是用超声多普勒效应来检测颅内脑底主要动脉的血流动力学及血流生理参数的一项无创性的检查方法。TCD主要以血流速度的高低来评定血流状况。由于大脑动脉在同等情况下脑血管的内径相对来说几乎固定不变,根据脑血流速度的降低或增高就可以推测局部脑血流量的相应改变。经颅多普勒现已广泛应用于各种脑血管性疾病的检查。

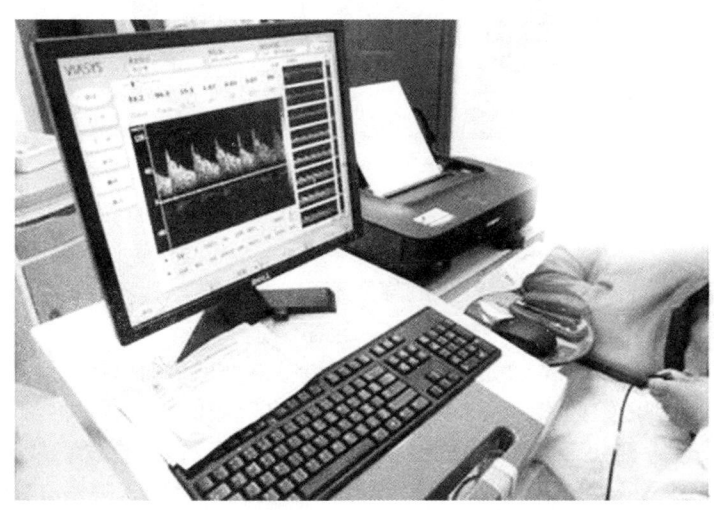

1 颅内血管狭窄

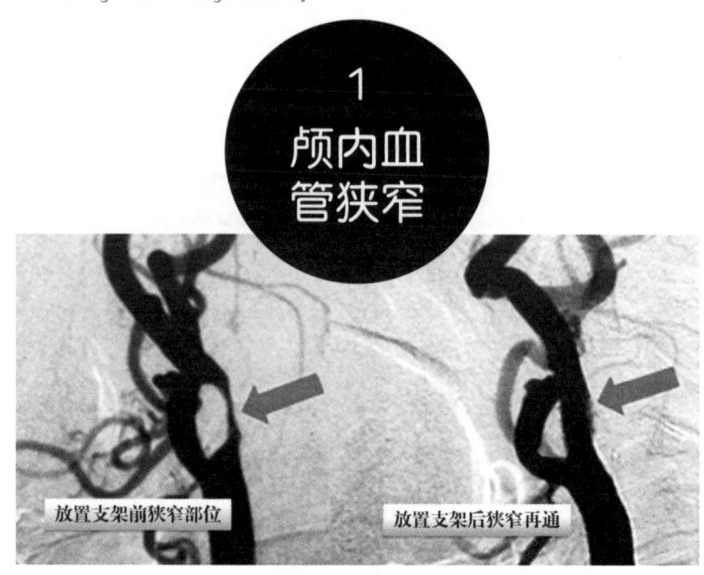

箭头所示，左为颅内血管狭窄，右为放置支架手术后狭窄部位再通

☐ **概念**　颅内血管狭窄是指各种原因引起的颅内（脑）血管发生狭窄性病理改变。

☐ **临床症状**　视血管狭窄发生的部位不同，临床症状也不尽相同。常见症状有头晕、恶心呕吐、肢体无力、走路不稳等。

☐ **颅内血管狭窄解读**　颅内血管狭窄是造成缺血性脑血管病发生的一个重要病因和危险因素。颅内血管狭窄使得其远端供血区域的血液减少，该区域的脑细胞就会因缺血造成功能减退，甚至死亡。造成颅内血管狭窄的原因很多，如结节性动脉炎引起的血管狭窄发病年龄多在10～30岁，而由于动脉硬化引起的狭窄者往往为40～80岁的中老年人，甚至更高年龄者。儿童发病者，多由于先天性的血管发育异常造成。颈椎病也是脑血管狭窄的诱发因素。

☐ **颅内血管狭窄防治对策**　治疗方法有药物治疗、外科手术治疗及血管支架治疗三种办法。管腔狭窄小于50%时，用药物治疗；狭窄超过管径的50%，做颈动脉内膜剥脱手术或者在狭窄的血管内放置血管支架使管腔扩大，从而达到治疗目的。三种治疗方法各有适应证和优缺点，可以相互补充。

☐ **就诊科室**　血管外科、神经外科。

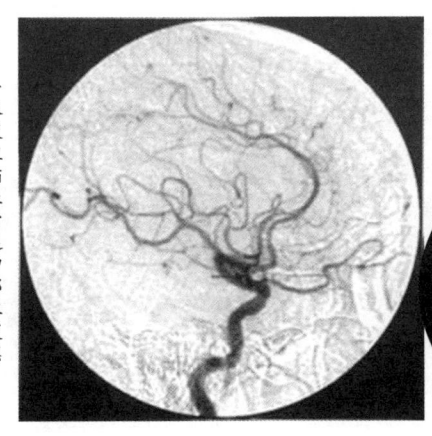

一根较粗脑血管延伸部位突然变细的部分即为脑血管痉挛

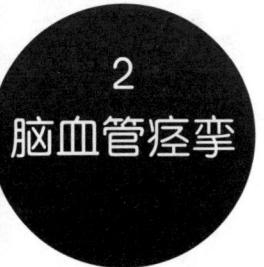

2 脑血管痉挛

□**概念** 脑血管痉挛是指颈内动脉或椎基底动脉系统的动脉发生痉挛，导致血流供应的减少或断流。痉挛多为一过性。TCD可敏感地检测出动脉痉挛的部位和持续时间。

□**临床症状** 视脑血管痉挛发生的部位和持续时间的不同，临床症状也不尽相同。常见有头晕、头痛、偏瘫、偏身感觉障碍、失语、呕吐等。

□**脑血管痉挛解读** 血压急剧升高，颅内出血是引发脑血管痉挛常见的病因。头晕和头痛现象是脑血管痉挛的显著特征。头痛，尤其是持续性的头痛、情绪波动、生气激动、心理障碍、紧张压力是发生脑血管痉挛最常见的诱因。少数人在严重失眠、高度紧张时也会有一过性痉挛发生。

□**脑血管痉挛防治对策** （1）预防对策：尽量放松（缓解脑血管痉挛），合理膳食（如多食新鲜蔬果，少食油腻食品，少量饮用红葡萄酒50～100mL和绿茶，食用有色食品如胡萝卜、红薯、玉米、西红柿等及黑木耳、燕麦片），适量运动，戒烟限酒，心情舒畅。（2）治疗对策：①综合物理治疗，包括穴位注射疗法、针灸疗法、熏蒸疗法、多种康复训练，药浴疗法如蜡疗、足疗，综合治疗加服药治疗等。②药物治疗：早期使用脑血管扩张剂及扩容剂、抗血小板聚集剂，也可选用通经活络中药。

□**就诊科室** 神经内科。

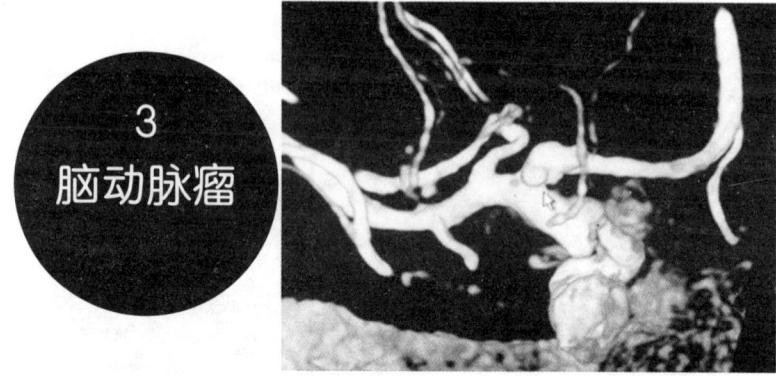

脑动脉瘤，血管有瘤状样的病理改变

□**概念** 脑动脉瘤是由颅内动脉壁的局限性异常扩大所致的一种瘤样扩张，为临床常见血管性疾病。TCD 可检出常见的脑动脉瘤，也可用于对动脉瘤破裂后导致的血管痉挛的监测。

□**临床症状** 在脑动脉瘤破裂出血之前，90% 的患者没有明显的症状和体征，只有极少数患者，因动脉瘤影响到邻近神经或脑部结构而出现特殊的表现。动脉瘤症状和体征大致可分为破裂前先兆症状、破裂时出血症状、局部定位体征以及颅内压增高症状等。

□**脑动脉瘤解读** 脑动脉瘤病程隐匿，一旦发病，死残率极高，为颅内的"定时炸弹"，是最危险的脑血管病之一。脑动脉瘤是自发性蛛网膜下腔出血（SAH）最常见的原因。在脑血管意外中，脑动脉瘤仅次于脑梗死和高血压脑出血，位居第三。颅内动脉瘤发病原因尚不十分清楚，病因概括有以下几种：先天动脉壁异常，后天可因动脉硬化、感染、创伤等引起。

□**脑动脉瘤防治对策** （1）预防对策：高危人群，建议定期进行脑血管的影像学检查，以便能够在动脉瘤破裂出血前发现病变并给予恰当的治疗。平时应当对危险因素加以控制，从而降低动脉瘤的发生率。（2）治疗对策：①非手术治疗。主要包括绝对卧床休息、镇痛、抗癫痫、控制血压等。用经颅 TCD 检测颅内动脉压，维持正常的脑灌注压，积极预防和治疗脑动脉痉挛。②手术治疗（采用显微外科技术）。③血管内介入治疗。包括球囊技术、弹簧圈技术、球囊再塑型技术、支架结合微弹簧圈技术、双微导管技术。

□**就诊科室** 神经内科、神经外科。

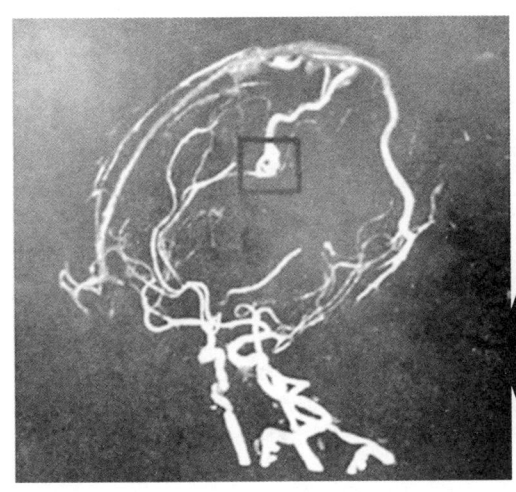
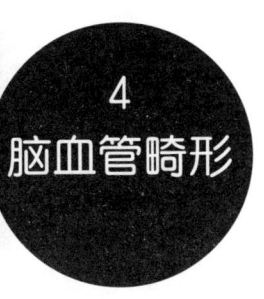

黑线框内脑血管畸形样改变

□**概念** 脑血管畸形是指脑血管先天性、非肿瘤性发育异常。TCD可检出常见的脑血管畸形。

□**临床症状** （1）搏动性头痛。（2）出血（常为首发症状，表现为蛛网膜下腔出血或脑内血肿）。（3）癫痫。（4）伴随症状。幕上病变者可有精神异常、偏瘫、失语、失读、失算等；幕下者多见眩晕、复视、眼颤及步态不稳等。

□**脑血管畸形解读** 脑血管畸形是指脑血管发育障碍而引起的脑局部血管数量和结构异常，并对正常脑血流产生影响。其破裂出血主要表现为脑内出血或血肿。其多见于年轻人，发病年龄为20～40岁。脑动静脉畸形最常见，为高血流病变伴动静脉分流。慢血流病变不伴动静脉分流型包括脑静脉血管畸形、海绵状血管瘤、颅内毛细血管扩张症等。

□**脑血管畸形防治对策** 确诊后可根据情况选择手术治疗、血管内介入治疗、立体定向放射治疗（γ-刀，X-刀）等。脑血管畸形引起的自发出血应根据不同的临床表现予以对症治疗。

□**就诊科室** 神经外科。

七、内窥镜检查

内窥镜是一种光学仪器,由体外经过人体自然腔道送入体内,对体内疾病进行检查。可以直接观察到脏器内腔病变,确定其部位、范围,并可进行照相、活检或刷片,大大提高了良性、恶性病变的诊断准确率,并可进行某些治疗,如止血、摘取异物、采集标本进行病理诊断等。光导纤维内窥镜系利用光导纤维传送冷光源,管径小,且可弯曲,检查时患者痛苦小。内窥镜应用广泛,如胃镜检查上消化道溃疡、炎症、肿瘤性病变,支气管镜检查肺癌、气管癌,肠镜检查直肠癌、结肠癌,膀胱镜检查膀胱癌,喉镜检查喉癌,鼻内窥镜检查鼻咽癌,阴道镜检查宫颈癌、阴道癌等。

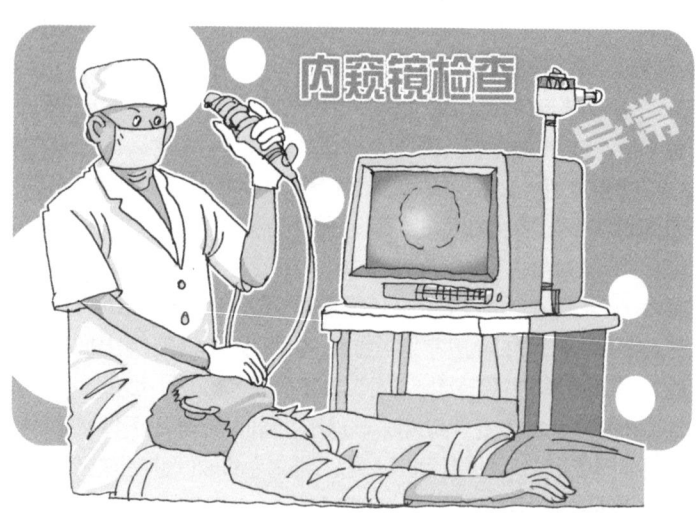

(一)胃镜检查

通过胃镜能顺次地、清晰地观察食管、胃、十二指肠球部乃至降部的黏膜状态,而且可以进行活体的病理学和细胞学检查。胃镜检查诊断可靠性、安全性高。

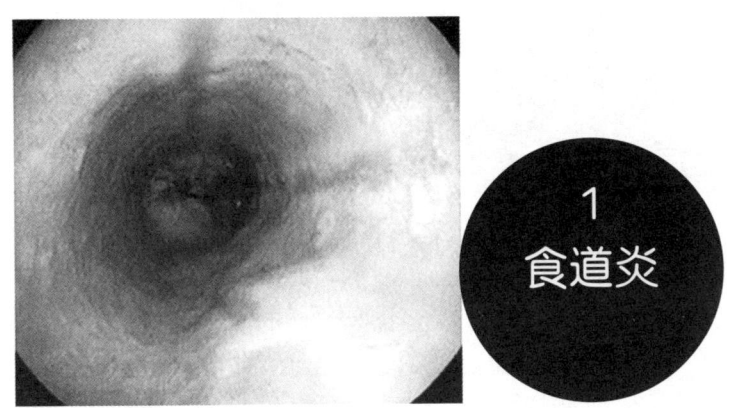

食道出现炎症性病理改变

□**概念**　也称食管炎,泛指食管黏膜浅层或深层组织由于受到刺激或损伤,食管黏膜发生水肿和充血而引发的炎症。

□**临床症状**　以"烧心"、吞咽疼痛、困难及胸骨后疼痛居多。食管炎严重时,可引起食管痉挛及食管狭窄,吞咽食物感到"发噎",甚至呕吐。一般食管炎出血较轻微,但也可能引起呕血或黑便(柏油便)。不同病因引起的食管炎可伴随相应的临床表现。

□**食道炎解读**　食道炎引发原因常见的有:(1)刺激。包括化学性刺激如胃酸、胆汁、烈酒以及强酸、强碱、药物等;物理性刺激如烫的食物、饮料、食管异物(鱼刺等)嵌顿、长期放置鼻胃管等。(2)损伤。由于化学治疗、放射治疗导致食管局部受损,或患者本身抵抗力下降导致结核杆菌、真菌(念珠菌)或病毒感染亦可引发食管炎。临床最常见的是胃酸反流引起的反流性食道炎。

□**食道炎防治对策**　根据病因的不同,选择相应的治疗原则:去除病因。胃酸抑制剂和黏膜保护剂。有合并感染时,给予抗生素(细菌、真菌)或抗病毒药物。有出血时给予止血(包括内镜下)治疗。出现狭窄、梗阻症状时可考虑内镜下扩张、支架置入等。预防措施包括定量定时进餐,忌烟酒、忌过饱,忌食物过烫,忌辛辣等。

□**就诊科室**　消化内科。

2 食道反流

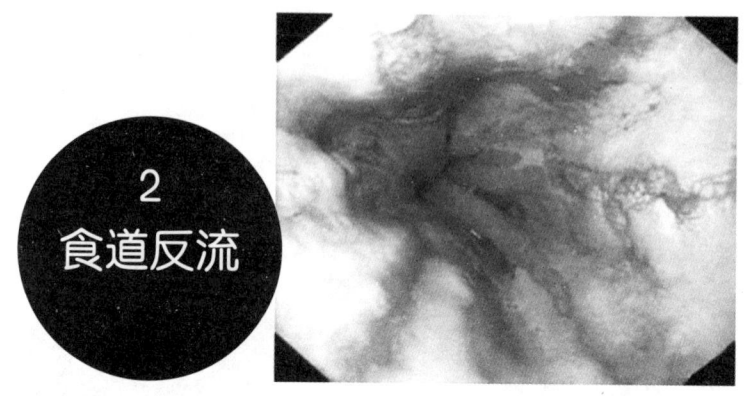

食道因胃内容物反流引起的损害

□ **概念** 食道反流也称胃食道反流病(GERD)，是指过多胃、十二指肠内容物反流入食道引起胃灼热等症状，并可导致食管炎和咽、喉、气道等食管以外的组织损害。胃镜下可见明显的反流现象及反流造成的损害。

□ **临床症状** （1）呕吐。（2）反流性食管炎。烧灼感，咽下疼痛，呕血和便血。（3）Barrette食管，即食管下端的鳞状上皮被增生的柱状上皮所替代。其主要并发症为食管溃疡、狭窄和腺癌。溃疡往往较深可发生食管气管瘘。部分患者可出现精神、神经症状。

□ **食道反流解读** 本病是由多种因素造成的消化道动力障碍性疾病，存在酸或其他有害物质如单酸、胰酶等食管反流。正常情况下食管有防御胃酸及十二指肠内容物侵袭的功能，包括抗反流屏障、食管廓清功能及食管黏膜组织的抵抗力。胃食管反流病的发病是抗反流防御机制下降和反流物对食管黏膜攻击作用的结果。

□ **食道反流防治对策** 治疗对策：(1)体位治疗。在清醒状态下最有效的体位为直立位和坐位，睡眠时保持右侧卧位，将床头抬高15~20cm，以促进胃排空，减少反流频率及反流物吸入。（2）饮食疗法。白天进餐后不宜立即卧床，睡前2h内不宜进食，避免进食高脂肪、巧克力、咖啡、浓茶等。（3）药物治疗。包括三类，即促胃肠动力药、抗酸或抑酸药、黏膜保护剂。（4）外科治疗。采取上述治疗方法无效，有严重并发症则手术治疗。

□ **就诊科室** 消化内科、胃肠外科。

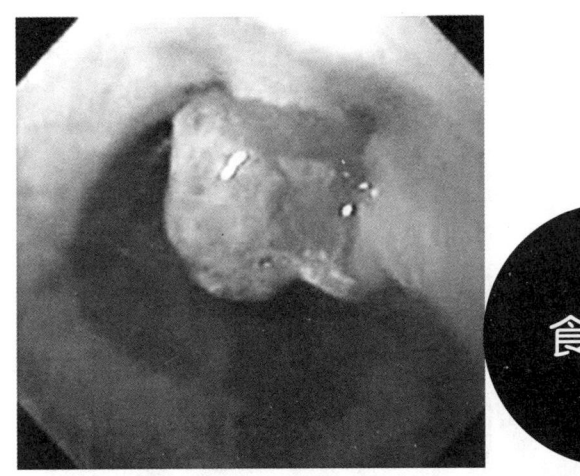
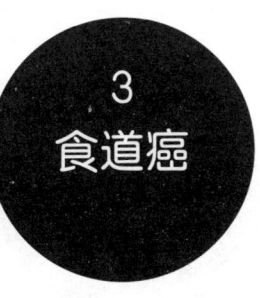

食道内可见癌性肿块

□**概念** 食道癌(也称"食管癌")是食道部位发生的恶性肿瘤。内窥镜是检出食道癌最有效的方法。

□**临床症状** (1)食道癌早期症状:咽下梗噎感,胸骨后和剑突下疼痛,食物滞留感和异物感。(2)食道癌晚期症状:进行性咽下困难,明显消瘦。如癌肿压迫喉返神经可致声音嘶哑等。

□**食道癌解读** 食道癌是常见的消化道肿瘤,中国是全球食道癌高发地区之一。食道癌发生率男多于女,发病年龄多在40岁以上。食管癌的人群分布与年龄、性别、职业、种族、地域、生活环境、饮食生活习惯、遗传易感性等有一定关系。食道癌是多种因素所致的疾病,已发现的病因如下:化学病因(亚硝胺),生物性病因(真菌),缺乏某些微量元素(钼、铁、锌、氟、硒等),缺乏维生素(如维生素A、维生素B_2、维生素C)以及动物蛋白、新鲜蔬菜、水果摄入不足,烟、酒、热食、热饮、口腔不洁等因素,遗传易感因素。

□**食道癌防治对策** (1)预防对策:对高发区人群中采取健康教育和开展普查,以求早期发现,早期治疗,提高治愈率。(2)治疗对策:外科手术治疗、放射治疗、化学治疗和综合治疗(两种或以上疗法同时或先后应用)。综合治疗效果较好。

□**就诊科室** 肿瘤科、胸外科。

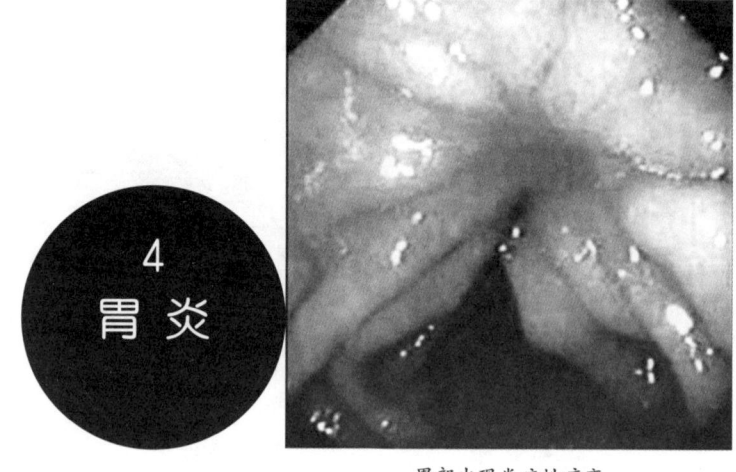

胃部出现炎症性病变

□**概念** 胃炎是指多种不同病因引起的胃黏膜急性和慢性炎症,常伴有上皮损伤、黏膜炎症反应、黏膜上皮化生和上皮再生。胃炎是最常见的消化系统疾病之一。

□**临床症状** 常见症状有上腹痛、腹胀、嗳气、食欲缺乏、反酸、恶心呕吐等。

□**胃炎解读** 按临床发病的缓急和病程长短,一般可分为急性胃炎和慢性胃炎,各有不同的症状。常见症状有上腹痛、腹胀、嗳气、反复出血、食欲缺乏、反酸、恶心呕吐、乏力、便秘、腹泻、消瘦和贫血等。

□**胃炎防治对策** (1)预防对策:戒烟忌酒,避免使用损害胃黏膜的药物如阿司匹林、吲哚美辛、红霉素等,饮食规律,避免过热、过咸和辛辣食物,积极治疗慢性口、鼻、咽部感染病灶。(2)治疗对策:药物治疗,选用对症性的药物——保护胃黏膜药、调整胃肠运动功能药物、抗生素(发现幽门螺杆菌阳性时)、制酸剂、止痛药、其他对症治疗药。

□**就诊科室** 内科、消化内科。

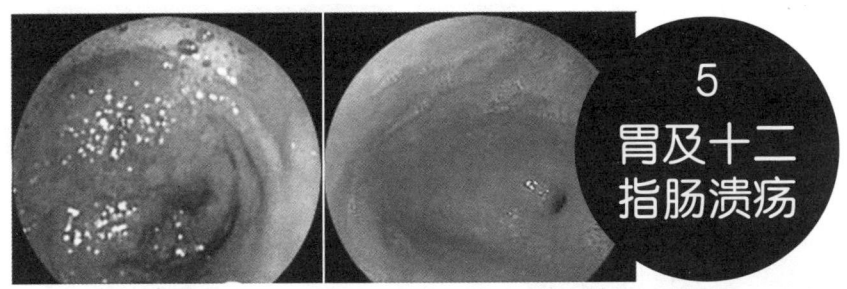

胃及十二指肠出现溃疡性的病理改变

☐ **概念** 胃及十二指肠溃疡是指胃壁及十二指肠壁出现局限性圆形或椭圆形因溃疡而致的缺损。胃镜常可确诊。

☐ **临床症状** 主要表现为上腹部疼痛（钝痛、灼痛、胀痛或剧痛），或仅在饥饿时隐痛不适。疼痛可被制酸剂或进食缓解。约有2/3的疼痛呈节律性。约半数患者有午夜痛，患者常可痛醒。节律性疼痛大多持续几周，随后缓解数月，可反复发生。可伴有反复出血。

☐ **胃及十二指肠溃疡解读** 二者的发病有许多共同点：发病都是胃酸作用的结果，溃疡都具有不易愈合、愈合后又易于复发的倾向，在疾病过程中都可引起急性穿孔、大出血、慢性穿透和幽门梗阻等并发症。胃及十二指肠溃疡是极为常见的疾病。本病易反复发作，呈慢性经过。十二指肠溃疡较胃溃疡多见，据统计前者约占70%，后者约占25%，两者并存的复合性溃疡约占5%。胃及十二指肠溃疡发病有以下特点：慢性过程呈反复发作，病史可达几年甚或十几年；发作呈周期性，与缓解期相互交替；发作有季节性，多在秋冬或冬春之交发病，可因不良精神情绪或解热镇痛药及消炎药物诱发；多发于中青年男性。

☐ **胃及十二指肠溃疡防治对策** （1）预防对策：烹调恰当（以蒸、烧、炒、炖等方法为宜），不吃刺激性大的食物，加强营养，限制多渣食物，制订合理的饮食计划（如吃饭定时定量、细嚼慢咽、保持精神愉快，在溃疡活动期，以进食流质或半流质、易消化、富有营养的食物为好），多吃润肠食物。（2）治疗对策：药物治疗。对顽固的胃溃疡与十二指肠溃疡，可按适应证进行适宜的手术方法。

☐ **就诊科室** 内科、消化内科、外科。

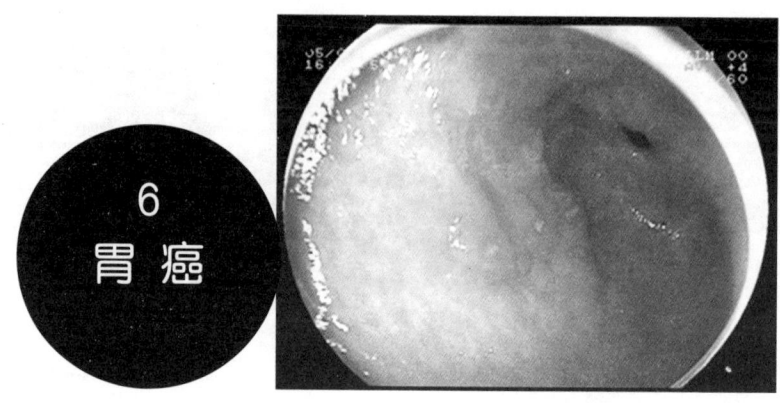

胃组织内出现癌性肿块

□**概念** 胃癌是指在胃组织内发生癌性病变。胃镜检查是诊断的主要手段。

□**临床症状** 早期胃癌多数患者无明显症状。进展期胃癌常有疼痛与体重减轻。随着病情的进展,上腹疼痛加重,食欲下降、贫血、乏力、体重减轻。

□**胃癌解读** 胃癌在我国仍是最常见的恶性肿瘤之一。胃癌发病有明显的地域性差别,西北与东部沿海地区发病率高于南方地区。好发年龄在50岁以上,男女发病率之比为2:1。胃癌的发病有以下原因:地域环境及饮食生活因素(食品中亚硝酸盐、真菌毒素、多环芳烃化合物等致癌物或前致癌物含量高及吸烟)、幽门螺杆菌感染、癌前病变(胃息肉、慢性萎缩性胃炎及胃部分切除后的残胃等)、遗传和基因。胃癌的扩散、转移有以下途径:直接浸润(贲门胃底癌易侵及食管下端,胃窦癌可向十二指肠浸润)、血行转移(常见转移的器官有肝、肺、胰、骨骼等处,以肝转移为多)、淋巴结转移(一般先转移到局部淋巴结,再到远处淋巴结)、种植转移(如种植于卵巢)。

□**胃癌防治对策** (1)手术治疗:包括根治性手术和姑息性手术(原发灶无法切除,为减轻由于梗阻、穿孔、出血等并发症引起的症状而做的手术)。(2)化疗。(3)其他治疗。包括放疗、化疗、免疫治疗、中医中药治疗等。

□**就诊科室** 肿瘤科、胃肠外科。

（二）肠镜检查

肠镜检查是利用一条长约140cm可弯曲，末端装有一个光源带微型电子摄影机的纤维软管，由肛门慢慢进入大肠，以检查大肠部位的病变，如有需要可取组织检验或行肿块切除。又称全结肠镜检查。直肠镜检查是指利用一条长约20cm直镜，由肛门进入直肠，以检查直肠及乙状结肠下段有无病变。

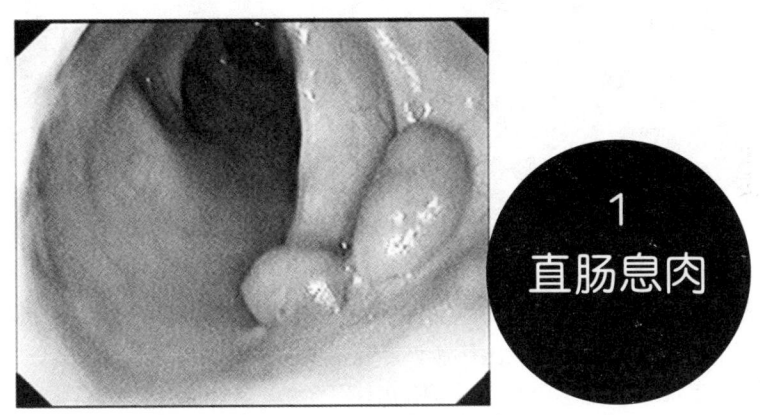

直肠内出现卵圆状的息肉，即直肠息肉

□ **概念** 直肠息肉是指直肠黏膜表面突出到腔内的隆起状病变。

□ **临床症状** 直肠息肉临床症状常不明显，即使出现某些消化道症状，如腹胀、腹泻、便秘等，也因较轻微和不典型而被忽视。一般多以便血、大便带血、黏液血便就诊，常误诊为痔疮等肛门疾患或痢疾而延误必要的检查。

□ **直肠息肉解读** 本病的发生、发展可能与家族性、遗传性、炎性增生性、其他环境及饮食等相关因素相关联。凡原因未明的便血或消化道症状者，特别是40岁以上的中老年男性，应注意作进一步检查确诊。直肠息肉包括肿瘤性息肉和非肿瘤性息肉。肿瘤性息肉又分为管状腺瘤、绒毛状腺瘤、混合性腺瘤，有恶变倾向。非肿瘤性息肉包括增生性息肉、炎性息肉、幼年性息肉等，一般较少恶变。

□ **直肠息肉防治对策** 直肠息肉的处理原则是发现息肉即行手术摘除。主要方法是根据病情选用内镜下切除或经肛门切除。

□ **就诊科室** 消化内科、肛肠外科。

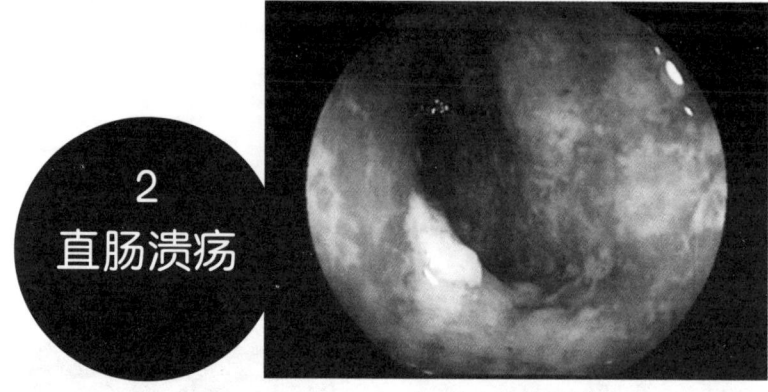

直肠内出溃疡性的病变

□**概念** 慢性非特异性溃疡性病变局限于直肠时称为直肠溃疡,也称溃疡性直肠炎。直肠镜可做出初步诊断。

□**临床症状** 血性腹泻是最常见的早期症状。其他症状依次有腹痛、便血、体重减轻、里急后重感、呕吐等。

□**直肠溃疡解读** 直肠溃疡病因至今仍不明了。一般认为直肠溃疡的发病是外源物质引起的人体反应、基因和免疫影响三者相互作用的结果。在大多数患者中本病表现为慢性、低恶性。在少数患者(约占15%)中呈急性、重症暴发型。这些患者表现为频繁血便,可多达30次/d,伴高热、腹痛。

□**直肠溃疡防治对策** (1)预防对策:①注意劳逸结合,不可太过劳累;暴发型、急性发作和严重慢性型患者,应卧床休息。②保持冷暖相适,适当体育锻炼。③一般应进食柔软、易消化、富有营养和足够热量的食物。宜少量多餐,补充多种维生素。勿食生、冷、油腻及多纤维素的食物。④注意食品卫生,避免肠道感染诱发或加重本病。忌烟酒、辛辣食品、牛奶和奶制品。⑤平时要保持心情舒畅,避免精神刺激,解除各种精神压力。(2)治疗对策:对于暴发型及病情严重的患者,如内科治疗效果不佳,应考虑手术治疗。

□**就诊科室** 消化内科、肛肠科。

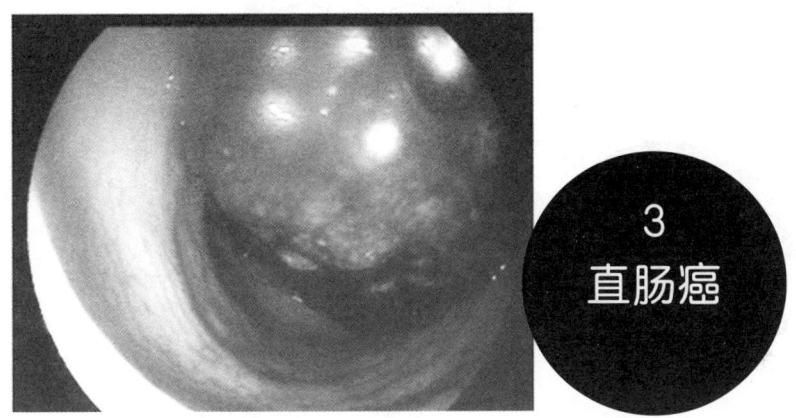

直肠内有肿瘤状的肿块，呈占位性改变

3 直肠癌

□ **概念** 直肠癌是由直肠组织细胞发生恶变而形成。直肠镜检查对直肠癌的诊断具重要意义。

□ **临床症状** （1）直肠癌早期症状有大便习惯改变（如大便次数增加或腹泻、便秘），大便表面带血（容易与痔疮混淆）或黏液，甚至有脓血便，大便变形、变细、里急后重（大便后仍想再解），间断性腹部绞痛，不明原因的贫血、体重减轻、精神缺乏、食欲下降。（2）中期症状有便血，大便异常，如排便多带血，同时会有排便不尽感，里急后重等现象。大便多含有黏液脓血状物，腹痛（常为绞痛）。

□ **直肠癌解读** 动物脂肪和蛋白质摄入过高，食物纤维摄入不足是直肠癌发生的高危因素，直肠息肉也是直肠癌的高危因素。直肠癌的发病率近年有升高趋势，在某些地区已居癌症发病率首位。

□ **直肠癌防治对策** （1）预防对策：倡导多纤维膳食，部分食品兼具食疗抗癌作用，可有针对性地选择食用。对消化系肿瘤有益的食物有韭菜、莼菜、卷心菜、墨菜、百合、刀豆等。日常生活中的食物如大蒜、豆制品、绿茶等，直肠癌患者都可以食用，因为它们也都是抗癌良药。（2）治疗对策：正确选择合适的手术方案。

□ **就诊科室** 肛肠科、肿瘤科。

八、其他检查

1 肺功能检查

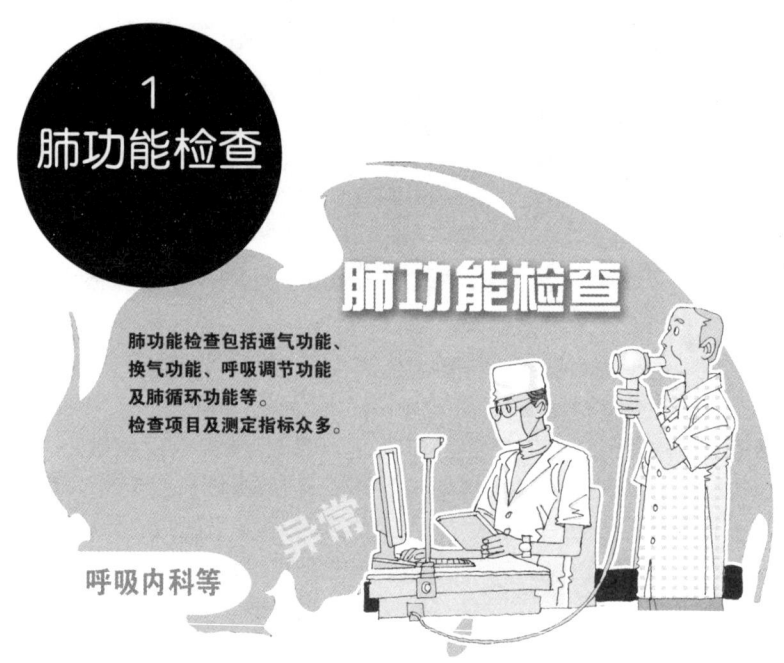

肺功能检查包括通气功能、换气功能、呼吸调节功能及肺循环功能等。检查项目及测定指标众多。

呼吸内科等

□**概念** 肺功能检查是呼吸系统的必要检查之一,对于早期检出肺、气道病变,评估疾病的病情严重程度及预后,评定药物或其他治疗方法的疗效,鉴别呼吸困难的原因,诊断病变部位,评估肺功能对手术的耐受力或劳动强度耐受力及对危重患者的监护等方面有重要指导意义。肺功能检查包括通气功能、换气功能、呼吸调节功能及肺循环功能等。检查项目及测定指标众多。

□**参考范围** 在绝对值参数中,残气容积(RV)、功能残气量(FRC)、肺总量(TLC)在±20%以内为正常,其他检查指标≥80%为正常。

□**肺功能检查异常解读** 肺功能异常有两大类型:通气功能障碍、弥散功能障碍。(1)通气功能障碍分类:有阻塞性通气功能障碍、限制性通气功能障碍和混合型通气障碍三种。①阻塞性通气功能障碍,是指气流吸入或呼出受限引起的通气功能障碍。原则上以 FEV1/FVC(用力呼吸量1s 占用力肺活量比值)降低伴 FEV1 占预计值≤80% 为诊断标准。轻中度阻塞患者，VC(肺活量)多正常，中重度患者多下降，常合并 RV、FRC 和 RV/TLC 的升高。②限制性通气功能障碍，是指肺扩张和回缩受限引起的通气功能障碍。其诊断标准是 TLC(或 VC) <80%，多有 DLCO(一氧化碳弥散量)下降，FEV1/FVC 正常或升高。常伴随 RV、FRC 的下降，RV/TLC 可正常、下降或升高。③混合性通气功能障碍，是指同时存在阻塞性和限制性通气功能障碍。(2)弥散功能障碍：常为通气障碍伴随的必然结果。我国的标准为：轻度障碍——60%≤DLCO (一氧化碳弥散量)占预计值 <80%；中度障碍——40%≤DLCO 占预计值 <60%；重度障碍——DLCO 占预计值 <40%。

□**肺功能检查异常防治对策**　检查发现有肺功能障碍，要通过进一步检查确定病因，针对引发病因(如肺炎、支气管扩张、慢性支气管炎、肺气肿、慢性阻塞性肺病、支气管哮喘等)进行包括生活性预防、药物治疗、中医中药、理疗和手术治疗等在内的治疗和综合性防治对策。

□**就诊科室**　呼吸内科。

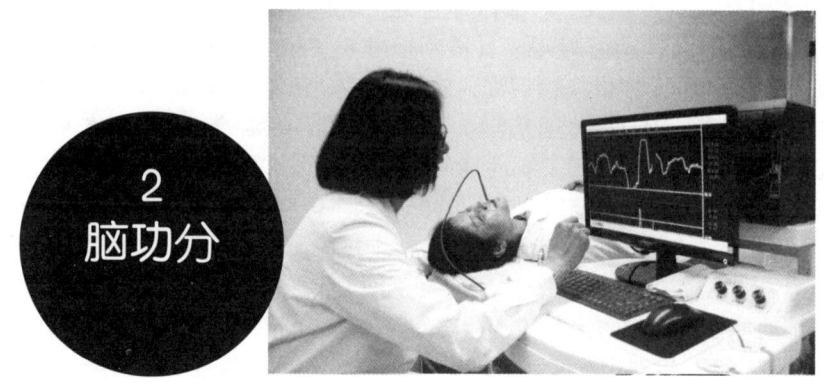
脑血管功能检测

□**概念** 脑功分(脑血管功能检测积分值)是指通过脑血管功能检测所得到的积分值,评估脑中风、脑卒中发生的可能性大小。

□**参考范围** 积分值范围为0~100分。75~100分视为正常。低于75分为中风高危个体。

□**脑功分异常解读** 分值越低,提示脑血管功能损害越严重,脑卒中的风险越高。应及时检查,寻找病因。

□**脑功分异常防治对策** (1)45岁以上人群应定期检测脑功分。首次检测积分在75分以上者,每年做一次;积分在75~50之间的,6个月后复查;若积分在50分以下,3个月后复查。(2)脑功分低于75分的易中风或脑卒中高危人群,应改变饮食习惯,合理饮食;宜少盐少糖少热量食品,多蔬果;烹饪多用蒸、煮、凉拌的方式。(3)加强运动(保证一定强度和注意循序渐进)。(4)戒烟限酒,正常起居,保持心情愉快。(5)已有中风或脑卒中史的患者,需在专科医生的指导下进行正规治疗和控制,绝不可擅自用药。

□**就诊科室** 神经内科、心血管内科。

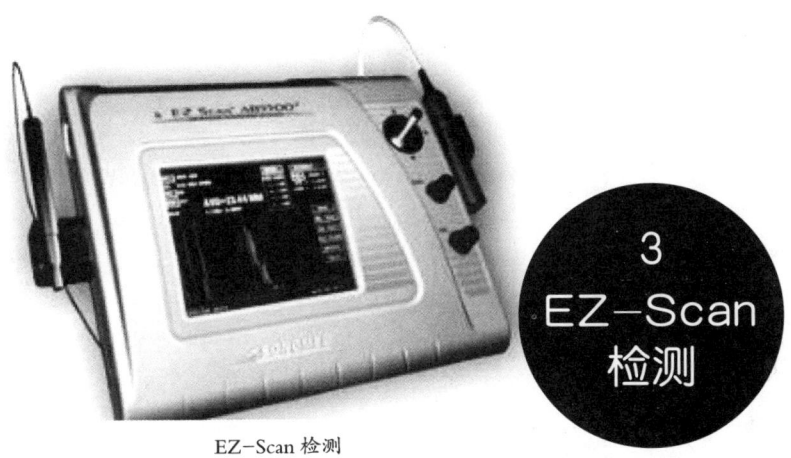

EZ-Scan 检测

□ **概念** EZ-Scan 是用于预测糖尿病风险的检测项目。

□ **参考范围** 正常人为绿色，表示无患糖尿病的风险。黄色表示有中度（或中等）患糖尿病风险，橘黄色则表示有高度患糖尿病的风险。

□ **EZ-Scan 检测异常解读** 如复查仍为黄色或橘黄色，应专科检查，排除糖尿病的存在。

□ **EZ-Scan 检测异常防治对策** 主要是行为干预：(1)限制总热量摄入，降低饮食中脂肪(<30%)，尤其是饱和脂肪酸的含量(<10%)。(2)戒烟、戒酒或减少饮酒。(3)增加体力劳动，加强有氧运动(如提倡骑自行车或提前一站上下车，增加步行距离和少乘电梯等)。(4)降低体重(>5%)或保持正常体重。干预成功越多，向糖尿病的转化率越低。IGT(糖耐量减低，餐后2h血糖在7.8～11.1mmol/L 之间)者可考虑用药物干预。

□ **就诊科室** 内分泌科。

第三章 检验检查
DI SAN ZHANG JIAN YAN JIAN CHA

检验检查是指对体检者
的血液、分泌物等标本进行化验
检查，以获取病原、病理变化的指标数据，以利于
医生和体检者根据指标异常情况确定进一步的诊疗方向

一、常规类检查

常规类检查是对健康体检者的各项常规检查的总称,包括血常规、尿常规、生化常规和免疫类常规等检查。

(一)血常规

血常规是最基本的血液检验。血液由液体和有形细胞两大部分组成,血常规检验的是血液的细胞部分。血液有三种不同功能的细胞——红细胞(俗称"红血球")、白细胞(俗称"白血球")、血小板。通过观察细胞数量变化及形态分布,判断疾病。血常规是医生诊断病情的常用辅助检查手段之一。

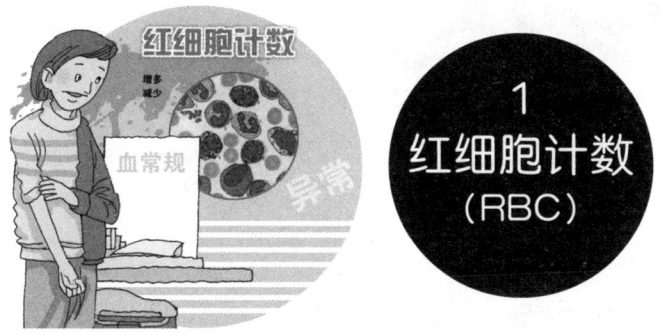

□**概念** 红细胞计数(RBC)是血液常规检验中的一项,是对血液中的红细胞的数量进行计数检验。

□**参考范围** 正常成年男性:$(4.0 \sim 5.5) \times 10^{12}/L$,成年女性:$(3.5 \sim 5.0) \times 10^{12}/L$。红细胞数量受到许多因素影响,但与相同年龄、性别人群的参考数值相比,一般在正常值 ±20% 以内。

□**指标异常解读** (1)生理性变化:①增多。多见于机体内缺氧、高山居民(增高14%)、登山运动员、剧烈运动、情绪激动、长期抽烟和应用激素药物等。②减少。主要见于生理性贫血、造血功能减退。(2)病理性变化:①相对性增多。常见于剧烈呕吐、严重腹泻、大面积烧伤、大量出汗、多尿和水摄入量显著不足。②绝对性增高。见于慢性肺源性心脏病、先天性心脏病等。③病理性减低。见于各类贫血、急性失血、消化道溃疡、钩虫病等;激素以及药物所致的贫血。

□**指标异常防治对策** 高于 $6.8 \times 10^{12}/L$,应采取相应的治疗措施;低于 $3.5 \times 10^{12}/L$,为诊断贫血的界限,应继续寻找病因。

□**就诊科室** 内科、血液科。

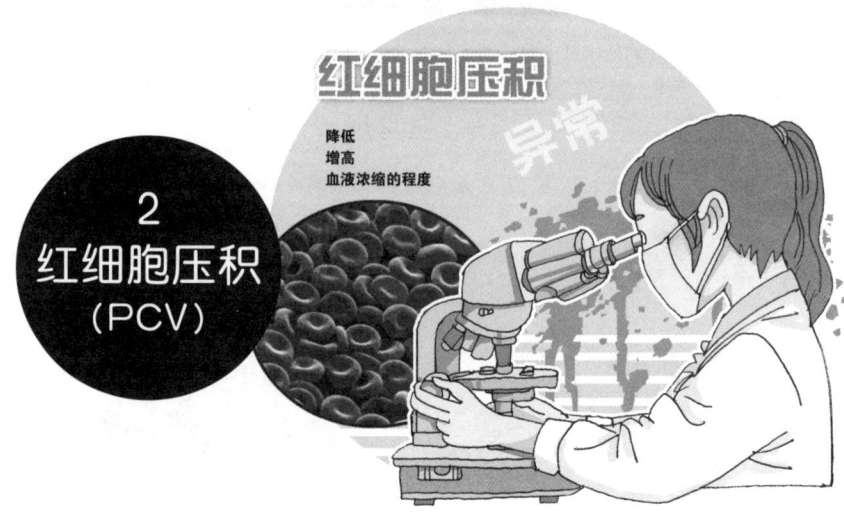

2 红细胞压积（PCV）

□**概念** 红细胞压积（PCV 或 HCT）是指红细胞所占人体血液所有成分的绝对体积。

□**参考范围** 温氏法（离心法）成年男性：0.40~0.54；成年女性：0.37~0.47。

□**指标异常解读** （1）PCV 降低是诊断贫血的指标之一。（2）各种原因导致脱水时，PCV 都会增高。（3）PCV 可了解血液浓缩的程度。PCV 增高表明红细胞数量偏高，是影响全血黏度的决定性因素之一。（4）可用于诊断真性红细胞增多症。（5）PCV<0.2，可导致心力衰竭和死亡；PCV>0.6，则与自发性凝血有关。（6）高原生活、剧烈运动都会使 PCV 生理性（正常）升高。

□**指标异常防治对策** 进一步检查，找出病因，进行针对性治疗。如有脱水情况，寻找原因，进行病因治疗，同时补液，并监测 PCV。其恢复正常表示血容量得到纠正。

□**就诊科室** 内科、血液科。

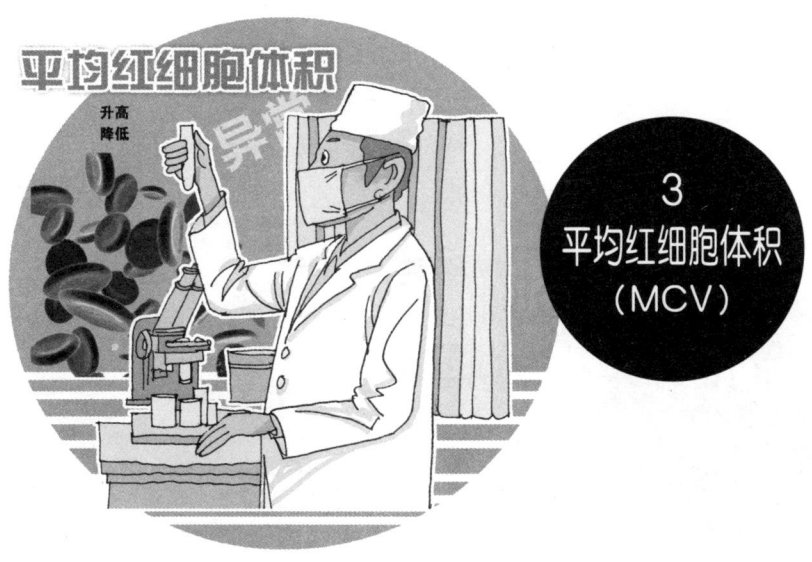

3 平均红细胞体积（MCV）

□**概念** 平均红细胞体积（MCV）是指人体每个红细胞平均体积的大小。
□**参考范围** 成年人80~100fl。
□**指标异常解读** MCV可用于贫血形态学分类及提示贫血的可能原因。MCV可将红细胞按平均体积分为正常细胞、小细胞和大细胞。（1）升高：见于营养不良性巨幼红细胞性贫血、酒精性肝硬化、获得性溶血性贫血、出血性贫血和甲状腺功能低下等。（2）降低：见于小细胞低色素贫血、全身性溶血性贫血、尿毒症等。
□**指标异常防治对策** 进一步检查，明确引发病因，并进行针对性病因治疗，使红细胞体积恢复正常。
□**就诊科室** 内科、血液科。

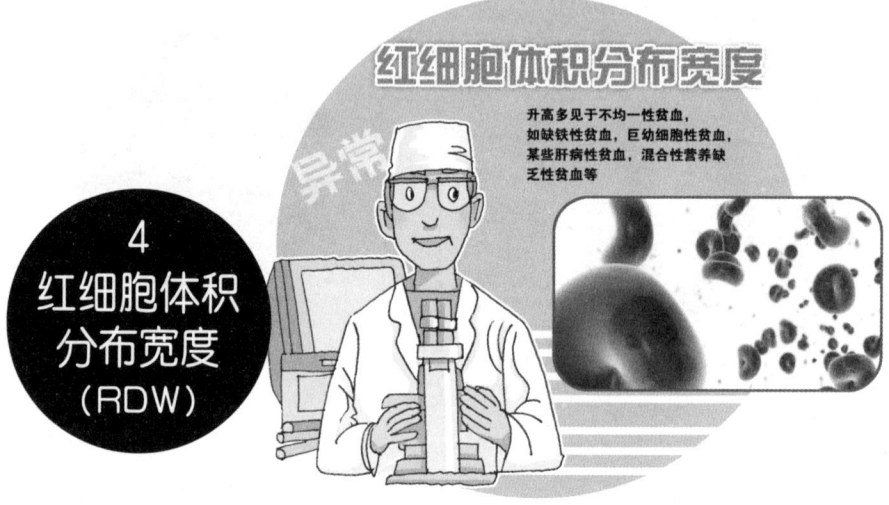

4 红细胞体积分布宽度（RDW）

□**概念**　红细胞体积分布宽度（RDW）为反映红细胞体积大小异质性的参数。

□**参考范围**　11.0%~14.5%。

□**指标异常解读**　RDW反应红细胞大小不均程度的指标，参与贫血的分类。升高多见于不均一性贫血，如缺铁性贫血、巨幼细胞性贫血、慢性失血性贫血、铁粒幼细胞贫血、地中海贫血、骨髓纤维化、恶性贫血、某些肝病性贫血、混合性营养缺乏性贫血等。

□**指标异常防治对策**　进一步检查，明确贫血的类型，进行针对性治疗。

□**就诊科室**　内科、血液科。

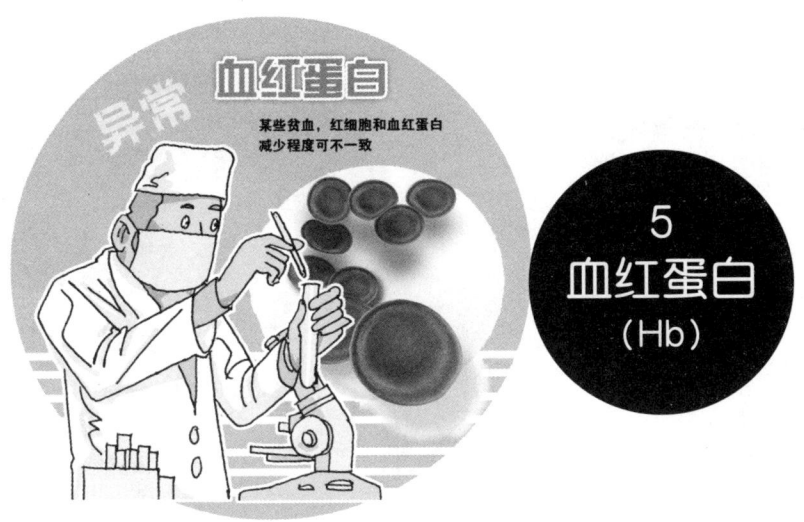

5 血红蛋白（Hb）

□**概念** 血红蛋白（Hb）是红细胞的主要成分，是红细胞的运输蛋白，其临床意义与红细胞相似，但判断贫血程度优于红细胞计数。

□**参考范围** 成年男性：120～160g/L，成年女性：110～150g/L。

□**指标异常解读** 某些贫血患者，红细胞和血红蛋白减少程度可不一致，如大细胞性贫血，红细胞往往较血红蛋白减少明显，而小细胞性贫血则相反。血红蛋白浓度可将贫血分为4度，轻度贫血：Hb<120g/L（女性Hb<110g/L），中度贫血：Hb<90g/L，重度贫血：Hb<60g/L，极重度贫血：Hb<30g/L。重度贫血患者、老年人或合并心肺功能不全的贫血患者、急性大量失血患者应考虑输血。

□**指标异常防治对策** 查找贫血原因，进行针对性治疗。

□**就诊科室** 内科、血液科。

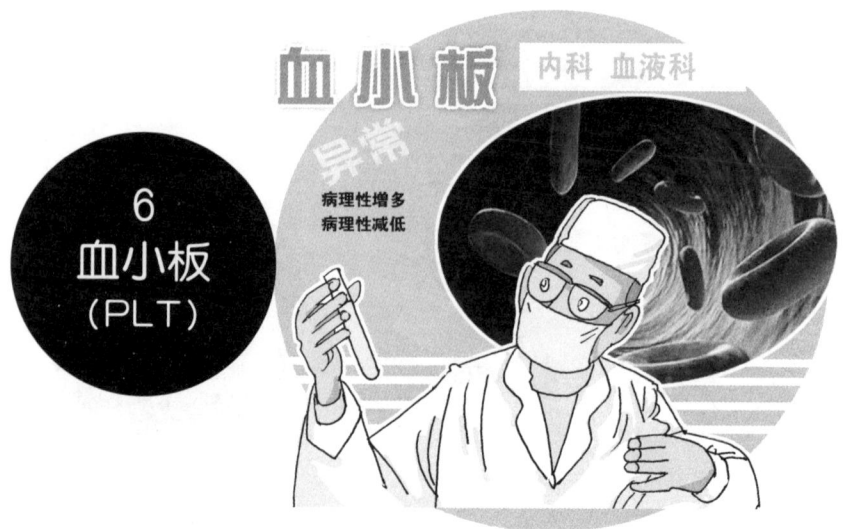

□**概念** 血小板（PLT）是人血液中的有形成分之一，体积小，无细胞核，呈双面微凹的圆盘状。其在止血、伤口愈合、炎症反应、血栓形成及器官移植排斥等方面有重要作用。

□**参考范围** 成年人（100～300）×10^9/L，随时间和生理状态有所变化。

□**指标异常解读** （1）病理性增多：见于急性大出血及溶血之后一过性增高、急性化脓性感染、大出血、急性溶血、真性红细胞增多症、出血性血小板增多症、慢性粒细胞白血病、多发性骨髓瘤、许多恶性肿瘤等疾病。外科手术后也可见血小板增多。（2）病理性减低：血小板消耗过多，如弥散性血管内凝血、血栓性血小板减少性紫癜等；血小板破坏过多，见于原发性血小板减少性紫癜、脾功能亢进和进行体外循环时等；血小板产生减少，见于造血功能受到损害，如再生障碍性贫血、巨幼细胞性贫血、特发性血小板减少性紫癜、急性白血病、骨髓肿瘤、急性放射病等；血小板分布异常，如新生儿血小板减少症、巨大血小板综合征等。

□**指标异常防治对策** 进一步查明持续性增高或病理性减低的原因，并积极进行病因性治疗。

□**就诊科室** 内科、血液科。

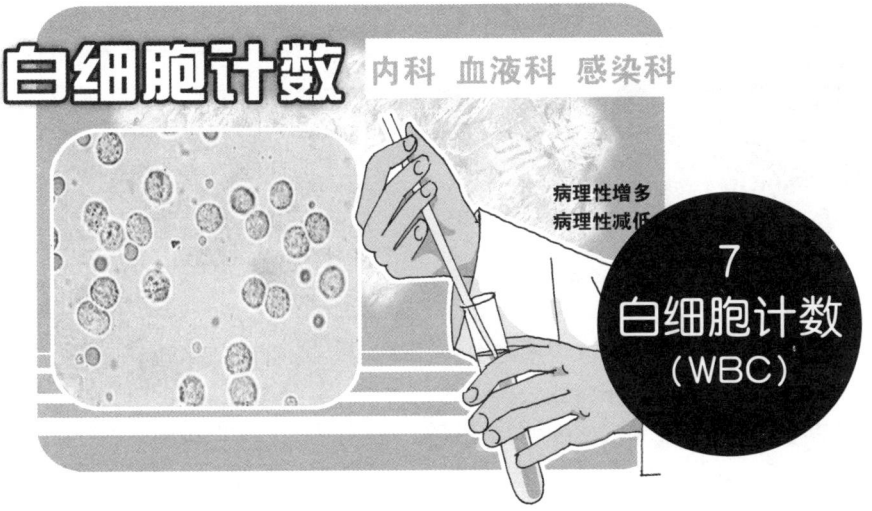

7 白细胞计数（WBC）

内科 血液科 感染科

病理性增多
病理性减低

□ **概念** 白细胞计数（WBC）是指计数单位体积血液中所含的白细胞数。

□ **参考范围** 成年人静脉血 WBC 含量为（$4.0 \sim 10.0$）$\times 10^9$/L，手指血（$4.0 \sim 10.0$）$\times 10^9$/L。可因时间、生理原因而有所变化。

□ **指标异常解读** （1）病理性增多：各种急性感染，化脓性炎症时白细胞增多。严重的组织损伤或大量血细胞破坏，如较大手术后、急性心肌梗死后、急性溶血反应时。肿瘤性增高，白细胞呈长期持续增高。急性大出血。急性中毒以及异常增生性增多，如白血病和骨髓增殖性疾病。（2）病理性减低：某些血液病，如再生障碍性贫血。某些病毒感染，某些革兰阴性杆菌感染，如伤寒杆菌。慢性理化损伤，如电离辐射。自身免疫性疾病，如系统性红斑狼疮等。脾功能亢进。极重度感染等。

□ **指标异常防治对策** 体检发现白细胞病理性增多或减低时，要做进一步检查，明确原因，并采取针对性治疗，控制病情发展。

□ **就诊科室** 内科、血液科、感染科等。

8 白细胞分类（DC）

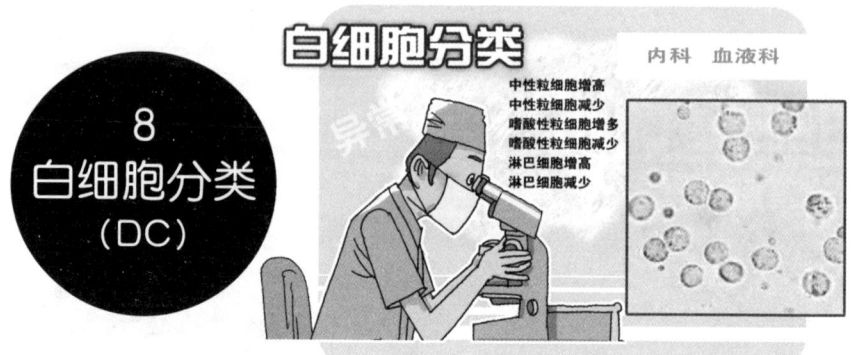

□ **概念** 白细胞分类（DC）是在血液显微镜检查时，将白细胞进行分类并分别计数的一种医学检测法。

□ **参考范围** 血液中的白细胞共有五种，各有功能。中性粒细胞百分比：50%~70%；淋巴细胞百分比：20%~40%；中间细胞或单核细胞百分比：3%~8%；嗜酸性粒细胞百分比：0.5%~5%；嗜碱性粒细胞百分比：0~1%。

□ **指标异常解读** （1）中性粒细胞增高：见于急性化脓性感染、慢性粒细胞性白血病及急性中毒等。（2）中性粒细胞减少：见于病毒、伤寒、某些原虫感染。某些血液病。放射线、苯、铅、汞等的理化损伤等。（3）嗜酸性粒细胞增多：见于牛皮癣、湿疹、支气管哮喘、过敏、寄生虫病、猩红热感染期、急性传染病恢复期、某些血液病等。（4）嗜酸性粒细胞减少：见于严重的组织损伤，急性感染期如伤寒、副伤寒早期，长期使用肾上腺皮质激素后。（5）淋巴细胞增高：可见于结核病、疟疾、慢性淋巴细胞白血病、百日咳、某些病毒感染、组织移植术后等。（6）淋巴细胞减少：见于淋巴细胞破坏过多、免疫缺陷病、自身免疫病等。（7）单核细胞增高：见于急性感染恢复期、结缔组织病、一些血液病、酒精性肝硬化、溃疡性结肠炎等。（8）嗜碱性粒细胞增高：见于过敏、溃疡性结肠炎、荨麻疹、风湿性关节炎、糖尿病、甲状腺功能减退症、结核病、雌激素治疗等。（9）单核细胞和嗜碱性粒细胞减少均无临床意义，某些药物可对各类细胞数量产生影响。

□ **指标异常防治对策** 按照白细胞分类计数检查所示的异常，查找确实原因，并进行针对性的治疗。

□ **就诊科室** 内科、血液科等。

(二)尿常规

尿常规是医学检验三大常规项目之一,不少肾脏病变早期就可出现蛋白尿或尿沉渣中有形成分。尿常规对于某些全身性病变以及身体其他脏器影响尿液改变的疾病如糖尿病、血液病、肝胆疾患、流行性出血热等的诊断,也有很重要的参考价值。同时,尿液的化验检查还可以反映一些疾病的治疗效果及预后。通过该项检查可以判断相应的病征。

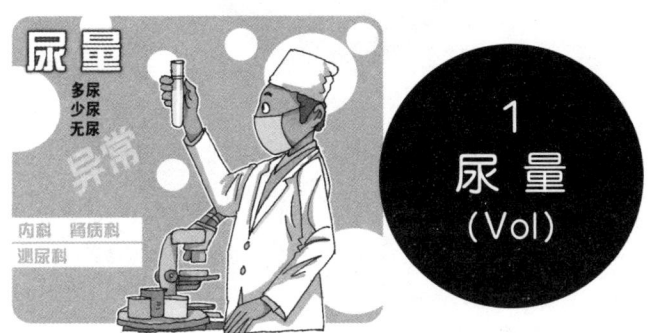

1 尿量(Vol)

□**概念** 尿量(Vol)是指人在一天中排出尿液的量。留取的方法正确与否直接关系到尿常规各项指标的真伪。正确的方法是:留取清晨的第一次尿液的中段,不要取前段或末段的尿液。有龟头炎、尿道炎者应清洗外阴后留尿样。成年女性留尿时,应避开月经期。

□**参考范围** 成年人每日尿液排出量约为1.0~2.0L。(1)生理性多尿:常见于饮水过多及精神紧张、失眠等;使用利尿剂或静脉输液过多时。(2)生理性少尿:见于机体缺水或出汗过多时。这两种情况都不属于异常范围。

□**指标异常解读** (1)多尿:每日尿液排出量多于2.5L 视为多尿。常见于尿崩症、甲状腺功能亢进、原发性醛固酮增多、糖尿病和慢性肾炎等。(2)少尿:每日尿液排出量少于0.4L 则视为少尿。可分为肾前性少尿(如各种原因引起的休克、过敏、心力衰竭等引起的肾缺血),血液浓缩,如严重腹泻、呕吐等;肾性少尿(各种肾炎性病变)和肾后性少尿(肾及输尿管结石、损伤、肿瘤、凝块或药物结晶等引起上尿路梗阻,以及膀胱功能障碍、前列腺肥大症、前列腺癌等引起的下尿路梗阻)。(3)无尿:每日尿液排出量少于0.1L 则视为无尿。发生原因与少尿相同,常是少尿的继续恶化。

□**指标异常防治对策** 体检发现尿少,要分清是生理性的还是病理性的。若是病理性的,要去医院进一步查明发病的根本原因,并进行针对性治疗。

□**就诊科室** 内科、肾病科、泌尿科。

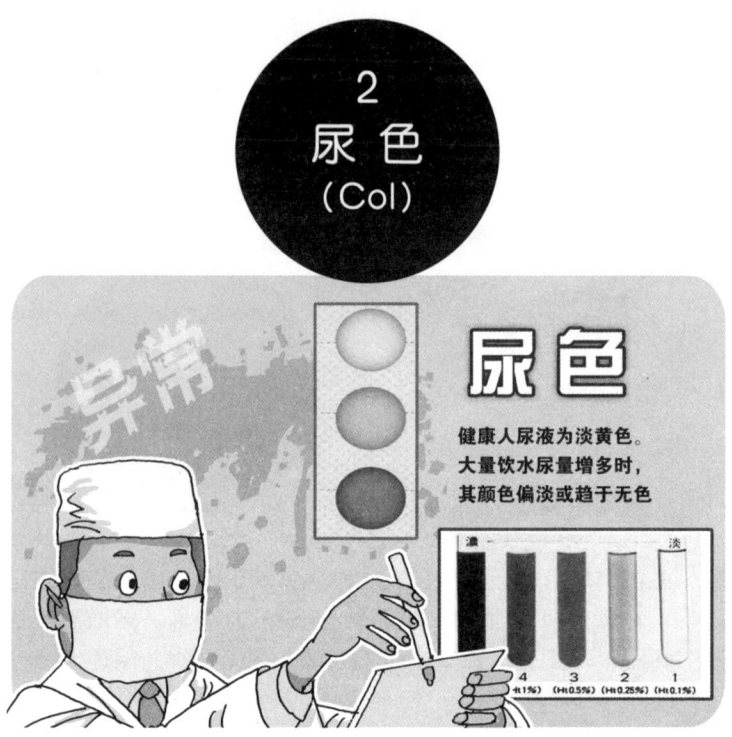

☐ **概念** 尿色（Col）是指人的尿液颜色的检验。

☐ **参考范围** 健康人尿液为淡黄色。大量饮水尿量增多时，其颜色偏淡或趋于无色。

☐ **指标异常解读** 少尿时尿色可呈深黄色或浓茶色（但某些药物及食物可影响尿液颜色的变化）。如果尿量偏少而颜色很淡，常提示肾脏功能不良。病理性尿液颜色可呈褐黄色、红色、乳白色等改变。尿色淡如水者见于稀释尿或尿崩症、肾萎缩、多囊肾和糖尿病等，尿色深黄而带绿褐色者见于胆红素尿，淡红、红褐色且浑浊者见于血尿，酱油色而透明者见于血红蛋白尿、肌红蛋白尿，乳白混浊尿可见于乳糜尿、脓尿等。

☐ **指标异常防治对策** 尿色发生改变，要判明是生理性的，还是病理性的。若是病理性的，要请医生进一步检查，查明确切原因，并进行针对性治疗，可获明显效果。如果要针对病因进行手术，不要惧怕，要主动与医生联系，争取早日治愈。

☐ **就诊科室** 内科、肾病科、泌尿科。

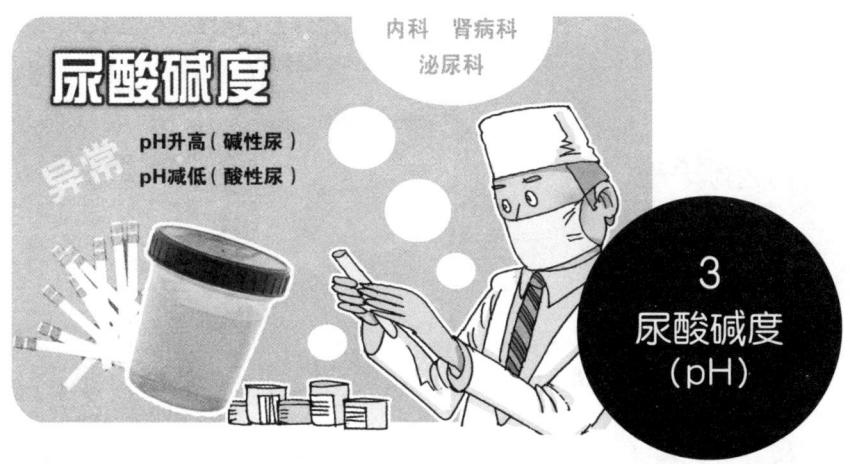

3 尿酸碱度（pH）

□ **概念** 尿酸碱度（pH）即尿的 pH 值，反映肾脏调节机体内环境体液酸碱平衡的能力。

□ **参考范围** 正常人在普通膳食的条件下，尿液 pH = 4.6 ~ 8.0。

□ **指标异常解读** （1）pH 升高（碱性尿）：见于剧烈呕吐，碱中毒，肾功能不全，原发性醛固酮增多症，肾小管酸中毒，草酸、磷酸盐或碳酸盐尿结石，尿路感染及服用碱性药物等情况。（2）pH 减低（酸性尿）：见于尿酸盐或胱氨酸尿结石、多种肾脏疾病、代谢性酸中毒、发热、慢性肾小球肾炎、呼吸性酸中毒、糖尿病酮症酸中毒、低血钾性碱中毒、服用氯化铵、氯化钙、体内蛋白质分解增加（如饥饿）、痛风等。

□ **指标异常防治对策** 检查发现尿液酸碱度异常，要跟踪检查，查明确切原因，进行病因性根治。

□ **就诊科室** 内科、肾病科、泌尿科。

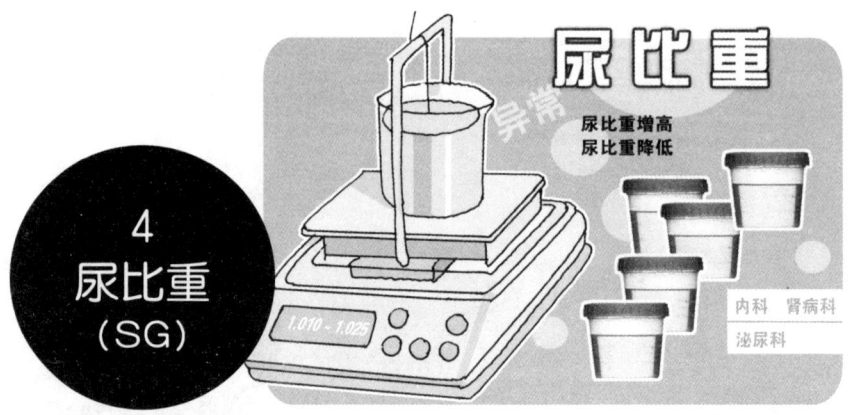

4 尿比重（SG）

□ **概念** 尿比重（SG）检测是了解肾脏浓缩功能的一项简易指标。通常将比重近于1.010的尿液称为等张尿，将比重低于1.010的尿液称为低张尿。尿液比重的高低与尿中水分、盐类及有机物含量和溶解度有关。

□ **参考范围** 成人尿液比重正常值为1.015～1.025。

□ **指标异常解读** （1）尿比重增高：见于急性肾炎、多发性骨髓瘤、肝病、心力衰竭、呕吐、腹泻、糖尿病、蛋白尿、高热、脱水或大量排汗等。（2）尿比重降低：见于慢性尿崩症、慢性肾炎、精神性多饮多尿症、原发性醛固酮增多症、慢性肾功能不全等。如尿液比重固定在1.010±0.003者，称等张尿，提示肾脏稀释浓缩功能严重损害，可见于慢性肾炎、慢性肾盂肾炎、急性肾衰竭（少尿、多尿期）、慢性肾衰竭及肾小管间质性疾病、急性肾小管坏死等。

□ **指标异常防治对策** 应进一步查明病因，进行针对性治疗。

□ **就诊科室** 内科、肾病科、泌尿科。

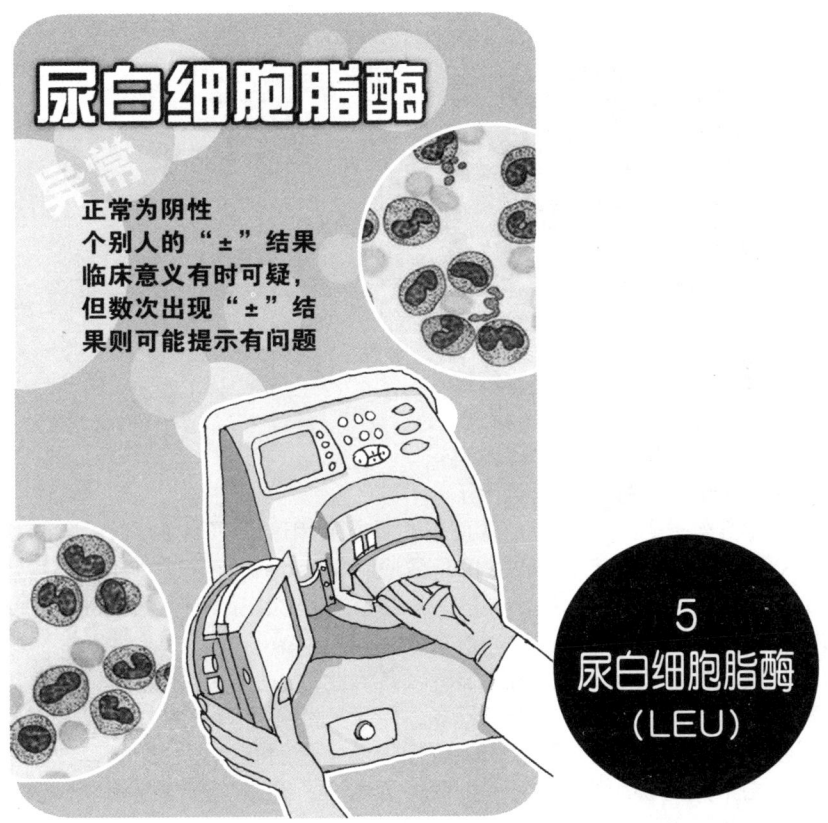

□ **概念** 白细胞酯酶(LEU)是存在于白细胞(中性粒细胞)内的一种氧化酶,白细胞破坏时可以释放出来,通过检测可以鉴别白细胞的多少。

□ **参考范围** 正常为阴性。

□ **指标异常解读** 个别人的"±"结果临床意义有时可疑,但数次出现"±"结果则可能提示有问题。尿液白细胞脂酶阳性,常见于尿路感染如尿道炎、膀胱炎、肾盂肾炎、前列腺炎以及肾结核,也可偶见一些被阴道分泌物污染的随机尿标本中。

□ **指标异常防治对策** 如发现尿白细胞脂酶指标异常,应做进一步检查,结合临床综合检查与症状、体征等,确定病因,并进行针对性治疗。

□ **就诊科室** 内科、肾病科、泌尿科。

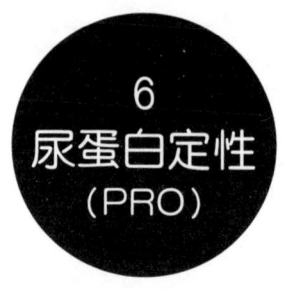
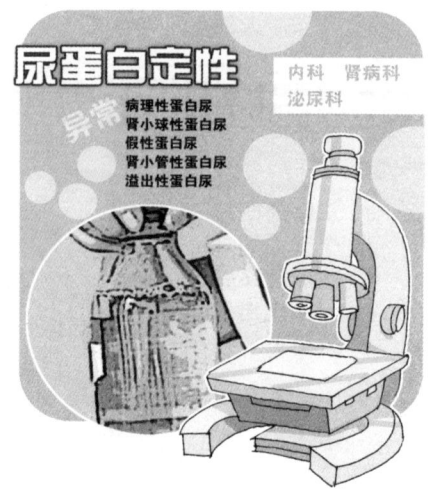

□ **概念** 尿蛋白定性（PRO）是指尿中蛋白含量的定性。人体每日大约有180升血浆经肾小球滤过，肾小球毛细血管对水和电解质有良好通透性，但对于分子量大于白蛋白的物质则不能通过，即使有少量蛋白和低分子蛋白通过肾小球，绝大部分在肾小管被重吸收，仅有微量（150mg/d）在尿中排出。当尿蛋白含量超出上述水平，用常规的临床检验方法检出尿中有蛋白时，则称为蛋白尿。

□ **参考范围** 尿蛋白定性的结果可以有阴性（为正常）、微量、1～4个加号之分，加号越多说明尿蛋白越多，用于判断和了解肾脏功能是否出现问题及问题的严重性。部分人因剧烈运动、长时间站立等原因导致的一过性蛋白尿，为功能性，又称生理性蛋白尿。而肾脏器质性病变导致的尿内持续出现蛋白质，则为病理性蛋白尿。

□ **指标异常解读** （1）假性蛋白尿：见于膀胱炎、尿道炎、前列腺炎、精囊炎、泌尿系结石、结核、肿瘤等，以及泌尿系邻近器官疾病，如急性阑尾炎、慢性盆腔炎、宫颈炎、盆腔瘤刺激等。（2）肾小球性蛋白尿：见于原发性或继发性肾小球疾病、糖尿病肾病、狼疮性肾炎、急慢性肾炎、肾病综合征等。（3）肾小管性蛋白尿：见于间质性肾炎、肾盂肾炎、毒性肾炎、重金属中毒、药物中毒（如庆大霉素、多粘菌素等）、磷酸盐、消毒剂等。（4）溢出性蛋白尿：见于多发性骨髓瘤、慢性巨球蛋白血症、急性血管内溶血等。

□ **指标异常防治对策** 发现尿液中有蛋白质，应复查以区分一过性或持续性蛋白尿；若为持续性蛋白尿，应进一步查明病因，针对性治疗病因，以取得较好效果。

□ **就诊科室** 内科、肾病科、泌尿科。

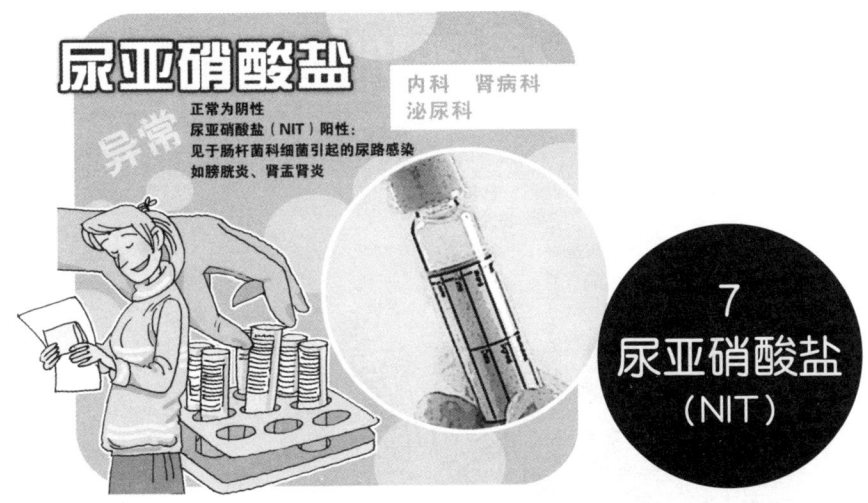

7 尿亚硝酸盐（NIT）

异常
正常为阴性
尿亚硝酸盐（NIT）阳性：
见于肠杆菌科细菌引起的尿路感染
如膀胱炎、肾盂肾炎

内科　肾病科
泌尿科

□**概念**　某些人的泌尿系统存在革兰氏阴性杆菌，将尿中蛋白质代谢产物硝酸盐还原为亚硝酸盐，因此测定尿液中是否存在亚硝酸盐就可以快速间接地知道泌尿系统细菌感染情况。临床上尿路感染发生率很高，并且有时无症状的感染，在女性患者中尤其如此。诊断尿路感染需要做尿细菌培养，这需要很长时间和一定条件，而用尿亚硝酸盐定性可以很快得到一个结果，对本病进行筛查，用于借助分析是否有尿路感染和菌尿症等问题。

□**参考范围**　正常为阴性。

□**指标异常解读**　尿亚硝酸盐（NIT）阳性：见于肠杆菌科细菌引起的尿路感染如膀胱炎、肾盂肾炎。

□**指标异常防治对策**　尿亚硝酸盐阳性，并结合其他临床症状，诊断为尿路感染的，急性的应先控制感染，然后进一步查清原因，彻底治疗。大量饮水，以及用药碱化尿液和解除膀胱括约肌痉挛。追查病因，针对病因进行治疗，急性期间禁忌作膀胱镜检。养成良好的卫生习惯，保持外阴卫生，经常清洗，提倡月经期使用卫生巾，女孩尽量避免坐在地上玩耍，以减少外阴和尿道口污染。

□**就诊科室**　内科、肾病科、泌尿科。

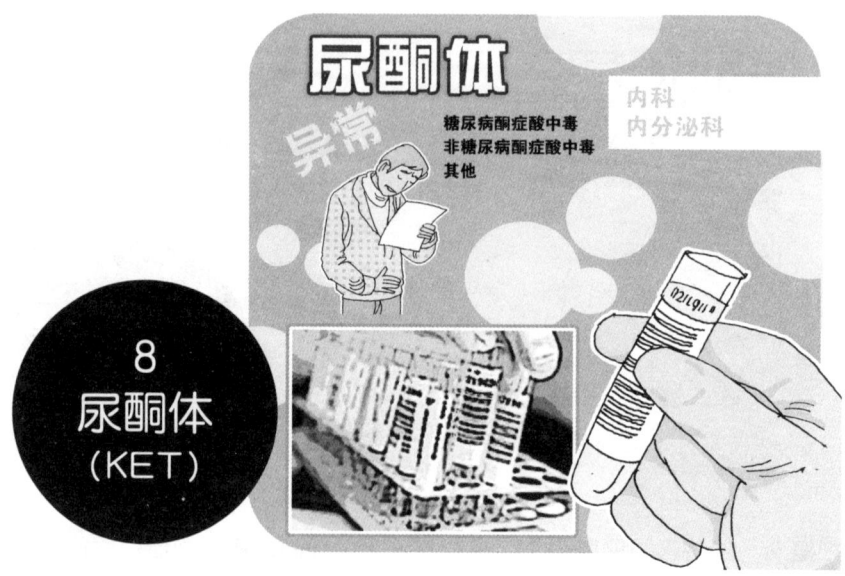

□ **概念**　尿酮体是三种不同成分的总称，是丙酮、乙酰乙酸和β-羟丁酸，它们是体内脂肪代谢的中间产物。正常情况下产生极少，常规方法检测不出，因此正常人酮体定性试验为阴性。但在饥饿、各种原因引起的糖代谢发生障碍、脂分解增加及糖尿病酸中毒时，因产生酮体速度大于组织利用速度，可出现酮血症，继而发生酮尿。体检时如出现这种情况应及时去医院就医，避免不必要的伤害。

□ **参考范围**　正常为阴性。

□ **指标异常解读**　（1）糖尿病酮症酸中毒：尿酮体阳性。（2）非糖尿病酮症酸中毒：如感染性疾病、伤寒、败血症、结核等发热期尿酮体会呈阳性。碳水化合物丢失或摄入不足，如频繁呕吐、饥饿、剧烈运动、寒冷、肾脏重吸收功能障碍、消化系统疾病等时，尿酮体也会阳性。（3）其他：如氯仿、乙醚麻醉后、磷中毒等，以及服用苯乙双胍药物时，尿酮体会阳性。

□ **指标异常防治对策**　体检时，尿液中出现酮体，需排除因饥饿等生理性原因引起，复查一次。若持续阳性，要引起重视，及时到相关科室做进一步检查，明确引发原因，接受医生针对性的治疗。

□ **就诊科室**　内科、内分泌科等。

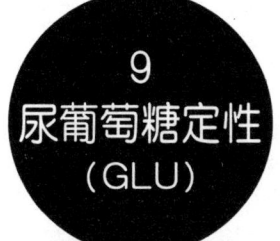

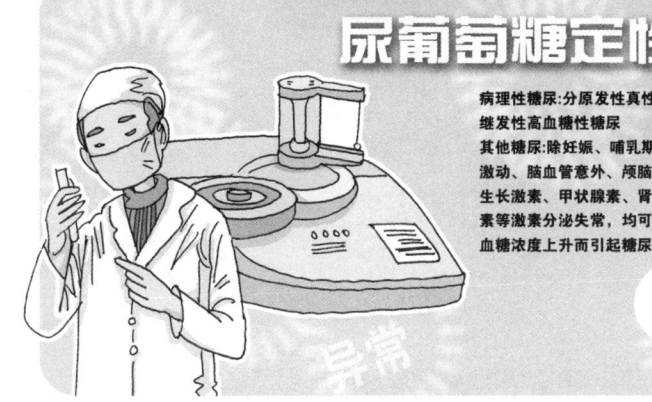

□ **概念** 尿葡萄糖定性试验（GLU）是糖尿病诊断的初筛试验，也是尿常规检查中的一个指标。临床上出现在尿液中的糖类主要是葡萄糖，偶见乳糖、戊糖、半乳糖等。正常人的尿液中可有微量葡萄糖，用定性方法检测为阴性。尿糖定性试验呈阳性的尿液称为糖尿。

□ **参考范围** 正常为阴性。可因生理性原因出现尿糖暂时性阳性，需一一排除。

□ **指标异常解读** （1）病理性糖尿：分为原发性真性糖尿，继发性高血糖性糖尿，前者如糖尿病、肾性糖尿病；后者如甲状腺功能亢进、垂体功能亢进、嗜铬细胞瘤、胰腺疾病、严重肝功能不全等。（2）其他糖尿：除妊娠、哺乳期、情绪激动、脑血管意外、颅脑外伤等情形，生长激素、甲状腺素、肾上腺素、皮质醇、胰高血糖素等激素分泌失常，均可导致血糖浓度上升而引起糖尿。

□ **指标异常防治对策** 应做进一步检查，确定病因后做针对性治疗。

□ **就诊科室** 内科、内分泌科、肾病科等。

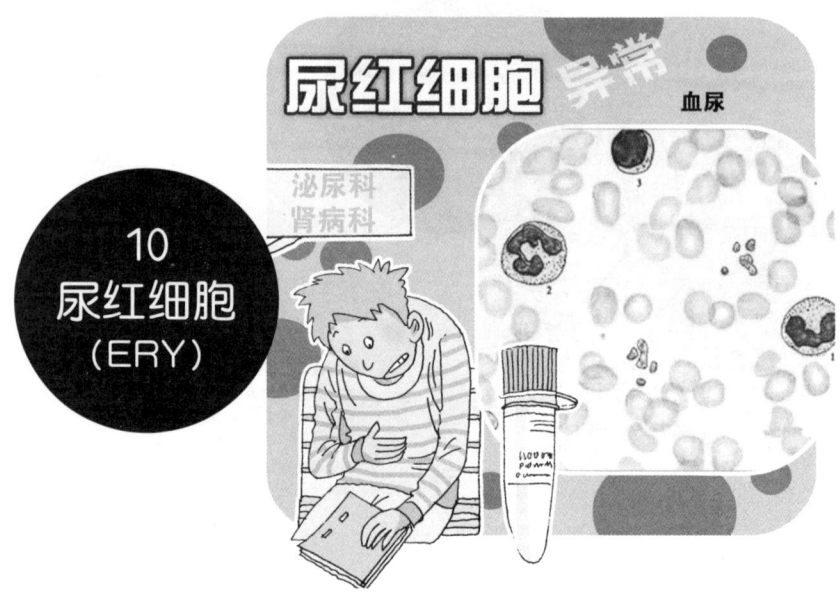

□ **概念**　尿红细胞（ERY）阳性是指尿液中出现了红细胞，可以由肾脏、膀胱或输尿管的各类病变引起。

□ **参考范围**　正常为阴性。

□ **指标异常解读**　尿红细胞阳性又称为血尿，可分为镜下血尿和肉眼血尿。镜下血尿是指显微镜下可以看到尿液中有红细胞，肉眼血尿即尿液呈不同程度的血红色。引起血尿的原因非常多，比较常见的有：（1）泌尿系统疾病，如肾小球肾炎、IgA肾病、肾盂肾炎、膀胱炎、尿道炎、肾结核、肾结石、膀胱结石、肾肿瘤、膀胱肿瘤、多囊肾、前列腺肿瘤、药物性肾损伤等。（2）全身性疾病，如过敏性紫癜、血小板减少性紫癜、白血病、再生障碍性贫血、血友病、流行性出血热等。（3）泌尿生殖系统邻近器官的病变，如子宫、阴道、直肠肿瘤侵犯到尿路时，也会出现严重血尿。

□ **指标异常防治对策**　出现血尿，应引起高度重视。需进一步检查，明确病因，并进行针对性治疗。

□ **就诊科室**　泌尿科、肾病科。

11 尿胆原（UBG）

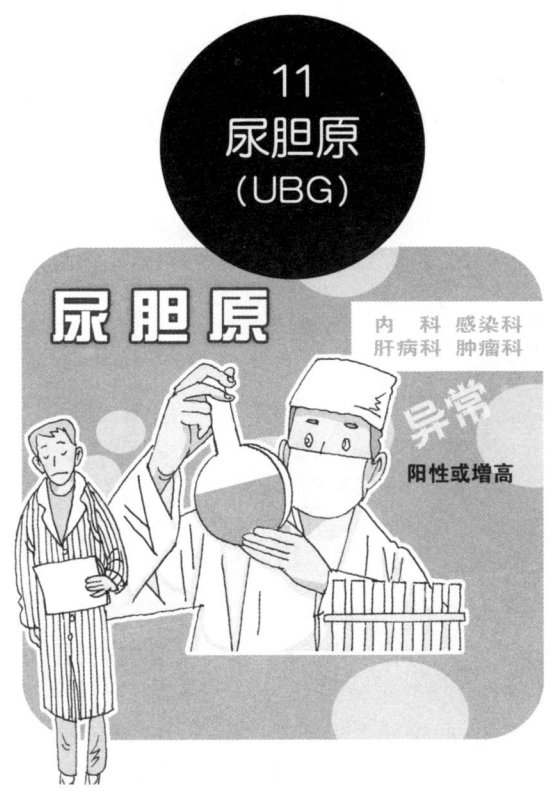

□ **概念** 胆红素通过胆道排入肠道，在肠道细菌的作用下，生成粪胆原，大部分随大便排出体外，小部分被肠道吸收入血最后通过肾脏随尿排出，称为尿胆原（UBG）。

□ **参考范围** 参考值：胆红素定性阴性。尿胆原定性阴性或弱阳性（1:20稀释后阴性）。尿胆原定量：男0.30~3.55μmol/L；女0.00~2.64μmol/L；儿童0.13~2.30μmol/L。

□ **指标异常解读** 临床上胆红素、尿胆原检测对鉴别阻塞性黄疸、溶血性黄疸与肝细胞性黄疸有重要的价值。尿胆原阳性或增高：见于溶血性黄疸、肝细胞性黄疸、急性病毒性肝炎、中毒性肝炎、胰头癌、原发性胆汁性肝硬化，还可见于组织出血、肺梗死、严重灼伤、发热或便秘等。

□ **指标异常防治对策** 进一步检查，确定病因，并做针对性治疗。

□ **就诊科室** 内科、感染科、肝病科、肿瘤科。

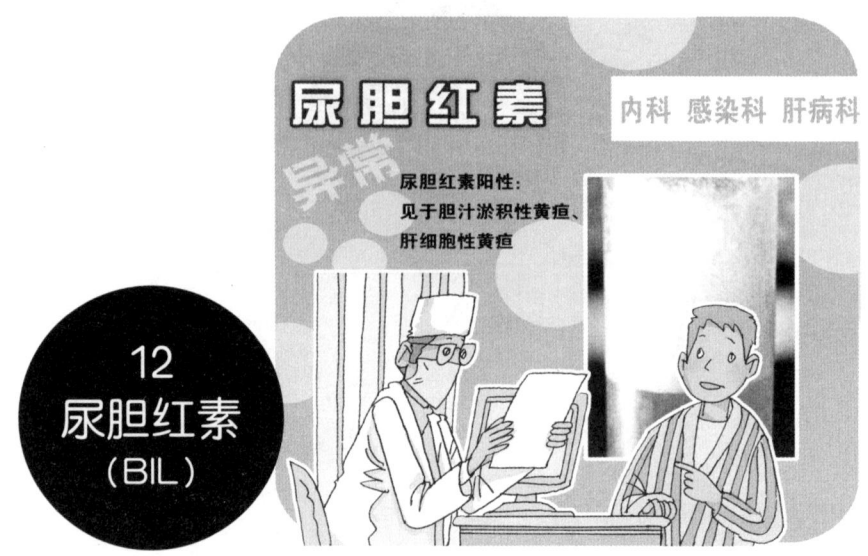

12 尿胆红素（BIL）

□**概念** 胆红素（BIL）是红细胞破坏后的代谢产物，分为未结合的胆红素和结合胆红素。未结合胆红素不溶于水，在血中与蛋白质结合不能通过肾小球滤膜。结合胆红素分子量小，溶解度高，可通过肾小球滤膜，由尿中排出。正常人血中结合胆红素含量很低，滤过量极少，因此尿中检不出胆红素。如血中结合胆红素增加可通过肾小球膜使尿中结合胆红素量增加，尿胆红素试验呈阳性反应。

□**参考范围** 正常为阴性。

□**指标异常解读** 尿胆红素阳性：见于胆汁淤积性黄疸、肝细胞性黄疸。由胆结石、胆管癌、胰头癌、急性黄疸型肝炎、病毒性肝炎、中毒性肝炎、酒精性肝炎、败血症等引发。还可见于新生儿黄疸、家族性黄疸以及某些先天性高胆红素血症。但要注意的是，溶血性黄疸的尿胆红素阴性。

□**指标异常防治对策** 体检发现尿液中有尿胆红素，应及时去医院相关科室做进一步检查，明确病因，进行针对性的病因治疗。

□**就诊科室** 内科、感染科、肝病科。

13 管型尿

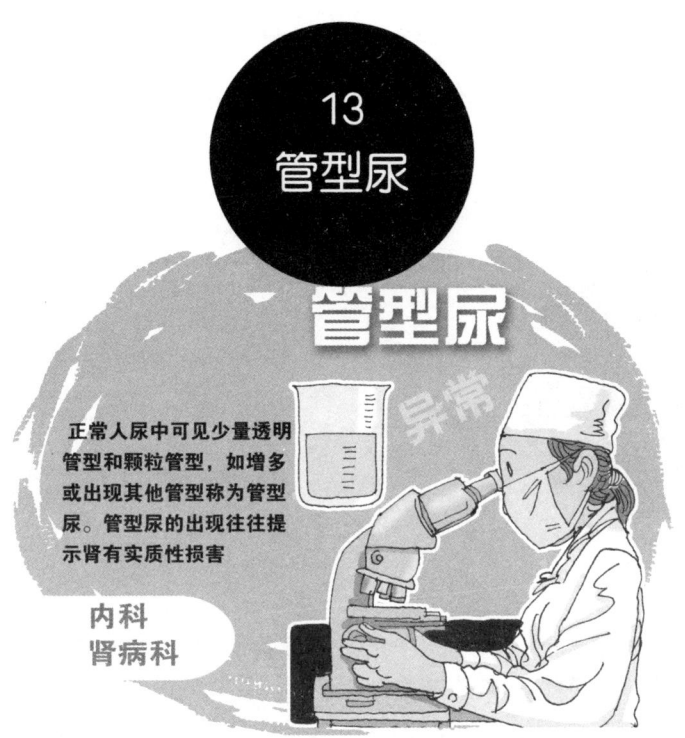

正常人尿中可见少量透明管型和颗粒管型，如增多或出现其他管型称为管型尿。管型尿的出现往往提示肾有实质性损害

内科
肾病科

□**概念** 管型尿是尿液中的蛋白质在肾小管、集合管内凝固而形成的一种圆柱状结构物。它的形成与尿蛋白的性质、浓度，尿液酸碱度以及尿量有密切关系。按其形态的不同可分为透明管型、红细胞管型、白细胞管型、上皮细胞管型、颗粒管型和蜡样管型等。正常人尿中可见少量透明管型和颗粒管型，如增多或出现其他管型称为管型尿。

□**参考范围** 正常为阴性。

□**指标异常解读** 管型尿的出现往往提示肾有实质性损害。红细胞管型尿提示肾实质损害，白细胞管型是诊断肾盂肾炎及间质性肾炎的重要依据，上皮细胞管型提示急性肾衰，蜡样管型多见于慢性肾衰，各种肾炎和继发性肾损害还可在疾病的不同时期出现多种管型尿的不同组合。

□**指标异常防治对策** 体检中发现有管型尿，应及时到医院相关科室做进一步检查，以明确病因，进行针对性的病因治疗。

□**就诊科室** 内科、肾病科。

(三) 粪便常规

粪便常规是医学检验三大常规项目之一。粪便检测对了解消化道及通向肠道的肝胆胰等器官有无病变，对间接判断胃肠道、肝胆胰系统的功能状况有重要的价值。

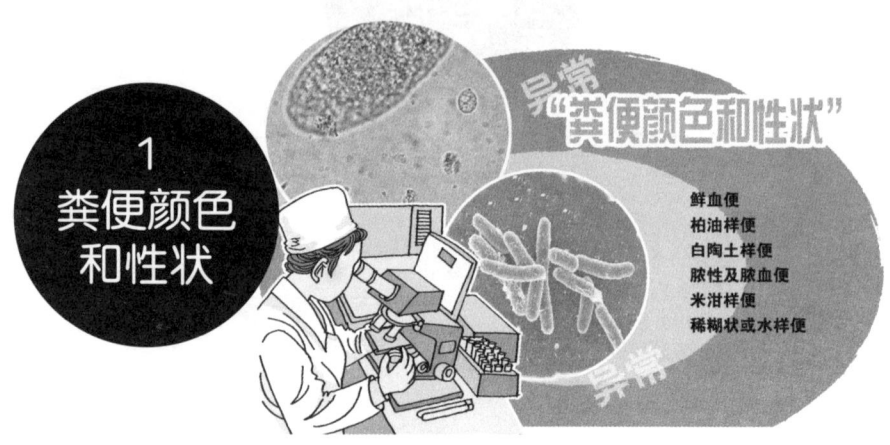

1 粪便颜色和性状

异常"粪便颜色和性状"：鲜血便、柏油样便、白陶土样便、脓性及脓血便、米泔样便、稀糊状或水样便

□ **概念** 根据粪便颜色与性状的检查，来判别胃肠道可能存在的疾病。

□ **参考范围** 正常成人的粪便为黄褐色圆柱形软便，粪便量、性状、硬度常和食量、进食的食物、消化器官状态有关。婴儿粪便为黄色或金黄色糊状便。

□ **指标异常解读** （1）鲜血便：常见于直肠息肉、直肠癌、肛裂、痔疮等。（2）柏油样便：主要见于消化道出血。（3）白陶土样便：见于各种原因引起的胆管阻塞疾病患者。（4）脓性及脓血便：见于肠道下段有病变，如痢疾、溃疡性结肠炎、结肠或直肠癌，表现为脓性或脓血便。阿米巴痢疾以血为主，血中带脓，呈暗红色稀果酱状。细菌性痢疾以黏液及脓为主，脓中带血。（5）米泔样便：见于重症霍乱、副霍乱。（6）稀糊状或水样便：见于各种感染性和非感染性腹泻。

□ **指标异常防治对策** 体检发现粪便有颜色和性状异常，应及时到医院相关科室做进一步检查，以明确病因，进行针对性的病因治疗。

□ **就诊科室** 消化内科、肛肠外科、感染科。

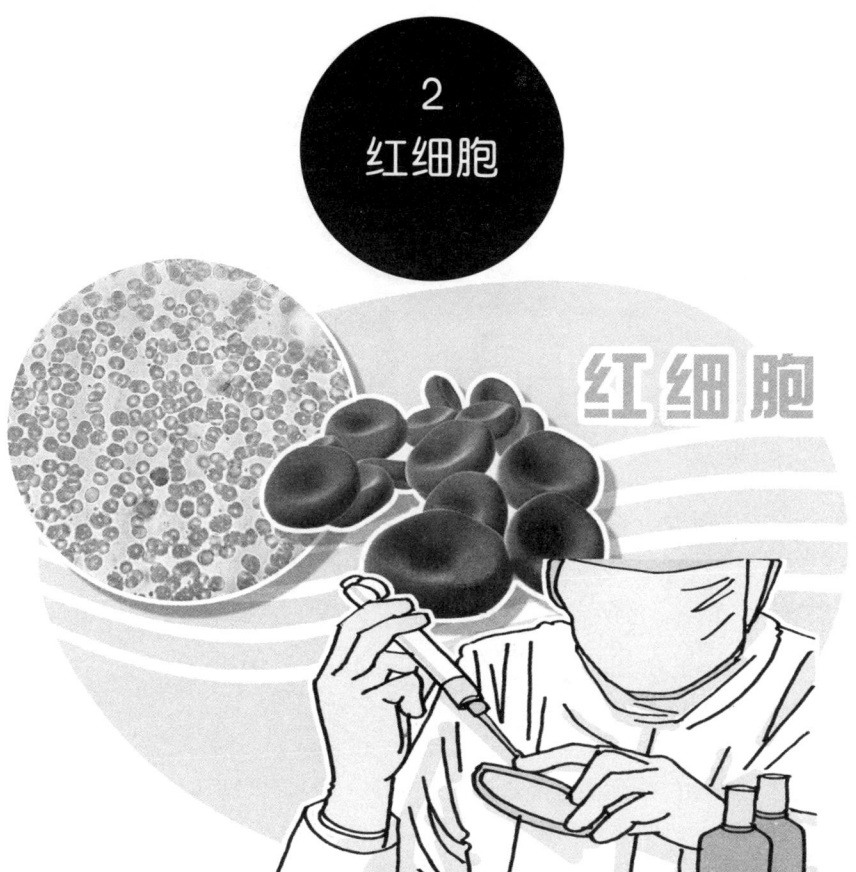

2 红细胞

□ **概念** 粪便红细胞检查是大便常规的一个项目,可以了解消化、吸收功能,协助诊断消化系统疾病。

□ **参考范围** 正常成人的粪便中无红细胞。检测为阴性。

□ **指标异常解读** 当下消化道有出血、痢疾、溃疡性结肠炎、结肠癌、直肠癌、痔疮等疾病时,粪便中可见红细胞。

□ **指标异常防治对策** 体检发现有粪便中有红细胞,应及时到医院相关科室做进一步检查,以明确病因,进行针对性的病因治疗。

□ **就诊科室** 消化内科、肛肠外科、感染科。

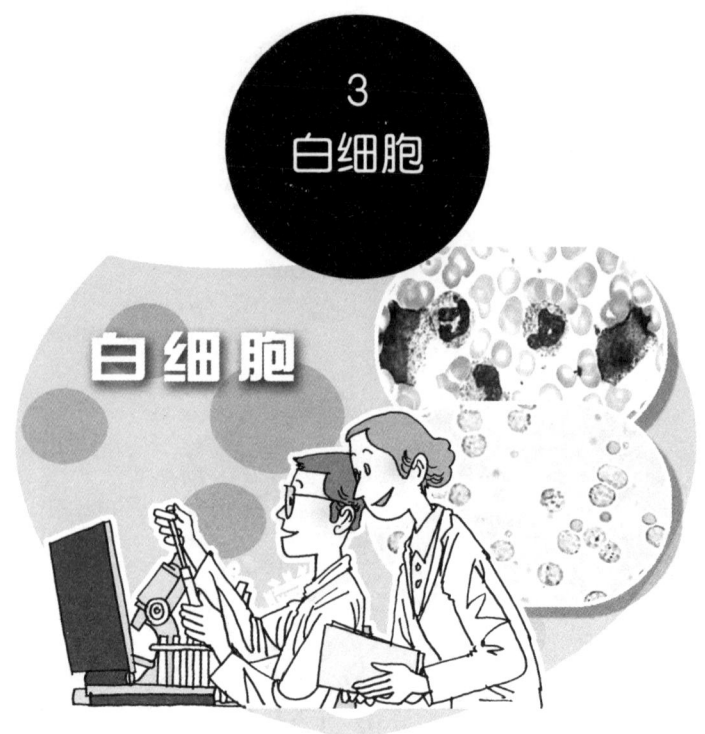

3 白细胞

□**概念** 粪便白细胞检查是粪便常规中的一个项目,可以帮助了解消化与吸收功能,协助诊断消化系统疾病。

□**参考范围** 正常成人的粪便中不见或偶见白细胞。患肠道炎症时其数量多少与炎症轻重及部位有关。

□**指标异常解读** 细菌性痢疾可见大量白细胞、脓细胞。具体数量多少与炎症轻重及部位有关。小肠炎症时白细胞数量轻度增高。在肠易激综合征、肠道寄生虫病(尤其是钩虫病)时,白细胞增高不明显,粪便涂片可见较多的嗜酸性粒细胞,可伴有夏拉莱登结晶。

□**指标异常防治对策** 体检发现有粪便中有白细胞,应及时到医院相关科室做进一步检查,以明确病因,进行针对性的病因治疗。

□**就诊科室** 消化内科、肛肠外科、感染科。

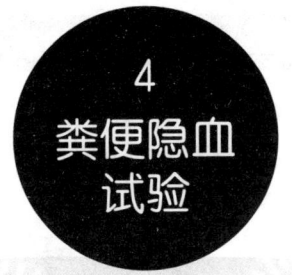

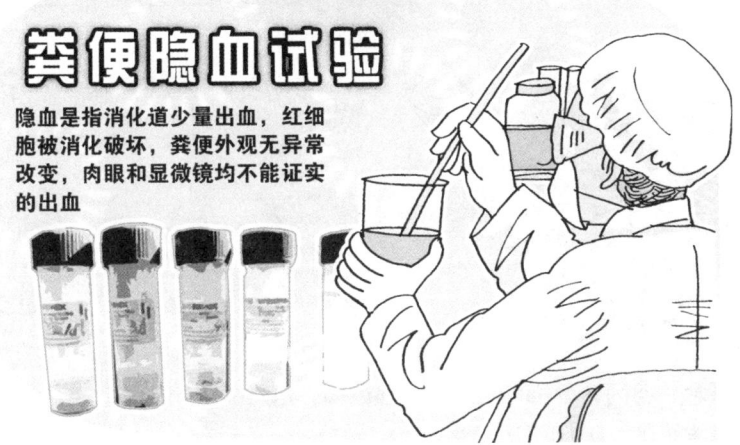

隐血是指消化道少量出血，红细胞被消化破坏，粪便外观无异常改变，肉眼和显微镜均不能证实的出血

□**概念** 隐血是指消化道少量出血，红细胞被消化破坏，粪便外观无异常改变，肉眼和显微镜均不能证实的出血。隐血试验通过红细胞破坏后血红蛋白中的含铁血红素有催化过氧化物分解的作用使试剂氧化显色，显色的深浅与血红蛋白的含量正相关。

□**参考范围** 正常成人的粪便隐血为阴性。只要消化道出血大于5ml即可出现阳性。

□**指标异常解读** 隐血阳性对于消化道出血鉴别诊断有一定意义。消化性溃疡，阳性率40%~70%，呈间歇性阳性。消化道恶性肿瘤，如胃癌、结肠癌，阳性率可达95%，呈持续性阳性。进食较多动物血、肝或口服铁剂等隐血试验也可阳性。

□**指标异常防治对策** 体检发现粪便隐血阳性，排除进食原因后，应及时到医院相关科室做进一步检查，以明确病因，进行针对性的病因治疗。

□**就诊科室** 消化内科、肛肠外科。

二、生化常规检查

生化常规检查,可因各个医院开展新项目的能力和临床使用能力不同而不同,一般包括肝功能、肾功能、血糖、血脂、电解质、心肌酶谱分析和各种特种蛋白定量等等。

1 谷丙转氨酶(ALT)

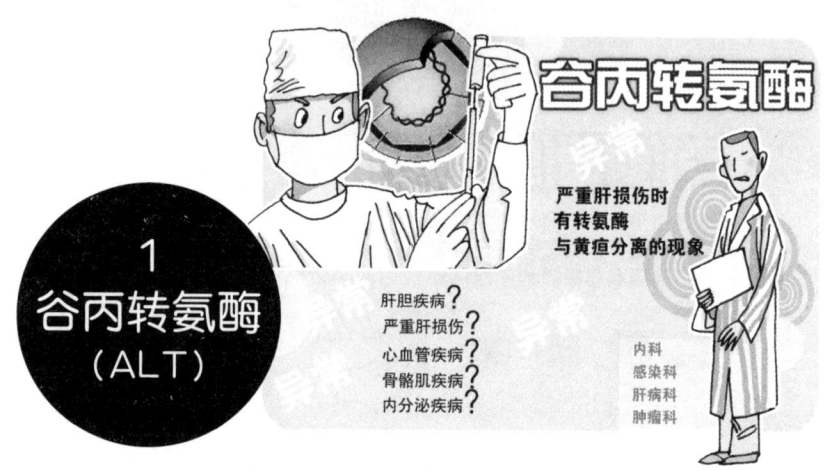

□**概念** 谷丙转氨酶(ALT)是反映肝脏功能的一个重要指标。

□**参考范围** 0~40U/L。

□**指标异常解读** ALT轻度增高可见于劳累、熬夜、饮酒等。明显增高见于肝胆疾病,如病毒性肝炎、药物性肝炎、酒精性肝病、肝硬化活动期、肝癌、脂肪肝、肝脓肿、肝外阻塞性黄疸、胆石症、胆管炎、血吸虫病等。严重肝损伤时有转氨酶与黄疸分离的现象出现,即黄疸日益加重,而ALT却逐渐下降。重症肝炎及肝硬化有肝细胞再生者,可有甲胎蛋白升高,而谷丙转氨酶下降。其他谷丙转氨酶升高的疾病为心血管疾病(心肌梗死、心肌炎、心力衰竭时肝瘀血)、骨骼肌疾病(多发性肌炎、肌营养不良)、内分泌疾病(重症糖尿病、甲状腺功能亢进)、消化系统疾病(急性胰腺炎、消化性溃疡)、肾梗死、感染性疾病、创伤、严重灼伤、服用能致谷丙转氨酶活动性增高的药物或乙醇及心导管检查后等,但升高的幅度较低。

□**指标异常防治对策** 进一步检查,明确病因,并进行针对性治疗。

□**就诊科室** 内科、感染科、肝病科、肿瘤科等。

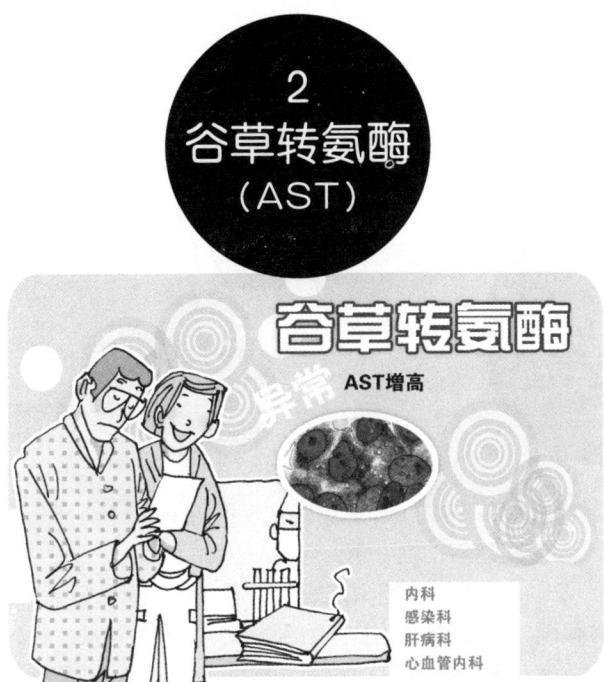

2 谷草转氨酶（AST）

□ **概念** 谷草转氨酶（AST）是肝功能检查的指标之一，是用来判断肝脏及心肌是否受到损害的辅助检查。

□ **参考范围** 0~40U/L。

□ **指标异常解读** 增高：常见于急性黄疸性肝炎，慢性肝炎，肝癌，肝硬化，药物性肝细胞坏死，胆道梗阻，胆管炎，胆囊炎，脂肪肝，急性心肌梗死，充血性心力衰竭，急、慢性心肌炎，心脏手术后以及骨骼肌疾病（如进行性肌营养不良、皮肌炎、肌肉挫伤等）等。也可见于肾病、胸膜炎、肺炎、多发性肌炎、传染性单核细胞增多症、疟疾、流行性出血热、急性胰腺炎、肺栓塞、坏疽、溶血性疾病、心包炎等病症和口服避孕药等。当谷草转氨酶明显升高，AST/ALT 比值 >1 时，表示有肝实质的损害。

□ **指标异常防治对策** 体检发现谷草转氨酶增高时，应进一步检查，明确是何种病因造成，并对病因进行相应的治疗。

□ **就诊科室** 内科、感染科、肝病科、心血管内科等。

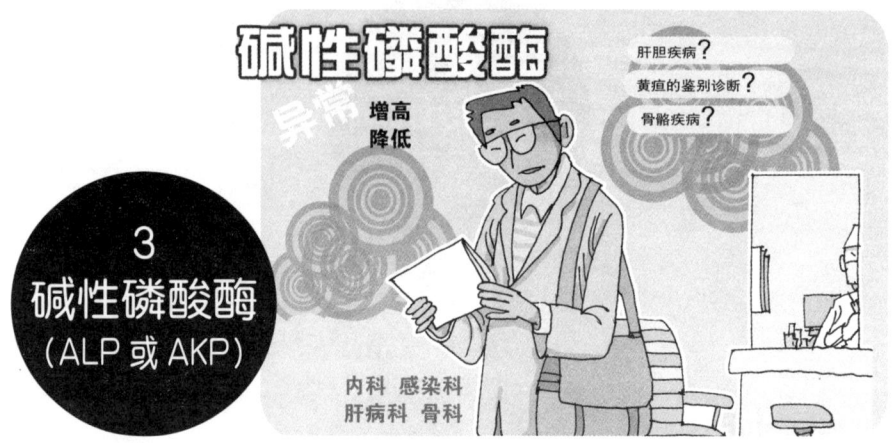

3 碱性磷酸酶（ALP 或 AKP）

□**概念** 碱性磷酸酶（ALP 或 AKP）是广泛分布于人体肝脏、骨骼、肠、肾和胎盘等组织并经肝脏向胆外排出的一种酶。

□**参考范围** 25～117U/L。妊娠期妇女、老人、儿童 ALP 有生理性升高。

□**指标异常解读** （1）增高：①肝胆疾病：阻塞性黄疸，急、慢性黄疸性肝炎、肝癌等。②黄疸的鉴别诊断：阻塞性黄疸，ALP 显著升高，而转氨酶仅轻度增加；肝内局限性胆管阻塞（如肝癌）ALP 明显升高，而胆红素不高；肝细胞性黄疸，ALP 正常或稍高，转氨酶明显升高。③骨骼疾病：纤维性骨炎、成骨不全症、佝偻病、骨转移癌、骨折修复期时 ALP 增高。④甲亢、骨损伤、维生素 D 缺乏症、骨折等，均可引起 ALP 活性增高，尤其是骨 ALP 同工酶增高。⑤某些药物如氯丙嗪、口服避孕药和某些抗生素等，可引起碱性磷酸酶增高。⑥长期酗酒者，也可见 ALP 增高。（2）降低：比较少见，主要见于呆小病、ALP 过少症、维生素 C 缺乏症。

□**指标异常防治对策** 体检发现碱性磷酸酶异常，因引起的原因众多，要做进一步检查，以明确病因，并对引发病因作针对性治疗。

□**就诊科室** 内科、感染科、肝病科、骨科等。

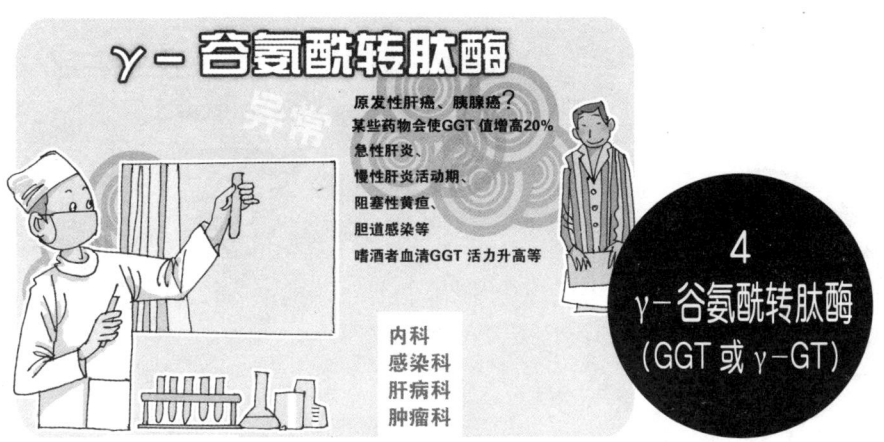

4 γ-谷氨酰转肽酶（GGT 或 γ-GT）

□**概念** γ-谷氨酰转肽酶（GGT 或 γ-GT）主要存在于细胞膜和微粒体上，参与谷胱甘肽的代谢。肾脏、肝脏和胰腺含量丰富，但血清中的 GGT 主要来自肝胆系统。

□**参考范围** 0～50U/L。

□**指标异常解读** （1）原发性肝癌、胰腺癌、乏特氏壶腹癌等，血清 GGT 活力显著升高。特别在诊断恶性肿瘤患者有无肝转移和肝癌手术后有无复发时，阳性率可达99%。（2）长期接受某些药物，如苯巴比妥、苯妥因钠、安替比林、口服避孕药，会使 GGT 值增高20%。（3）急性肝炎、慢性肝炎活动期、阻塞性黄疸、胆道感染、胆石症、急性胰腺炎，血清 GGT 活力增高。（4）嗜酒者血清 GGT 活力增高，乙醇性肝病患者的 GGT 几乎都增高。

□**指标异常防治对策** 体检发现 GGT 异常，应做进一步检查，明确病因，并对病因进行相应的治疗。

□**就诊科室** 内科、感染科、肝病科、肿瘤科等。

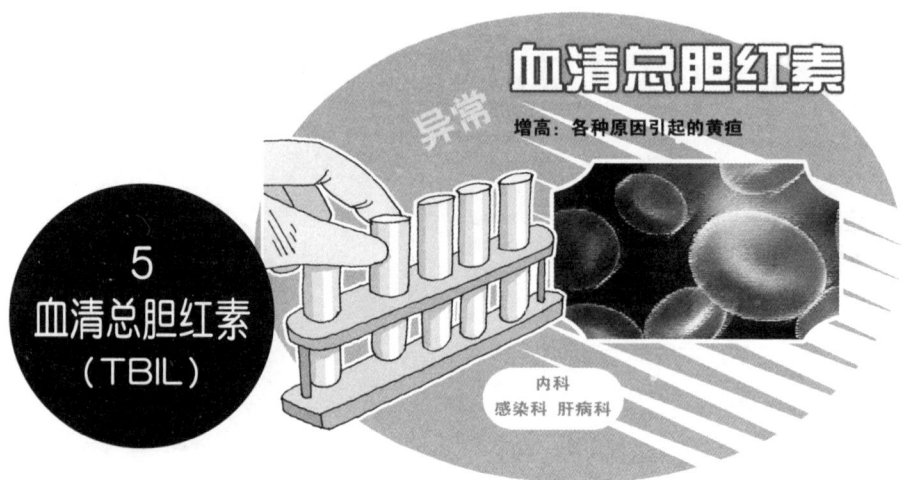

5 血清总胆红素（TBIL）

□**概念** 血清总胆红素（TBIL）为血清直接胆红素和间接胆红素之和，所以总胆红素偏高的情况可分为三种：直接胆红素和总胆红素偏高，间接胆红素和总胆红素偏高，直接胆红素、间接胆红素和总胆红素偏高。三者有不同的原因。

□**参考范围** 5.1～19.0μmol/L。

□**指标异常解读** 增高：各种原因引起的黄疸。可根据胆红素水平并结合临床症状鉴别诊断黄疸为溶血性、肝细胞性或阻塞性。血清总胆红素可作为暴发型肝衰竭（FHF）和自体免疫性肝炎（AIH）预后死亡的独立危险因子，TBIL＞255μmol/L预测FHF预后死亡的敏感性为77.5%，特异性为46.8%。

□**指标异常防治对策** （1）不能乱用护肝药。乱用护肝药可能反而引起胆红素偏高，甚至是药物性肝炎。（2）查明原因采取针对性的措施。主要是分辨清楚到底是生理性黄疸、溶血引起的、还是胆道阻塞造成的，或肝病造成的。（3）注意保健，各种肝病造成的都需要注意休息，养成健康的饮食习惯，防止病情恶化。（4）饮食问题，以维生素含量高、营养丰富、易消化的饮食为主。

□**就诊科室** 内科、感染科、肝病科等。

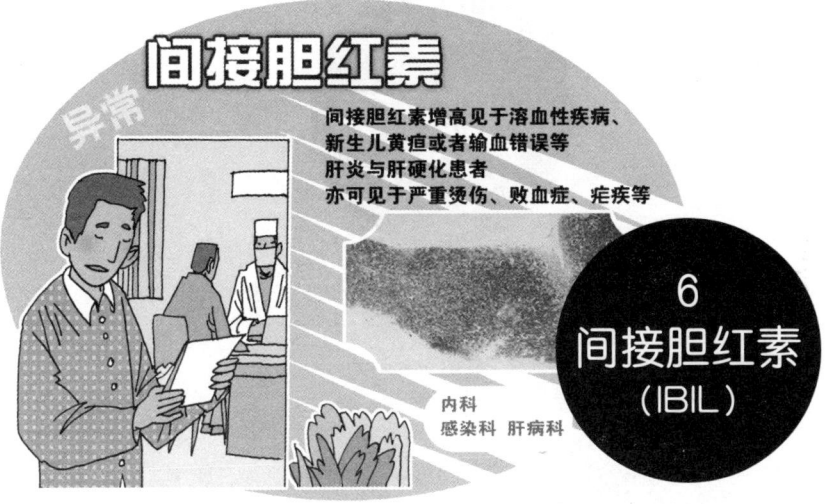

6 间接胆红素（IBIL）

□**概念** 间接胆红素（IBIL）是不与葡萄糖醛酸结合的胆红素。

□**参考范围** 1.2~6.8μmol/L。

□**指标异常解读** （1）IBIL增高：常见于溶血性疾病、新生儿黄疸或者输血错误等。肝炎与肝硬化患者的IBIL都可以增高。（2）增高亦可见于严重烫伤、败血症、疟疾、血型不合输血、脾功能亢进、恶性贫血、珠蛋白生成障碍性贫血、铅中毒、新生儿生理性黄疸、药物性黄疸、体质性黄疸、哺乳性黄疸等。

□**指标异常防治对策** 体检有异常，应到医院相关科做进一步检查，对病因进行针对性治疗。

□**就诊科室** 内科、感染科、肝病科等。

7 直接胆红素（DBIL）

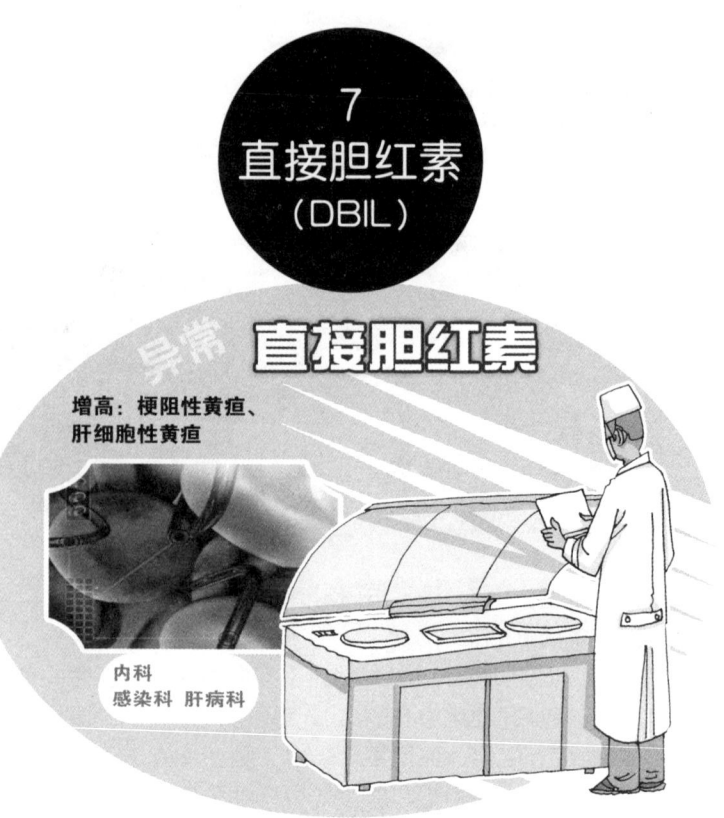

□ **概念** 测定直接胆红素（DBIL）主要用于鉴别黄疸的类型。
□ **参考范围** 3.9～13.7μmol/L。
□ **指标异常解读** 增高：梗阻性黄疸、肝细胞性黄疸。
□ **指标异常防治对策** （1）进一步检查明确病因，根据具体的情况制订用药方案。（2）养成良好生活习惯，饮食宜清淡，吃少油、少糖、少胆固醇的食物，宜吃豆类制品、鱼类、蔬菜、水果等，忌饮酒。（3）饭后宜卧床休息1～2h。（4）定期B超、肝功能等复查。
□ **就诊科室** 内科、感染科、肝病科等。

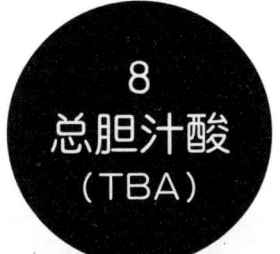

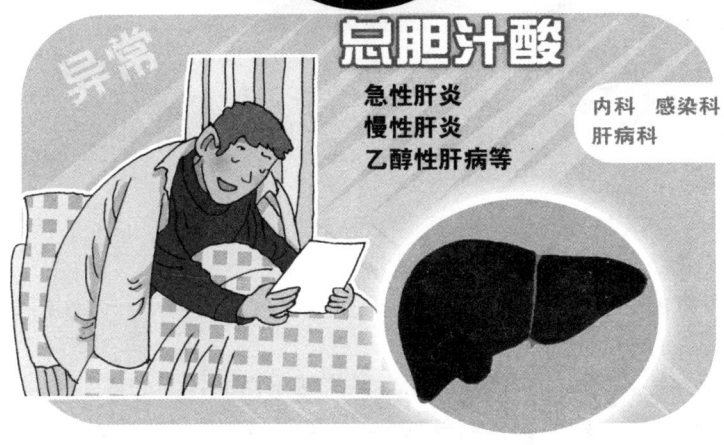

□ **概念** 总胆汁酸测定(TBA)对肝病的诊断有十分重要的价值。

□ **参考范围** ≤10μmol/L。

□ **指标异常解读** 血清TBA增高见于:(1)急性肝炎。显著增高,可达正常人的10~100倍。(2)慢性肝炎:超过20μmol/L,应考虑慢性活动性肝炎。(3)肝硬化、乙醇性肝病、中毒性肝炎、胆道阻塞、胆汁淤积等肝功能异常时,TBA可增高。

□ **指标异常防治对策** 发现指标异常,均与肝脏病变有关,因此,要到医院相关科室进一步确诊是何种肝病,进行针对性治疗。对肝脏护理性防治对策,与"直接胆红素"基本相同。

□ **就诊科室** 内科、感染科、肝病科等。

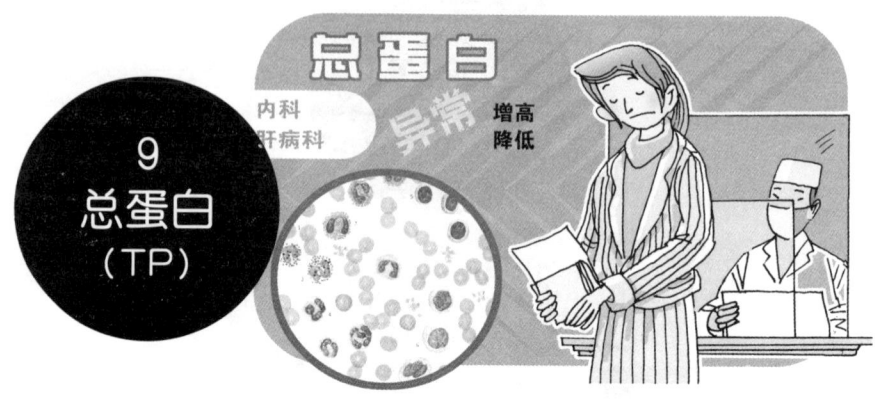

9 总蛋白（TP）

□ **概念** 总蛋白（TP）检测主要是检测肝功能合成功能的试验，反映肝脏的储备能力。为白蛋白和球蛋白之和。

□ **参考范围** 60~80g/L。剧烈运动或高强度体力劳动、体力超支会引起总蛋白生理性偏高。

□ **指标异常解读** （1）增高：①高免疫球蛋白血症，如多发性骨髓瘤、巨球蛋白血症、冷沉淀球蛋白血症等。②自身免疫性疾病，如系统性红斑狼疮、硬皮病、风湿病、类风湿关节炎。③多种原因引起的明显脱水使血浆浓缩。（2）降低：①白蛋白合成减少或蛋白质丢失性疾病，如各种慢性肝病、吸收不良综合征、蛋白质营养缺乏、肾病综合征、肾炎、严重烧伤、溃疡性结肠炎、大量失血和浆膜腔积液等。②严重结核病、甲亢、恶性肿瘤等引起的蛋白质消耗增加。③各种原因引起的水盐潴留，或静脉注射过多的低渗溶液使血浆稀释等。

□ **指标异常防治对策** 体检发现指标异常，应到医院相关科室做进一步检查，结合转氨酶和病毒DNA等综合分析，确定病因。若是病理原因引起的，则对病因进行针对性治疗，同时要加强生活性预防措施，如饮食清淡，营养丰富合理，坚持体育锻炼，适当饮水，注意休息，不要劳累等。

□ **就诊科室** 内科、肝病科等。

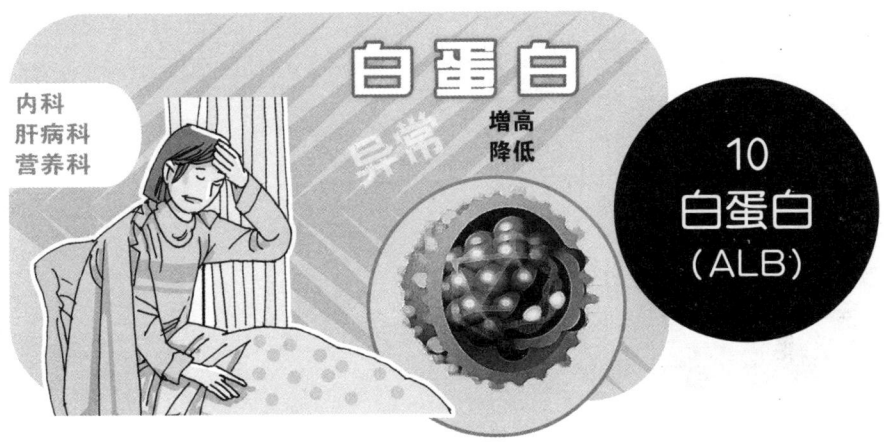

□概念　白蛋白（ALB）由肝实质细胞合成，是血浆中含量最多的蛋白质（占40%~60%），是人体组织的主要蛋白质来源。

□参考范围　35~55g/L。

□指标异常解读　（1）增高：少见，因脱水所致的血浆浓缩时可有相对增高，而蛋白质绝对量并未增加。（2）降低有以下原因：①急性降低：主要见于大出血和严重烧伤时血浆大量丢失。②慢性降低：见于白蛋白合成障碍，如营养不良、肝脏疾病、慢性消化道疾病。③白蛋白消耗或丢失过多：消耗性疾病、恶病质、肾病综合征、腹水形成等。④其他：妊娠晚期、遗传性无白蛋白血症等。

□指标异常防治对策　白蛋白指标异常（偏低），应先检查其他肝功能，确定是否肝病变重，如是，要抓紧治疗；若无肝损伤，可能是由营养不良引起，在饮食上要加以调理，如多吃些少油腻而富含白蛋白的食物（鱼类、禽蛋等），不乱吃药，也不要盲目注射白蛋白。

□就诊科室　内科、肝病科、营养科等。

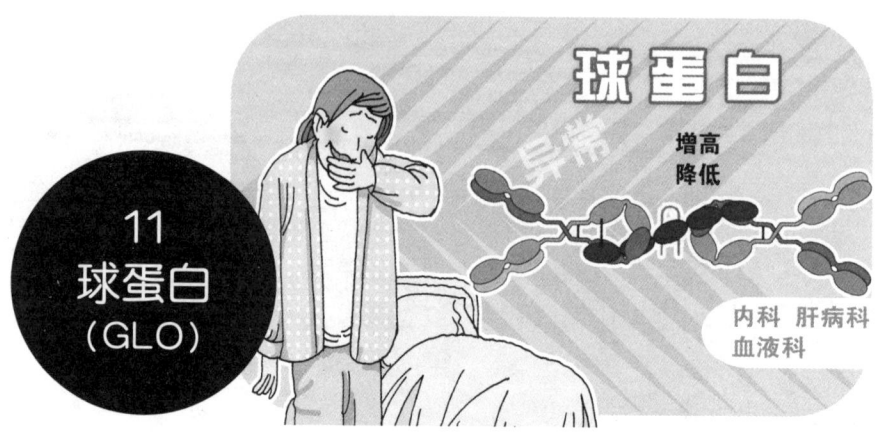

11 球蛋白（GLO）

□**概念** 球蛋白（GLO）是一种存在于人体中的血清蛋白，是一种常见的蛋白，基本存在于所有的动物、植物体内。球蛋白具有免疫作用，因此也称为免疫球蛋白。

□**参考范围** 20~30g/L。

□**指标异常解读** （1）增高：主要以γ-球蛋白增高为主。①感染性疾病：见于结核病、疟疾、黑热病、血吸虫病、麻风病等。②自身免疫性疾病：见于系统性红斑狼疮、硬皮病、风湿热、类风湿性关节炎。③慢性肝脏疾病。④其他：见于多发性骨髓瘤等。（2）降低：见于应用肾上腺皮质激素或免疫抑制剂后、先天性低丙种球蛋白血症、肾上腺皮质功能亢进等。

□**指标异常防治对策** 体检发现球蛋白异常，应做进一步检查，明确病因，进行针对性治疗。

□**就诊科室** 内科、肝病科、血液科等。

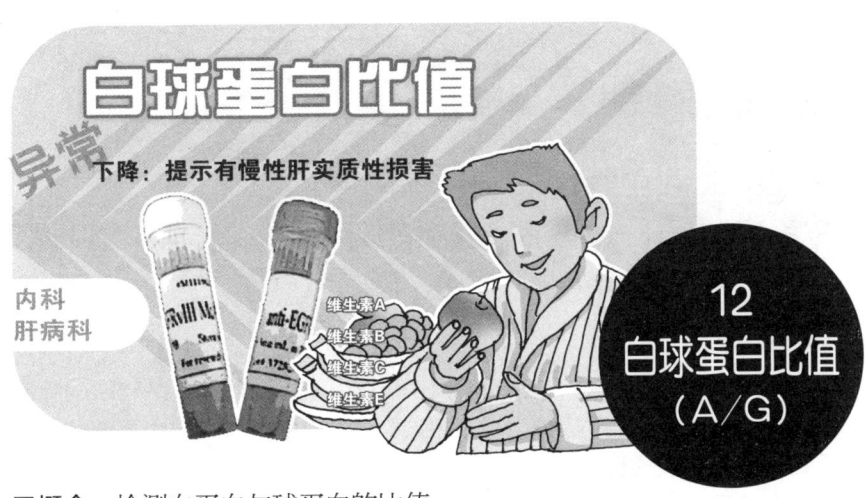

□ **概念** 检测白蛋白与球蛋白的比值。
□ **参考范围** 1.5~2.4∶1。
□ **指标异常解读** 白球蛋白比值（A/G）下降：提示有慢性肝实质性损害。显著降低：见于慢性活动性肝炎、肝硬化、肾病综合征、类脂质肾病、低蛋白血症等。
□ **指标异常防治对策** 体检发现白球蛋白比值异常，要到医院相关科室做进一步检查，明确病因，进行针对性治疗。因白球蛋白比值异常，多与肝脏实质性损害有关，具体防控对策如下：(1)养成良好的生活习惯，注意观察，定期B超、肝功能等复查。(2)饮食清淡、忌油腻。少吃油腻胆固醇含量多的食物，宜吃豆类制品、鱼类、蔬菜、水果等，因为其中含有大量的维生素A、维生素B、维生素C、维生素E，有较好的抗氧化功效且易消化吸收。(3)忌饮酒，忌过多甜食。(4)饭后宜卧床休息1~2h，保证肝脏得到充足的血液供应，有利于肝细胞修复。(5)不乱用药物，减少肝脏负担。
□ **就诊科室** 内科、肝病科等。

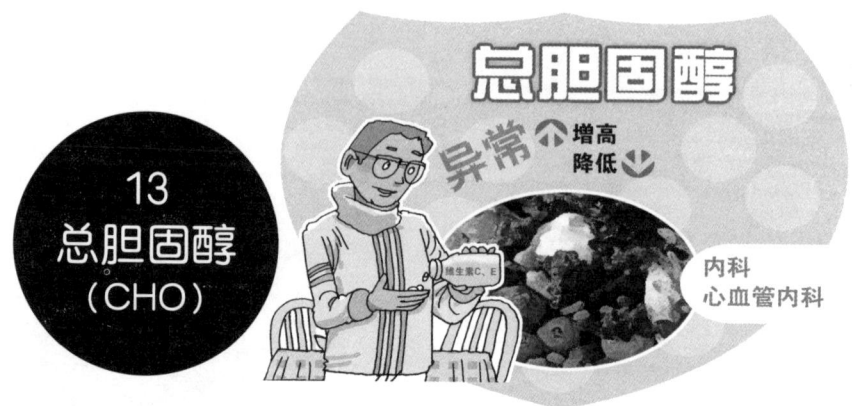

13 总胆固醇（CHO）

□ **概念** 胆固醇（CHO）是人体内不可缺少的重要物质，参与形成细胞膜，是合成胆汁酸、维生素D以及甾体激素的原料，同时也是合成几种重要激素及胆酸的材料。

□ **参考范围** 2.33~5.69mmol/L。

□ **指标异常解读** 体检前一周的饮食情况可能会影响血脂的真伪解读，须注意以下事项：体检前一周不要暴饮暴食，以清淡的正常饮食为主。体检前一天，晚八时后不进任何饮食。（1）增高：①原发性见于家族性高胆固醇血症、家族性混合型高脂血症、原发性高乳糜微粒血症等。②继发性见于糖尿病、甲状腺功能减退症、垂体功能减退症、肢端肥大症、肾病综合征、血液透析、原发性胆汁性肝硬化（PBG）、阻塞性黄疸、酒精性脂肪肝、肝癌、痛风、高尿酸血症、肥胖症等。另外，可由服用药物引起，如噻嗪类、β-受体阻滞剂、皮质类固醇、口服避孕药等；妊娠也可以使总胆固醇增高。（2）降低：原发性常见于先天性无β-脂蛋白血症；继发性见于甲状腺功能亢进、营养不良、慢性消耗性疾病、肝细胞损害或某些严重感染症、结肠癌和某些贫血。

□ **指标异常防治对策** 进一步检查，明确病因，对病因进行针对性治疗。生活性防治对策有：（1）少吃或不吃动物内脏等胆固醇含量高的食物。（2）少吃肥肉和荤油，减少饱和脂肪的摄入。（3）多吃蔬菜水果和菌藻类食物，有助于胆固醇的排泄。（4）多用橄榄油、茶油。（5）适当服用鱼油和卵磷脂，以降低血脂。（6）服用维生素C、维生素E等，减轻胆固醇对血管的危害。

□ **就诊科室** 内科、心血管内科等。

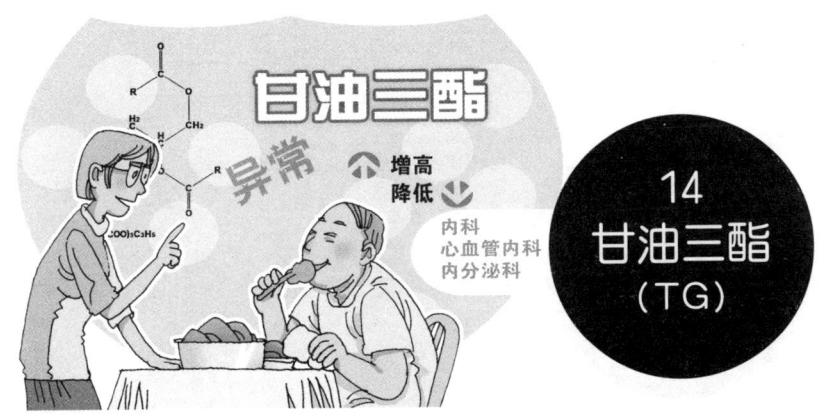

14 甘油三酯（TG）

□**概念** 甘油三酯（TG）是由甘油和脂肪酸所构成的酯类。各种甘油三酯的甘油部分都相同，而脂肪酸部分可相同也可不同。

□**参考范围** 0.57～1.70mmol/L。

□**指标异常解读** 增高：见于冠心病、动脉粥样硬化、高血压病、糖尿病、肾病综合征等。肥胖的人，其甘油三酯往往偏高。另外，妊娠、口服避孕药、酗酒等也可使 TG 增高。降低：常见于甲状腺功能亢进、肾上腺皮质功能低下、慢性阻塞性肺病、脑梗死、恶病质、原发性低密度脂蛋白（β 脂蛋白）缺乏症及消化不良等。遗传因素也会影响甘油三酯水平。一般而言，TG 高低和近期饮食结构及量相关，波动较大。

□**指标异常防治对策** 当血清 TG ≥1.7mmol/L 时，首先应用非药物干预措施，若 TG 水平仅轻、中度增高（2.3~5.6mmol/L），为了防控动脉粥样硬化性心血管疾病风险，需专科就诊，结合其他指标，针对性治疗；对于严重高 TG 血症者，即 TG ≥5.7mmol/L，应首先考虑专科就诊，药物调脂治疗。甘油三酯高者，可摄入低热量、低胆固醇、低脂肪、低糖、高纤维饮食。具体对策为：（1）减少脂肪摄入量。提倡多吃鱼类，烹调时，应采用植物油。（2）限制胆固醇的摄入量。提倡多吃豆制品。（3）供给充足的蛋白质。宜选择富含优质蛋白质的食物，且植物蛋白质的摄入量要在50% 以上。（4）适当减少碳水化合物的摄入量。不要过多吃甜食，每餐应七八分饱。应多吃粗粮，如小米、燕麦、豆类等食品，这些食品中纤维素含量高，具有降血脂作用。（5）应多吃鲜果和蔬菜，它们含维生素 C、无机盐和纤维素较多，能够降低甘油三酯、促进胆固醇排泄。

□**就诊科室** 内科、心血管内科、内分泌科等。

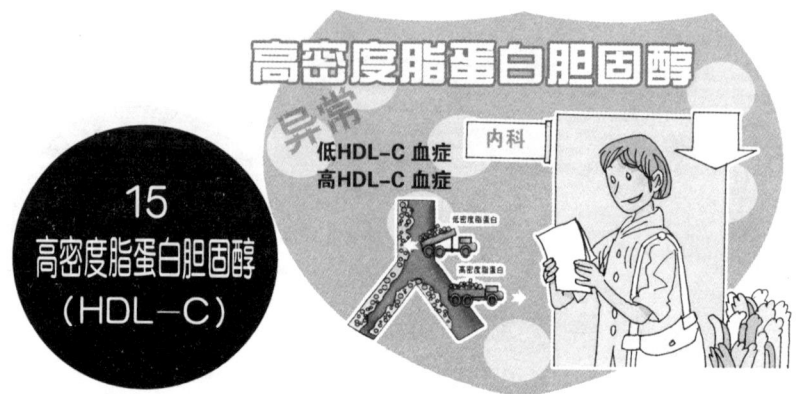

15 高密度脂蛋白胆固醇（HDL-C）

□ **概念** 高密度脂蛋白胆固醇（HDL-C）主要在肝脏中合成，它的主要生理功能是转运磷脂和胆固醇。高密度脂蛋白是一种抗动脉粥样硬化的脂蛋白，是心脏的保护因子。能促进外周组织中胆固醇的消除，防止动脉粥样硬化的危险。

□ **参考范围** 成年男性：1.03~1.55mmol/L；成年女性：1.1~2.0mmol/L。绝经后女性与男性相近。

□ **指标异常解读** 高密度脂蛋白负责从细胞中吸收胆固醇，HDL-C具有抵御斑块形成的作用，它与冠心病的发生呈负相关。（1）低HDL-C血症：HDL-C＜1mmol/L。①原发性减低：见于载脂蛋白缺乏症、家族性低HDL血症。②继发性减低：见于高脂蛋白血症、动脉粥样硬化性疾病、慢性肾功能不全、血液透析、糖尿病、肥胖、甲状腺功能亢进、肝损坏和胆汁淤积性疾病、骨髓瘤、巨球蛋白血症；缺乏体育锻炼等。③药物性减低：见于服用噻嗪类利尿剂、β-受体阻滞剂；口服某些降糖药、降脂药、雄激素或孕激素等。④食物性减低：见于高糖、高饱和脂肪酸膳食的人群。（2）高HDL-C血症：HDL-C＞1.55mmol/L。①原发性增高：与遗传因素有关。②继发性增高：见于慢性阻塞性肺疾病、原发性胆汁性肝硬化、某些药物使用（胰岛素、雌激素、避孕药等）。③生理性增高：见于运动，饮酒等。

□ **指标异常防治对策** 体检发现指标异常，应做进一步检查，明确原因，进行针对性治疗。

□ **就诊科室** 内科、心血管内科等。

16 低密度脂蛋白胆固醇（LDL-C）

□**概念** 低密度脂蛋白胆固醇（LDL-C）俗称"坏胆固醇"。LDL-C增高是动脉粥样硬化发生、发展的主要危险因素。

□**参考范围** ①合适水平：≤3.12mmol/L。②边缘水平：3.15~3.61mmol/L。③升高：＞3.64mmol/L。

□**指标异常解读** （1）LDL-C指标增高：①判断发生冠心病的危险性。LDL-C是动脉粥样硬化的危险因子，LDL-C水平增高与冠心病发病呈正相关。②其他：遗传性高脂蛋白血症、甲状腺功能减退症、肾病综合征、胆汁淤积性黄疸、肥胖症以及应用雄激素、β-受体阻滞剂、糖皮质激素等也可使得LDL-C增高。（2）LDL-C指标降低：常见于无β-脂蛋白血症、甲状腺功能亢进症、吸收不良、肝硬化及低脂饮食和运动等。

□**指标异常防治对策** （1）体检发现LDL-C指标异常，需结合整体情况分析可能的原因，若明确原因，则进行针对性干预或治疗。（2）LDL-C增高，是否需要服药？ 医生主要根据个体动脉粥样硬化性心血管疾病的危险程度（即需要结合LDL-C增高情况，总胆固醇指标，体重指数，血压，是否吸烟，其他血脂指标如非-HDL-C及HDL-C，是否有伴发疾病如高血压、糖尿病等综合评估），决定是否需要启动药物调脂治疗。但若LDL-C≥4.9mmol/L，建议在医生指导下，考虑启动药物调脂治疗。（3）LDL-C增高平时生活上应注意以下几点：①控制总热量，限制高脂高胆固醇食物的摄入，如动物内脏、鱼子、蟹黄等，适当补充水溶性膳食纤维，如燕麦等。②控制体重：维持健康体重（BMI在20.0~23.9kg/m^2）。③身体活动。建议每周5~7d，每次30min中等强度有氧运动，部分人群，如动脉粥样硬化性心血管疾病患者应先进行运动负荷试验，充分评估安全性后，再进行相应运动。④戒烟。完全戒烟和有效避免吸入二手烟。⑤限制饮酒。

□**就诊科室** 内科、心血管内科、内分泌科等。

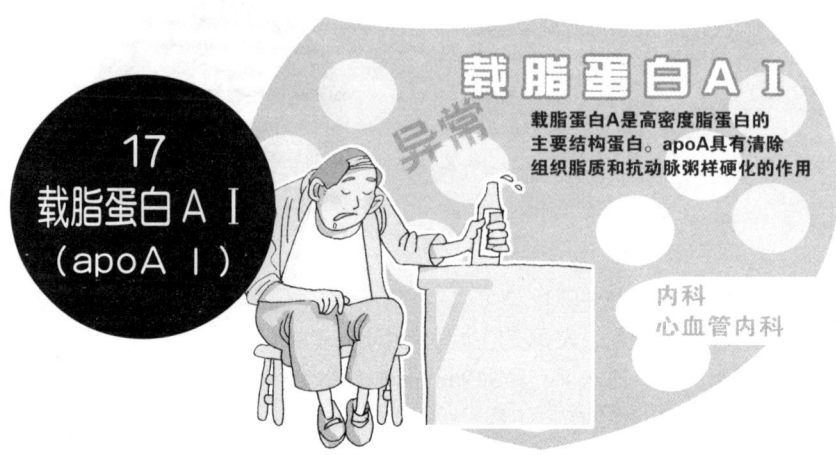

17 载脂蛋白AⅠ（apoAⅠ）

□**概念**　载脂蛋白A（apoA）是高密度脂蛋白（HDL）的主要结构蛋白。apoA具有清除组织脂质和抗动脉粥样硬化的作用，虽然，apoA有AⅠ、AⅡ、AⅢ三种亚型，但以apoAⅠ的意义最明确，且它在组织中的浓度最高。因此，apoAⅠ为临床上常用的检测指标。

□**参考范围**　男性：（1.42±0.17）g/L；女性：（1.45±0.14）g/L。

□**指标异常解读**　（1）增高：apoAⅠ可以直接反映HDL水平，与HDL一样可以预测和评价冠心病的危险性，其水平与冠心病的发病率呈负相关。但apoAⅠ比HDL更精确，更能反映脂蛋白的状态。因此，apoAⅠ是诊断冠心病的一种较灵敏的指标。（2）减低：①见于家族性apoAⅠ缺乏症、家族性α脂蛋白缺乏病、家族性LCAT缺乏症和家族性低HDL血症等。②见于急性心肌梗死、糖尿病、慢性肝病、肾病综合征和脑血管病等。

□**指标异常防治对策**　体检发现apoAⅠ指标异常，建议结合整体检查指标及自身症状等综合判断，必要时进一步检查明确病因。若明确原因，则进行针对性干预或治疗。

□**就诊科室**　内科、心血管内科等。

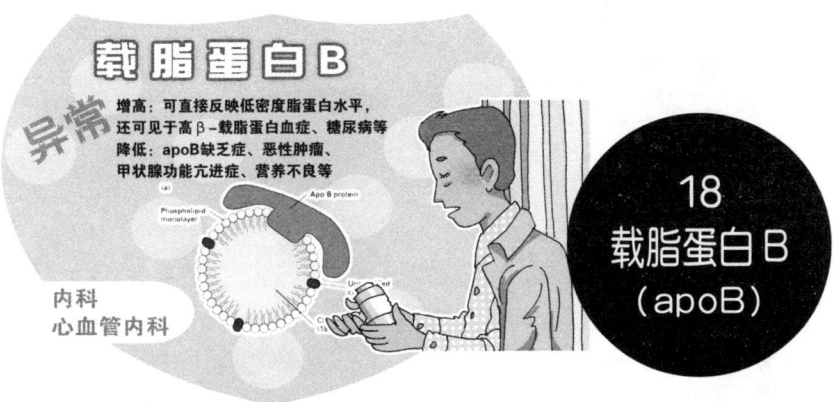

18 载脂蛋白B（apoB）

□**概念** 载脂蛋白B（apoB）是低密度脂蛋白中含量最多的蛋白质，90%以上apoB存在于低密度脂蛋白中。apoB的作用成分是apoB-100，还有其降解产物apoB-48、apoB-75、apoB-41和apoB-36等。正常人空腹所检测的apoB为apoB-100。

□**参考范围** 男性：（1.01±0.21）g/L；女性：（1.07±0.23）g/L。

□**指标异常解读** （1）增高：apoB可直接反映低密度脂蛋白水平，因此，其增高与动脉粥样硬化、冠心病的发病呈正相关，也是冠心病的危险因素，可用于评价冠心病的危险性和降脂治疗效果等，其在预测冠心病危险性方面优于低密度脂蛋白和胆固醇。apoB增高还可见于高β-载脂蛋白血症、糖尿病、甲状腺功能减退症、肾病综合征和肾衰竭等。（2）减低：见于低β-载脂蛋白血症、无β-脂蛋白血症、apoB缺乏症、恶性肿瘤、甲状腺功能亢进症、营养不良等。

□**指标异常防治对策** 体检发现apoB指标异常，建议结合整体检查指标及自身症状等综合判断，必要时进一步检查明确病因。若明确原因，则进行针对性干预或治疗。

□**就诊科室** 内科、心血管内科等。

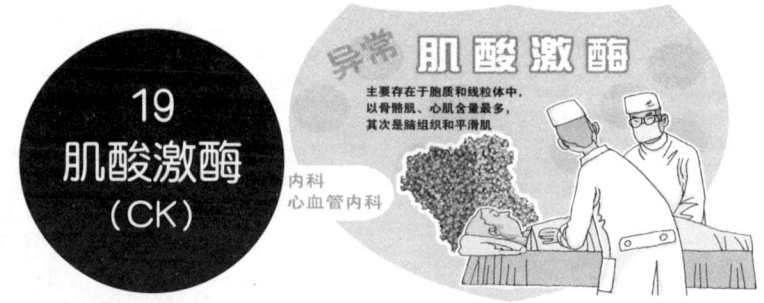

19 肌酸激酶（CK）

内科
心血管内科

□ **概念** 肌酸激酶（CK）也称肌酸磷酸激酶（CPK），主要存在于胞质和线粒体中，以骨骼肌、心肌含量最多，其次是脑组织和平滑肌。主要用于检测怀疑有心肌疾病、怀疑有骨骼肌病变，监测心肌和骨骼肌疾病等方面。

□ **参考范围** 酶偶联法（37℃）：男性38~174U/L，女性26~140U/L；酶偶联法（30℃）：男性15~105U/L，女性10~80U/L；肌酸显色法：男性15~163U/L，女性3~135U/L；连续监测法：男性37~174U/L，女性26~140U/L。

□ **指标异常解读** CK指标受性别、年龄、种族、生理状态的影响。男性肌肉容量大，CK活性高于女性。新生儿出生时由于骨骼肌损伤和暂时性缺氧，可使CK升高。黑人CK约为白人的1.5倍。运动可导致CK明显增高，且运动越剧烈、时间越长，CK升高越明显。（1）增高：①CK增高是早期诊断急性心肌梗死的灵敏指标之一。在急性心肌梗死发病3~8h时CK水平即明显增高，其峰值在10~36h，3~4d恢复正常。②心肌炎、肌肉疾病（如多发性肌炎、横纹肌溶解症、进行性肌营养不良等）可导致CK明显增高。③溶栓治疗和手术也可引起CK增高。（2）减低：CK减低见于长期卧床、甲状腺功能亢进症、激素治疗等。

□ **指标异常防治对策** 体检发现CK指标异常，建议结合整体检查指标及自身症状等综合判断，必要时进一步检查明确病因。若明确原因，则进行针对性干预或治疗。如何自我判断急性心肌梗死？急性心肌梗死前往往有先兆，主要表现为胸闷或胸痛较前加重，或起病前1~2周出现新发生的心绞痛。当有下列情况出现时应高度怀疑急性心肌梗死可能：（1）原来稳定型或初发型心绞痛患者运动耐量突然下降。（2）心绞痛发作的频度、严重程度及持续时间增加（常大于30min），或无明显的发作诱因，或以往有效的硝酸甘油剂量变为无效。（3）心绞痛发作时出现新的表现，如恶心、呕吐、出汗，疼痛放射到新的部位。

□ **就诊科室** 内科、心血管内科等。

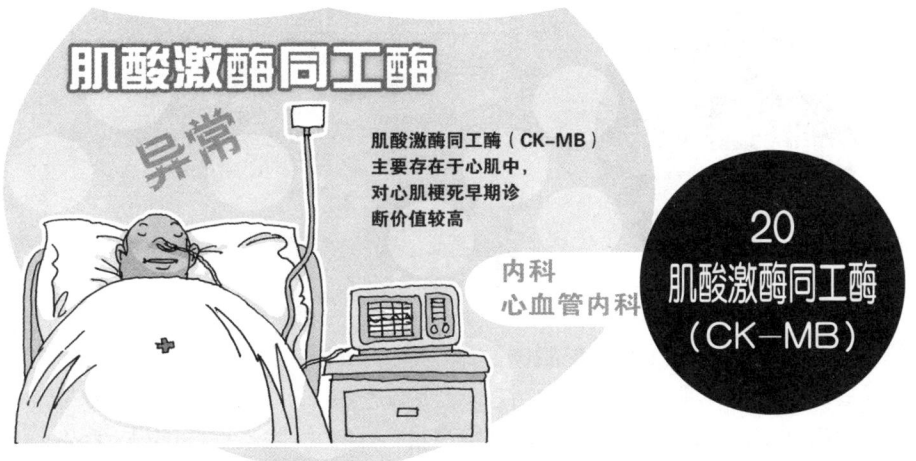

20 肌酸激酶同工酶（CK-MB）

□**概念** 肌酸激酶同工酶（CK-MB）主要存在于心肌中，对心肌梗死早期诊断价值较高。

□**参考范围** ＜24U/L。

□**指标异常解读** （1）CK-MB 增高可见于急性心肌梗死：CK-MB 对急性心肌梗死早期诊断的灵敏度明显高于总肌酸激酶，其阳性检出率达100%。CK-MB 一般在发病后3~8h 增高，9~30h 到达高峰，48~72h 恢复正常水平。与肌酸激酶（CK）比较，其高峰出现高，消失快，用其诊断发病较长时间的急性心肌梗死有困难，但对再发心肌梗死的诊断有重要价值。另外，CK-MB 高峰时间与预后有一定关系，CK-MB 高峰出现早者较出现晚者预后好。（2）其他心肌损伤如心绞痛、心包炎、慢性心房颤动、安装起搏器等也可引起 CK-MB 增高。（3）肌肉疾病及手术，CK-MB 也可出现增高。

□**指标异常防治对策** 体检发现 CK-MB 指标异常，建议结合整体检查指标及自身症状等综合判断，必要时进一步检查明确病因。若明确原因，则进行针对性干预或治疗。

□**就诊科室** 内科、心血管内科等。

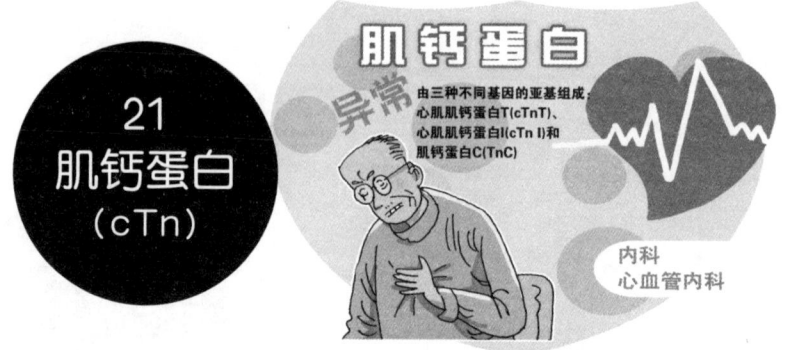

心肌肌钙蛋白(cTn)是肌肉收缩的调节蛋白,由三种不同基因的亚基组成:心肌肌钙蛋白T(cTnT)、心肌肌钙蛋白I(cTn I)和肌钙蛋白C(TnC)。目前,用于急性冠状动脉综合征(ACS)实验室诊断的是cTnT和cTnI。

cTn具有独特的抗原性,其特异性更优于肌酸激酶同工酶(CK-MB)。由于cTn的相对分子质量较小,心肌损伤后游离的cTn从心肌细胞释放入血,使血清cTn浓度迅速增高,其增高的倍数往往会超过心肌酶谱(CK)或肌酸激酶同工酶(CK-MB)升高的倍数。cTn增高时间与CK-MB相似,但其释放所持续的时间较长,因而可保持cTn较长时间的高水平状态。cTn既有CK-MB增高时间早、又有乳酸脱氢酶同工酶测定(LD1)诊断时间长的优点。

(1) 心肌肌钙蛋白T(cTnT)

□ **概念** 心肌肌钙蛋白T(cTnT)有快骨骼肌型、慢骨骼肌型和心肌型。绝大多数cTnT以复合物的形式存在于细丝上,而6%~8%的cTnT以游离的形式存在于心肌细胞胞质中。当心肌细胞损伤时,cTnT便释放到血清中,因此,cTnT浓度变化对诊断心肌缺血损伤的严重程度有重要价值。

□ **参考范围** 0.02~0.13μg/L为正常值,大于0.2μg/L为临界值。大于0.5μg/L可诊断为急性心肌梗死。

□ **指标异常解读** (1)cTnT是诊断急性心肌梗死(AMI)的确定性标

志物。AMI发病后3~6h cTnT即增高，10~24h达高峰，其峰值可为参考值的30~40倍，恢复正常需要10~15d。其诊断AMI的灵敏度为50%~59%，特异性为74%~96%，故其特异性明显优于肌酸激酶同工酶（CK-MB）和乳酸脱氢酶同工酶测定（LD）。（2）cTnT水平变化对诊断微小心肌损伤（MMD）和判断不稳定型心绞痛（UAP）预后有重要价值。（3）预测血液透析患者心血管事件，cTnT增高提示预后不良或发生猝死的可能性增大。（4）钝性心肌外伤、心肌挫伤、甲状腺功能减退症者的心肌损伤、药物损伤、严重脓毒血症所致的左心衰时，cTnT也可升高。（5）其他：cTnT也可作为判断AMI后溶栓治疗是否出现冠状动脉再灌注以及评价围术期和经皮腔内冠状动脉成形术心肌受损程度的较好指标。

□**指标异常防治对策**　cTnT如有明显升高，应及时请专科医生做出诊断，及时治疗，同时预防心衰、严重心律失常等并发症的发生。

□**就诊科室**　内科、心血管内科等。

（2）心肌肌钙蛋白 I（cTnI）

□**概念**　心肌肌钙蛋白（cTnI）以复合物和游离的形式存在于心肌细胞胞质中，当心肌损伤时，cTnI即可释放入血液中，血清cTnI浓度变化可以反映心肌细胞损伤的程度。

□**参考范围**　小于0.2μg/L为正常值。1.5μg/L为临界值。大于1.5μg/L有临床意义。

□**指标异常解读**　（1）cTnI对诊断急性心肌梗死与cTnT无显著性差异。与cTnT比较，cTnI具有较低的初始灵敏度和较高的特异性。急性心肌梗死发病后3~6h，cTnI即增高，14~20h达到峰值，5~7d恢复正常。其诊断急性心肌梗死的灵敏度为6%~44%，特异性为93%~99%。（2）可用于判断微小心肌损伤：不稳定型心绞痛患者血清cTnI也可增高，提示心肌有小范围梗死。（3）急性心肌炎患者cTnI水平也可出现增高，其阳性率达到88%，但多为低水平的增高。

□**指标异常防治对策**　cTnI如有明显升高，应及时请专科医生做出诊断，及时治疗，同时预防心衰、严重心律失常等并发症的发生。

□**就诊科室**　内科、心血管内科等。

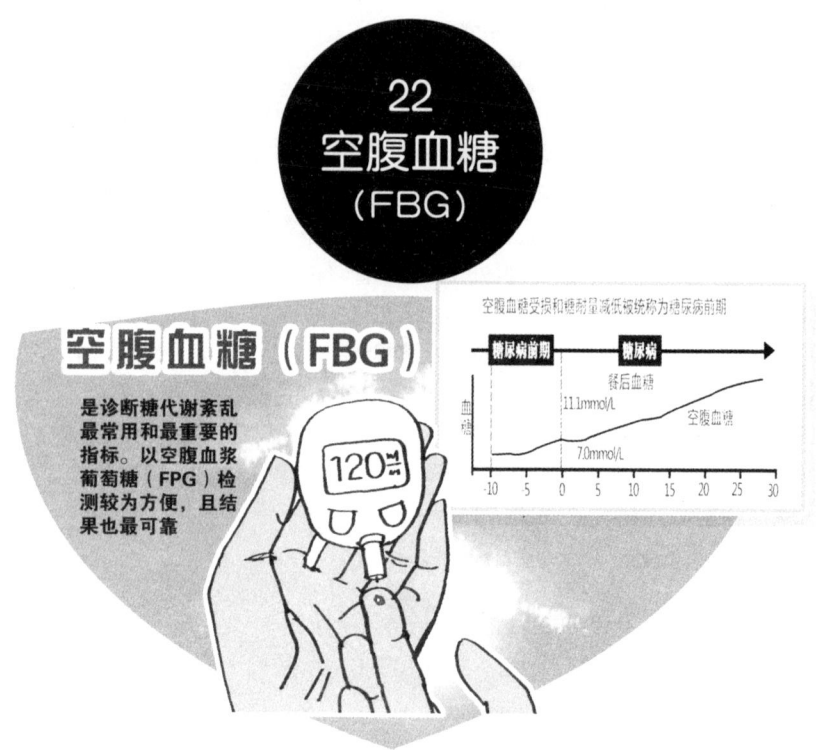

□ **概念** 空腹血糖(FBG)是诊断糖代谢紊乱最常用和最重要的指标。以空腹血浆葡萄糖(FPG)检测较为方便,且结果也最可靠。但空腹血糖易受肝脏功能、内分泌激素、神经因素和抗凝剂等多种因素的影响,且不同的检测方法,其结果也不尽相同。

□ **参考范围** 葡萄糖氧化酶法:3.9~6.1mmol/L,邻甲苯胺法:3.9~6.4mmol/L。

□ **指标异常解读** 血糖检测是目前诊断糖尿病的主要依据,也是判断糖尿病病情和控制程度的主要指标。(1)FBG增高:FBG增高而又未达到诊断糖尿病的标准时,称为空腹血糖过高(IFG);FBG增高超过7mmol/L时,称为高糖血症。根据FBG的水平可将高糖血症分为3度:轻度增高(7.0~8.4mmol/L),中度增高(8.4~10.1mmol/L),重度增高(>10.1mmol/L)。当FBG超过9mmol/L(肾糖阈)时尿糖即可呈阳性。①餐后1~2h、高糖饮食、剧烈运动、情绪激动、胃倾倒综合征等均可导致

FBG生理性增高。②病理性增高可见于各型糖尿病，内分泌疾病如甲状腺功能亢进症、巨人症、肢端肥大症、皮质醇增多症、嗜铬细胞瘤和胰高血糖素瘤等，应激性因素如颅内压增高、颅脑损伤、中枢神经系统感染、心肌梗死、大面积烧伤、急性脑血管病等，药物因素如服用噻嗪类利尿剂、避孕药、泼尼松等，肝脏和胰腺疾病如严重的肝病、坏死性胰腺炎、胰腺癌等，其他如高热、呕吐、腹泻、脱水、麻醉和缺氧等。（2）FBG减低：FBG低于3.9mmol/L时为血糖减低，FBG低于2.8mmol/L时称为低血糖症。①饥饿、长期剧烈运动、妊娠期等均可导致FBG生理性偏低。②病理性减低可见于胰岛素过多如胰岛素用量过大、口服降糖药、胰岛B细胞增高或肿瘤等，对抗胰岛素的激素分泌不足如肾上腺皮质激素、生长激素缺乏等；肝糖原贮存缺乏如急性重型肝炎、急性肝炎、肝癌、肝瘀血等，酗酒引起急性乙醇中毒，先天性糖原代谢酶缺乏如Ⅰ、Ⅲ型糖原累积病等，消耗性疾病如严重营养不良、恶病质等，非降糖药物影响如磺胺药、水杨酸、吲哚美辛等；特发性低血糖。

□**指标异常防治对策** （1）FBG增高防治对策：体检发现FBG增高，建议专科咨询结合整体情况如其他指标、症状等综合判断，必要时进一步检查明确病因。若明确原因，则进行针对性干预或治疗。确诊了糖尿病，建议专科就诊，遵医嘱启动药物治疗，并定期监测血糖、其他心血管危险因素、并发症相关指标，检验血糖控制情况，定期复诊。确诊了糖尿病，生活上要注意：①严格控制三餐总热量的摄入，建议选择低糖指数、高膳食纤维的食物，如全麦（全谷）面、荞麦面、笋类、蕨菜、菠菜、豆类如黄豆等。②限制高胆固醇食物的摄入，如动物内脏、鱼子等，限制含糖饮料的摄入，可适量摄入木糖醇和非营养性甜味剂。③限盐，每日盐摄入应少于6g（即啤酒瓶盖去胶垫后一平盖）。④戒烟限酒。⑤根据年龄、性别、体力、病情、有无并发症以及既往运动情况等，在医生指导下开展规律的合适的运动，并长期坚持。⑥控制体重。（2）FBG减低防治对策：体检发现FBG减低，建议专科咨询结合整体情况如其他指标、症状等综合判断，必要时进一步检查明确病因。若明确原因，则进行针对性干预或治疗。

□**就诊科室** 内科、内分泌科等。

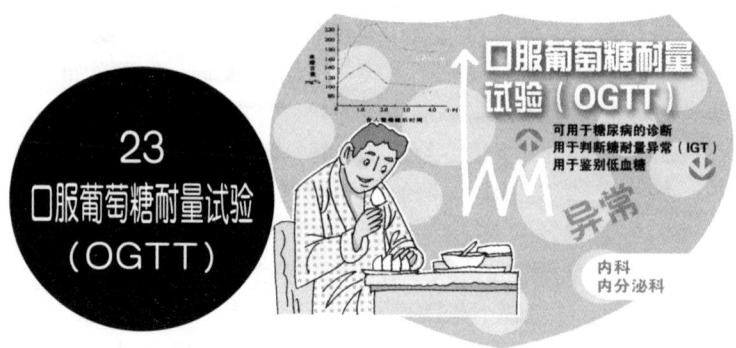

23 口服葡萄糖耐量试验（OGTT）

□**概念**　口服葡萄糖耐量试验(OGTT)是一种葡萄糖负荷试验，用于了解机体对葡萄糖的调节能力，主要用于诊断症状或血糖升高不明显的可疑糖尿病，也是低糖血症的诊断性试验。世界卫生组织推荐的75g葡萄糖标准OGTT，分别检测空腹血浆葡萄糖(FPG)和口服葡萄糖后30min、1h、2h、3h的血糖和尿糖。

□**参考范围**　①FPG 3.9~6.1mmol/L。②口服葡萄糖后30~60min，血糖达高峰(一般为7.8~9.0mmol/L)，峰值＜11.1mmol/L。③2h血糖＜7.8mmol/L。④3h血糖恢复至空腹水平。⑤各检测时间点的尿糖均为阴性。

□**指标异常解读**　(1)诊断糖尿病：符合以下条件者，即可诊断为糖尿病。①具有糖尿病症状，FPG≥7.0mmol/L。②OGTT 2h血糖≥11.1mmol/L。③具有临床症状，随机血糖≥11.1mmol/L，且伴有尿糖阳性者。临床症状不典型者，需要另外安排一天重新检查确诊。(2)判断糖耐量异常(IGT)：FPG＜7.0mmol/L，2h血糖为7.8~11.1mmol/L，且血糖到达高峰的时间延长至1h后，血糖恢复正常的时间延长至2~3h以后，同时伴有尿糖阳性者为IGT。IGT常见于2型糖尿病、肢端肥大症、甲状腺功能亢进症、肥胖症及皮质醇增多症等。(3)鉴别低血糖：①功能性低血糖。FPG正常，口服葡萄糖后的高峰时间及峰值均正常，但2~3h后出现低血糖，见于特发性低血糖症。②肝源性低血糖。FPG低于正常，口服葡萄糖后血糖高峰提前并高于正常，但2h PG仍处于高水平，且尿糖阳性。常见于广泛性肝损伤、病毒性肝炎等。

□**指标异常防治对策**　体检发现OGTT异常，建议结合整体情况综合判断，必要时进一步检查明确病因。若明确原因，则进行针对性干预。

□**就诊科室**　内科、内分泌科等。

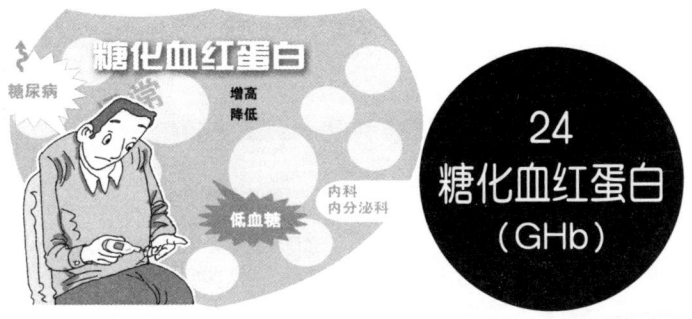

24 糖化血红蛋白（GHb）

□ **概念** 因为血红蛋白A（HbA）所结合的成分不同，糖化血红蛋白（GHb）又分为HbA_1a、HbA_1b、HbA_1c，其中HbA_1c（与葡萄糖结合）含量最高（占60%~80%），是目前临床最常检测的部分。HbA_1c水平反映了近2~3个月的平均血糖水平。HbA_1c对高血糖，特别是血糖和尿糖波动较大时有特殊诊断价值。HbA_1c可用于糖尿病的长期回顾性监测。

□ **参考范围** HbA_1c 4%~6%。

□ **指标异常解读** HbA_1c水平取决于血糖水平、高血糖持续时间、其生成量与血糖浓度成正比。（1）HbA_1c可作为糖尿病长期控制的良好观察指标，指标愈高，血糖水平愈高，病情愈重。（2）用于筛查糖尿病。世界卫生组织建议在条件具备的国家和地区采用将$HbA_1c \geq 6.5\%$作为诊断糖尿病的标准之一，我国目前尚未采用HbA_1c诊断糖尿病，但$HbA_1c \geq 6.5\%$可作为诊断糖尿病的参考。（3）长期HbA_1c增高，可引起组织缺氧而发生血管并发症。（4）糖尿病高血糖的HbA_1c水平增高，而应激性高血糖的HbA_1c则正常，可用于鉴别高血糖。

□ **指标异常防治对策** 体检发现HbA_1c异常，建议专科咨询结合整体情况如其他血糖指标、症状等综合判断，若确诊糖尿病，及早治疗。HbA_1c检测的推荐时间频度取决于糖尿病类型和（或）治疗（见下表）。

糖尿病患者HbA_1c检测时间频度表

糖尿病类型和治疗	推荐频度
1型糖尿病，最小量或常规治疗	每年3—4次
1型糖尿病	每月1—2次
加强治疗2型糖尿病	稳定的代谢条件下每年2次
糖尿病孕妇、妊娠期糖尿病	每1—2个月1次

□ **就诊科室** 内科、内分泌科等。

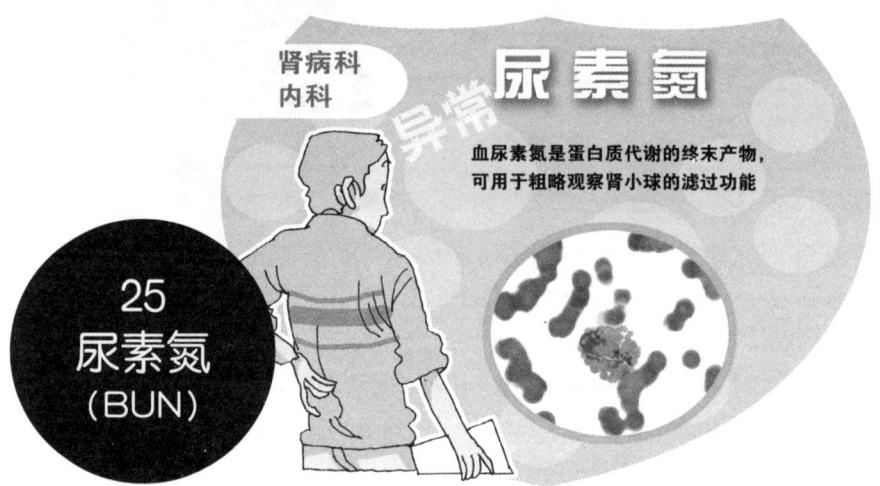

□ **概念** 血尿素氮（BUN）是蛋白质代谢的终末产物，可用于粗略观察肾小球的滤过功能。

□ **参考范围** 成人：3.2~7.1mmol/L，婴儿、儿童1.8~6.5mmol/L。

□ **指标异常解读** （1）BUN增高见于：①器质性肾功能损伤，各种原发性肾小球肾炎、肾盂肾炎、间质性肾炎、肾肿瘤、多囊肾等所致的慢性肾衰竭，急性肾衰竭，肾小球滤过率下降至50%以下，BUN才能增高。②肾前性少尿，严重脱水、大量腹水、心脏循环功能衰竭、肝肾综合征等。③蛋白质分解或摄入过多，如急性传染病、高热、上消化道出血、大面积烧伤、严重创伤、大手术后和甲状腺功能亢进、高蛋白饮食等。（2）BUN减少见于除婴儿、孕妇以及低蛋白高糖饮食者外，常见于肝功能衰竭。

□ **指标异常防治对策** 体检发现BUN异常，建议专科咨询结合整体情况如既往病史、其他指标、症状等综合判断，必要时进一步检查明确病因。若明确原因，则进行针对性干预或治疗。

□ **就诊科室** 肾病科、内科等。

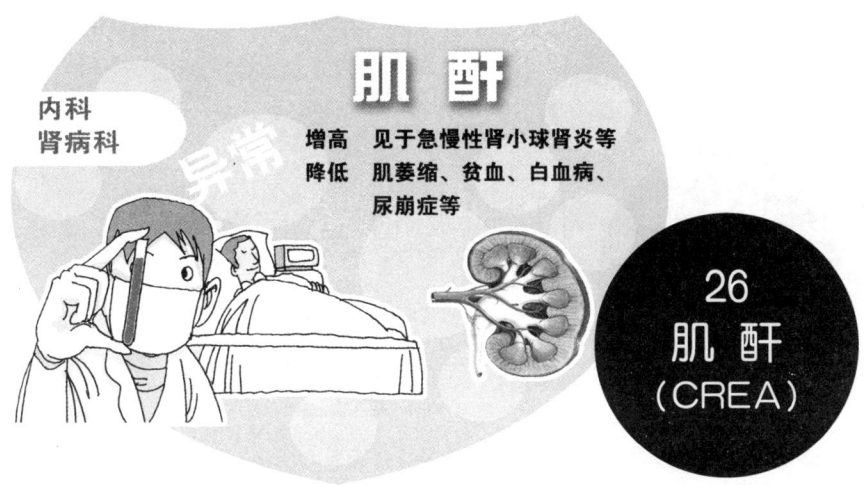

□ **概念** 肌酐(CREA)是肌肉代谢的产物,主要靠肾脏清除。血肌酐能较准确地反映肾实质受损的情况。

□ **参考范围** 44.0~133.0μmol/L。

□ **指标异常解读** (1)增高:见于急慢性肾小球肾炎、急性或慢性肾功能不全、肾衰竭、尿毒症。人在大量运动后或食用了大量的肉类食品后CREA也会增高。(2)降低:见于肌萎缩、贫血、白血病、尿崩症等。

□ **指标异常防治对策** 血肌酐高一定要去正规医院检查,以明确原因,进行针对性治疗。如为肾功能不全、肾衰和尿毒症等引发,其防治对策为:(1)限制蛋白质摄入,保证足够的热量(以碳水化合物为主,适当补充脂类食物),补充多种维生素。(2)进行可逆性因素的治疗。消除导致肾功能恶化的因素是治疗尿毒症的前提,必须针对这些因素,采取积极有效的措施,如解除各种原因引起的尿路梗阻,纠正有效血容量不足,控制严重的高血压,避免使用肾毒性药物,控制尿路或全身性感染等。(3)纠正水、电解质紊乱和酸碱平衡失调。(4)对症处理。(5)如有条件,可进行肾移植。

□ **就诊科室** 内科、肾病科等。

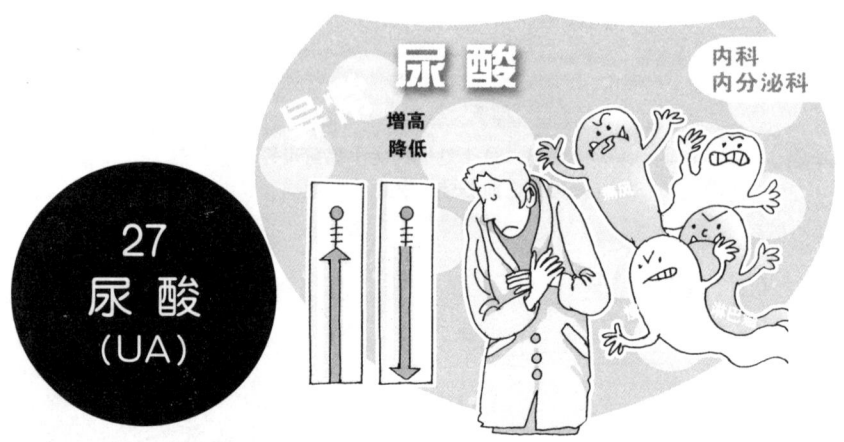

27 尿酸(UA)

□**概念** 血尿酸(UA)是由核酸(嘌呤)分解和氨基酸合成(内源性)及食物摄入(外源性)而来,正常人体内的尿酸大约有1200mg,每天新生成600mg,同时经肾排出600mg,处于平衡状态。如内生过多和(或)排泄不畅,引起血UA增高,尿酸会逸出至小关节周围形成尿酸结晶,诱发痛风发作。

□**参考范围** 男性:237.9~356.9μmol/L,女性:178.4~279.4μmol/L。≥420μmol/L可诊断为高尿酸血症。

□**指标异常解读** 增高:见于痛风、白血病、多发性骨髓瘤、淋巴瘤、子痫、妊娠。另外酒精中毒、肿瘤化疗、放射治疗、高尿酸饮食、慢性肾病等尿酸也会增高。降低:各种原因引起的肾小管重吸收功能损害、肝功能严重受损,服可的松、双香豆素、丙磺舒等药物,可使尿酸降低。

□**指标异常防治对策** 进一步到医院相关科室检查,确定引发原因,并对病因进行针对性治疗。尿酸增高及痛风患者,根据尿酸产生原因制订防治对策:(1)降低细胞内核酸的氧化分解(是重头戏),长期服用抗核酸氧化物质,可以减少80%的内源性嘌呤的产生。(2)食用嘌呤含量少或不含嘌呤的食品。(3)促进尿酸的排泄:可食用一定量的能适度碱化尿液的食品。(4)多运动,多喝水,少吃海鲜,禁止饮酒,多吃素,劳逸结合。(5)定期复查(每半年检查一次)。

□**就诊科室** 内科、内分泌科等。

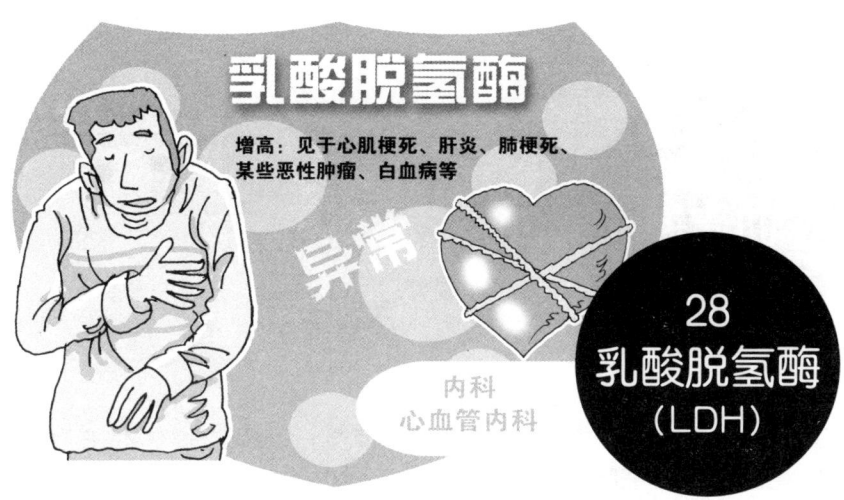

28 乳酸脱氢酶(LDH)

□**概念** 乳酸脱氢酶(LDH)是一种糖酵解酶,存在于机体所有组织细胞的胞质内,其中以心肌、骨骼肌和肾脏含量最丰富。LDH又是能催化乳酸脱氢生成丙酮酸的酶,几乎存在于所有组织中。

□**参考范围** 109~245U/L。

□**指标异常解读** 增高:见于心肌梗死、肝炎、肺梗死、某些恶性肿瘤、白血病、恶性贫血、剧烈运动等。溶血可致LDH假性增高。

□**指标异常防治对策** 体检发现乳酸脱氢酶增高,应去医院相关科室做进一步检查,以明确病因,对病因进行针对性治疗。

□**就诊科室** 内科、心血管内科等。

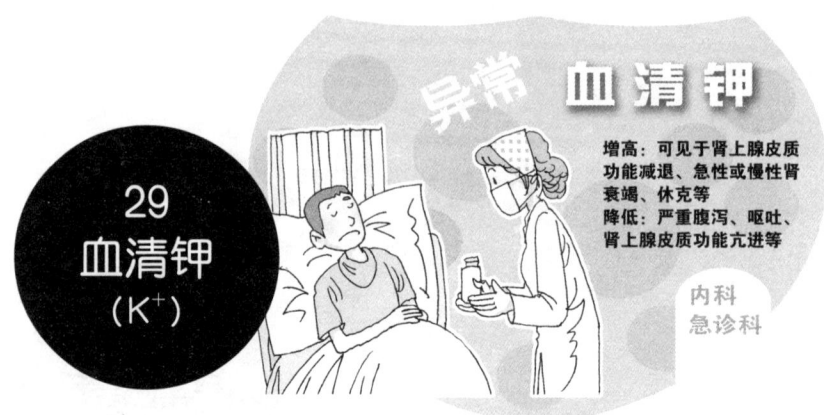

29 血清钾 (K⁺)

异常 血清钾

增高：可见于肾上腺皮质功能减退、急性或慢性肾衰竭、休克等
降低：严重腹泻、呕吐、肾上腺皮质功能亢进等

内科
急诊科

□**概念** 人体内的钾主要来源于食物，钾离子大部分(98%)存在于细胞内，少量存在于细胞外液，且浓度恒定。钾是维持细胞生理活动的主要阳离子，在保持机体的正常渗透压及酸碱平衡、参与糖及蛋白代谢、保证神经肌肉的正常功能等方面具有重要作用。

□**参考范围** 3.5~5.5mmol/L。

□**指标异常解读** 增高：可见于肾上腺皮质功能减退、急性或慢性肾衰竭、休克、组织挤压伤、重度溶血、口服或注射含钾的液体、高渗脱水、各种原因引起的酸中毒等。降低：可见于严重腹泻、呕吐、肾上腺皮质功能亢进、服用利尿剂和注射胰岛素、钡盐和棉籽油中毒、碱中毒、长期禁食等。长期注射青霉素钠盐时肾小管会大量失钾。家族性周期性低钾性麻痹，发作时血清钾浓度可低至2.5mmol/L左右，但在发作间歇时血清钾浓度正常。

□**指标异常防治对策** 体检发现血清钾异常，应做进一步检查，明确病因，进行针对性治疗。

□**就诊科室** 内科、急诊科等。

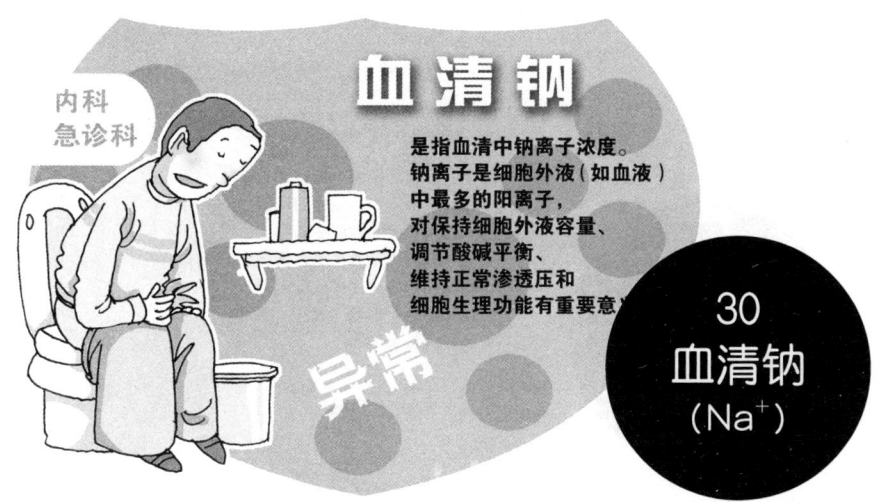

30 血清钠（Na⁺）

□ **概念** 血清钠（Na^+）是指血清中钠离子浓度。钠离子是细胞外液（如血液）中最多的阳离子，对保持细胞外液容量、调节酸碱平衡、维持正常渗透压和细胞生理功能有重要意义。水与钠的正常代谢及平衡是维持人体内环境稳定的重要因素。

□ **参考范围** 135～150mmol/L。

□ **指标异常解读** （1）增高：临床上较为少见。潴钠性水肿时，血清钠浓度往往正常，而总钠增高。肾上腺皮质功能亢进时，由于皮质激素的排钾保钠作用，血钠可以增高。脑性高血钠：脑外伤、脑血管意外、垂体肿瘤等。（2）降低：临床上较为多见。①胃肠道失钠：见于腹泻、呕吐、幽门梗阻和胃肠道、胆道、胰腺手术后造瘘引流等。②尿路失钠：见于严重肾盂肾炎、肾小管严重损害、肾上腺皮质功能不全、糖尿病、应用利尿剂治疗等。③皮肤失钠：见于大量出汗后只补充水分、大面积烧伤或创伤等。④肾病综合征、肝硬化腹水、右心衰时有效血容量减少，引起抗利尿激素（ADH）分泌过多，血钠会被稀释。⑤见于大量抽放胸腹水时。

□ **指标异常防治对策** 体检发现血清钠异常，应到医院相关科室做进一步检查，对确切病因进行针对性治疗。

□ **就诊科室** 内科、急诊科等。

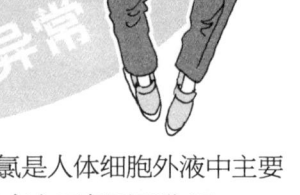

31 血清氯 (Cl⁻)

血清氯

内科 急诊科

增高：临床上较为少见，常见于氯化物排泄减少、氯化物摄入过多、高氯性代谢性酸中毒等

降低：临床上较为多见，常见原因是氯化钠异常丢失或摄入减少，如腹泻、呕吐、胃液、胰液或胆汁大量丢失等

异常

□ **概念**　血清氯（Cl⁻）是指血清中氯离子浓度。氯是人体细胞外液中主要的阴离子，在调节人体酸碱平衡、渗透压和水分布方面起重要作用。

□ **参考范围**　95～110mmol/L。

□ **指标异常解读**　增高：临床上较为少见，常见于氯化物排泄减少、氯化物摄入过多、高氯性代谢性酸中毒。急性或慢性肾小球肾炎、肾小管中毒引起的肾功能不全和代谢性酸中毒时血氯增高，同时伴 HCO_3^- 浓度下降。血清氯和钠同时增高，多见于脱水、摄取氯化物过多或不当的输液。降低：临床上较为多见，常见原因是氯化钠异常丢失或摄入减少，如腹泻、呕吐、胃液、胰液或胆汁大量丢失，长期限制食盐用量，阿狄森氏病，抗利尿激素分泌过多，呼吸性酸中毒或代谢性碱中毒，高 HCO_3^- 血症，各种肾病引起的肾小管重吸收氯化物障碍等。

□ **指标异常防治对策**　发现血清氯异常，应到医院相关科室做进一步检查，对病因进行针对性治疗。

□ **就诊科室**　内科、急诊科等。

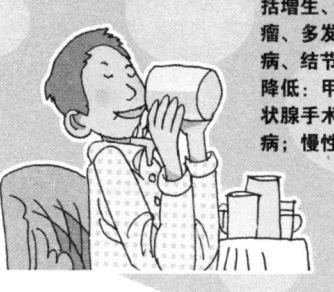

32 血清钙（Ca⁺⁺）

异常 血清钙

增高：甲状旁腺功能亢进（包括增生、腺瘤和癌肿）、骨肿瘤、多发性骨髓瘤、阿狄森病、结节病、维生素D过多症等

降低：甲状旁腺功能减退、甲状腺手术后；佝偻病和软骨病；慢性肾炎尿毒症

内分泌科
内科

□ **概念** 血清钙(Ca^{++})是指血清中钙离子含量。钙是人体内含量最多的阳离子。正常成人体内含钙25～30mol，其中99%以上存在于骨骼及牙齿，细胞外液含钙只有27mmol左右，含量虽少，但在维持正常的神经肌肉应激性，腺体分泌以及一些酶系统的活性，特别是在血凝过程中起着重要作用。细胞内液几乎不含钙。

□ **参考范围** 2.03～2.54mmol/L。

□ **指标异常解读** 增高：见于甲状旁腺功能亢进（包括增生、腺瘤和癌肿）、骨肿瘤、多发性骨髓瘤、阿狄森病、结节病、维生素D过多症等。降低：见于甲状旁腺功能减退、甲状腺手术后，佝偻病和软骨病，慢性肾炎尿毒症、肾移植或进行血透析患者，吸收不良性低血钙；严重乳糜泻时，钙与不吸收的脂肪形成钙皂排出，大量输入柠檬酸盐抗凝血后、呼吸性或代谢性酸中毒、新生儿低血钙症等。

□ **指标异常防治对策** 体检发现血清钙异常，要进一步查找原因，并对病因进行治疗。

□ **就诊科室** 内分泌科、内科。

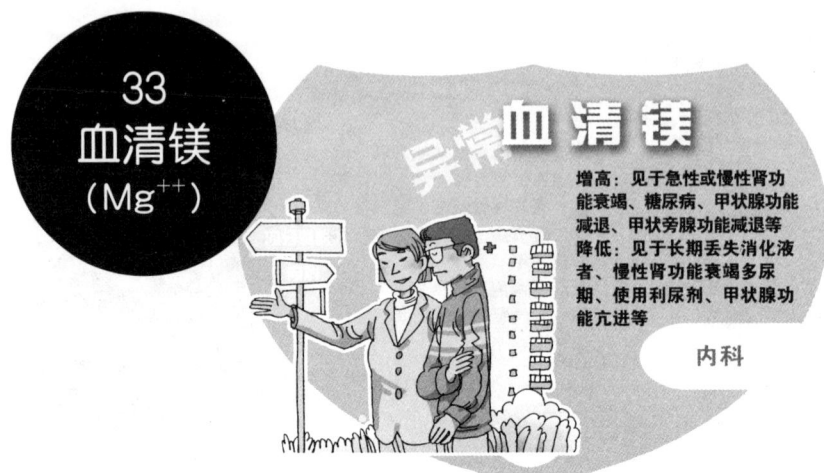

33 血清镁（Mg⁺⁺）

□ **概念** 血清镁（Mg^{++}）指血清中镁离子的浓度。镁是体内含量最多的阳离子之一。成人体内含镁0.823~1.234mol，其中50%存在于骨骼，45%存在于细胞内液，细胞外液占5%。肝、肾和肌肉含镁较多。在许多生理化学过程中，镁都参与反应并占重要地位。

□ **参考范围** 0.7~1.10mmol/L。

□ **指标异常解读** 增高：见于急性或慢性肾衰竭、糖尿病、甲状腺功能减退、甲状旁腺功能减退、多发性骨髓瘤、严重脱水、未治疗的糖尿病昏迷、子癫发作时硫酸镁治疗后等。降低：见于长期丢失消化液者、慢性肾衰竭多尿期、使用利尿剂、甲状腺功能亢进、甲状旁腺功能亢进、糖尿病酮症酸中毒纠正后、长期使用糖皮质激素等。

□ **指标异常防治对策** 体检发现血清镁异常，要去医院相关科室查找原因，对病因进行治疗。

□ **就诊科室** 内科。

34 血清磷（P）

□**概念** 血清磷（P）是指血清中磷的浓度。人体每日需要量约1.2g，由饮食摄入，主要在空肠吸收，约80%的磷以磷酸钙形式贮存在骨骼中。

□**参考范围** 0.96~1.34mmol/L。

□**指标异常解读** 增高：见于甲状旁腺功能减退，假性甲状旁腺功能减退，维生素D过多症，肾功能不全或衰竭、尿毒症或肾炎晚期，多发性骨髓瘤、淋巴瘤、白血病，骨折愈合期。使用雄激素、合成类激素及某些利尿药物时，血磷也会增高。降低：见于甲状旁腺功能亢进、佝偻病或软骨病伴有继发性甲状旁腺增生、注入过多的葡萄糖或胰岛素，或胰腺瘤伴有胰岛素过多症，肾小管变性病变，乳糜泻等。正常妊娠时亦可轻度减低。

□**指标异常防治对策** 体检发现血清磷异常，应明确病因，对病因进行治疗。

□**就诊科室** 内科。

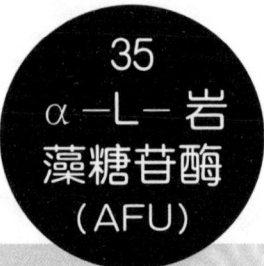

35 α-L-岩藻糖苷酶（AFU）

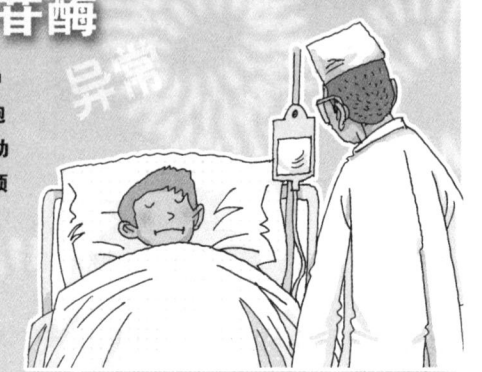

α-L-岩藻糖苷酶

α-L-岩藻糖苷酶在诊断肝细胞癌中敏感性好。对AFP阴性病例和小细胞肝癌的诊断价值大。血清AFU活性动态曲线对判断肝癌治疗效果，估计预后和预判复发也有重要指导意义

内科 肝病科 肿瘤科

□ **概念** α-L-岩藻糖苷酶（AFU）是一种广泛存在于人体各组织细胞溶酶体和体液中的糖蛋白，其主要生理功能是参与含岩藻基的各种糖脂、糖蛋白、黏多糖的分解代谢。

□ **参考范围** 4.0~35.0U/L。

□ **指标异常解读** α-L-岩藻糖苷酶在诊断肝细胞癌中敏感性好，阳性率高。对AFP阴性病例和小细胞肝癌的诊断价值大。血清AFU活性动态曲线对判断肝癌治疗效果，估计预后和预判复发也有重要指导意义。胆管癌时AFU可异常增高，具有较高特异性。AFU轻度增高见于肝硬化、慢性肝病、恶性间皮瘤、卵巢肿瘤，部分胃癌及妊娠等。

□ **指标异常防治对策** 如确认AFU增高，应进一步检查，结合临床症状、体检、B超结果及其他生化指标，尽快确诊病因，并进行针对性治疗。

□ **就诊科室** 内科、肝病科、肿瘤科等。

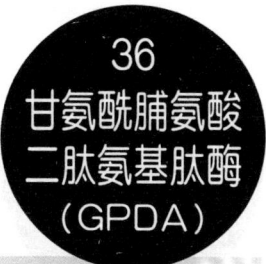

36 甘氨酰脯氨酸二肽氨基肽酶（GPDA）

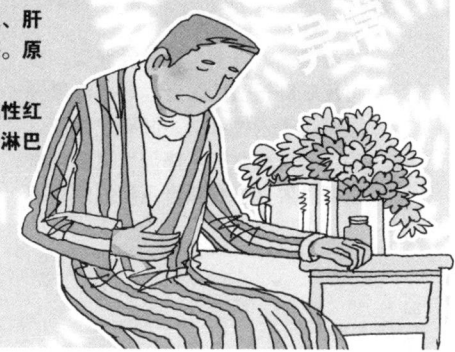

甘氨酰脯氨酸二肽氨基肽酶

增高：见于原发性肝癌、慢性肝炎、肝硬化、继发性肝癌、阻塞性黄疸等。原发性肝癌、重症肝炎增高最明显
降低：见于类风湿性关节炎、系统性红斑狼疮、急性淋巴细胞性白血病、淋巴瘤等

内科 肝病科
肿瘤科

□**概念** 甘氨酰脯氨酸二肽氨基肽酶（GPDA）存在于肝、肾、结缔组织、唾液腺和体液中，其生理意义主要是水解血液中来自胶原的多肽。

□**参考范围** 44~116U/L，女性可稍高。

□**指标异常解读** （1）增高：见于原发性肝癌、慢性肝炎、肝硬化、继发性肝癌、阻塞性黄疸等。原发性肝癌、重症肝炎增高最明显。如血清GPDA升高，可以排除肝血管瘤的诊断。（2）降低：见于类风湿性关节炎、系统性红斑狼疮、急性淋巴细胞性白血病、淋巴瘤等。部分中西药可引起肝内胆汁淤积，也会引起GPDA增高。

□**指标异常防治对策** 如确认GPDA增高或降低，应到相关科室进一步检查，以明确病因，进行针对性治疗。

□**就诊科室** 内科、肝病科、肿瘤科等。

37 腺苷脱氨酶（ADA）

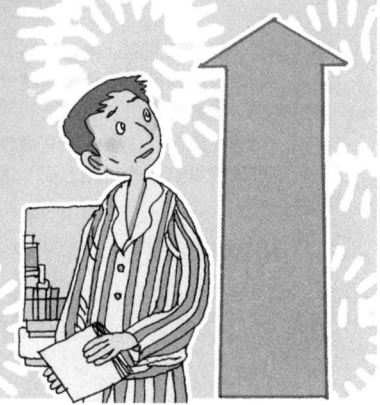

异常 腺苷脱氨酶

显著增高，见于各类急性肝炎，多可反映肝损伤的程度。轻、中度升高可见于慢性肝病，肝硬化及肝癌、肝纤维化等。降低，见于阿米巴肝脓肿、重症联合免疫缺陷病等

内科 肝病科
肿瘤科

□**概念** 腺苷脱氨酶（ADA）是一种与机体细胞免疫活性有重要关系的核酸代谢酶。以胸腺、脾和淋巴组织中含量最高，肝、肾、肺和骨骼肌处含量较低。

□**参考范围** 4~22U/L。

□**指标异常解读** 显著增高，见于各类急性肝炎，多可反映肝损伤的程度。轻、中度升高可见于慢性肝病，肝硬化及肝癌、肝纤维化等。降低，见于阿米巴肝脓肿、重症联合免疫缺陷病等。

□**指标异常防治对策** 到医院相关科室进一步检查，由专科医生根据多方面检查结果，做出综合判断，明确病因，并及时进行针对性治疗。

□**就诊科室** 内科、肝病科、肿瘤科等。

38 C反应蛋白（CRP）

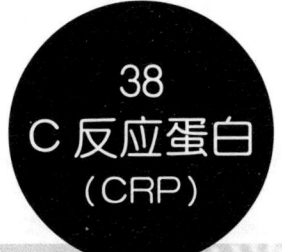

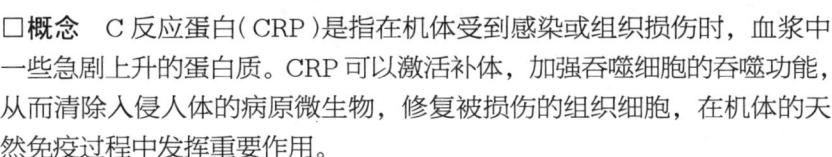

各种急性炎症、组织损伤、心肌梗死、手术创伤、脑梗死发作后的临床评估的重要指标

CRP与AFP等联合检测，可用于肝癌和肝良性肿瘤的鉴别

内科
急诊科

□ **概念** C反应蛋白（CRP）是指在机体受到感染或组织损伤时，血浆中一些急剧上升的蛋白质。CRP可以激活补体，加强吞噬细胞的吞噬功能，从而清除入侵人体的病原微生物，修复被损伤的组织细胞，在机体的天然免疫过程中发挥重要作用。

□ **参考范围** 0~8mg/L。

□ **指标异常解读** 各种急性炎症、组织损伤、心肌梗死、手术创伤、脑梗死发作后的数小时内CRP迅速增高，并有成倍增长之势。病变好转时，又迅速降至正常，其增高幅度与感染程度呈正相关，故可作为临床评估的重要指标。病毒性感染时，CRP通常增高不明显。恶性肿瘤时CRP大都增高，如CRP与AFP（甲胎蛋白）等联合检测，可用于肝癌和肝良性肿瘤的鉴别。

□ **指标异常防治对策** 体检发现CRP增高，应去医院相关科室查找原因，如急性炎症则应明确部位、性质、严重程度，及时进行针对性治疗。若为其他原因引起，则应综合其他检查结果，综合分析，明确诊断。

□ **就诊科室** 内科、急诊科等。

39 血同型半胱氨酸（Hcy）

内科 神经内科
心血管内科

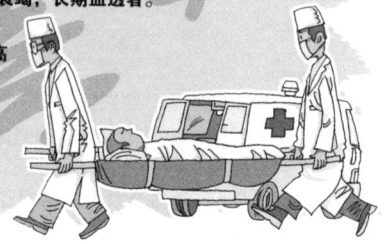

增高见于急性动脉血栓性疾病、急性脑梗死、急性心肌梗死等。也见于叶酸、维生素 B_6、维生素 B_{12} 缺乏症，肾衰竭，长期血透者。某些药物如卡马西品、异烟肼也可以引发增高

□ **概念** 血同型半胱氨酸（Hcy）又称高半胱氨酸或同半胱氨酸，是氨基酸半胱氨酸的异种，在旁链部分硫醇基（-SH）前包含一个额外的亚甲基（ $-CH_2-$ ）。在它的代谢过程中，叶酸、维生素 B_{12}、维生素 B_6 参与其中。血浆 Hcy 水平随年龄增加而上升，且男性明显高于女性。也有研究认为 Hcy 是动脉粥样硬化的独立危险因素，并与冠状动脉硬化、脑梗死、血栓性疾病的严重程度呈正相关。

□ **参考范围** 5.0~13.9μmol/L。

□ **指标异常解读** 增高见于急性动脉血栓性疾病、急性脑梗死、急性心肌梗死等。也见于叶酸、维生素 B_6、维生素 B_{12} 缺乏症，肾衰竭，长期血透者。某些药物如卡马西品、异烟肼也可以引发增高。

□ **指标异常防治对策** 体检发现 Hcy 增高，应及时去医院相关科室检查，寻找增高的病因。低脂而富含水果蔬菜的饮食可降低血中 Hcy 水平。可适量补充 B 族维生素。过量运动可使 Hcy 增高。应予避免，运动应有节制，且持之以恒。

□ **就诊科室** 内科、神经内科、心血管内科等。

三、免疫及激素类检查

免疫及激素类检查是指对健康者的免疫能力和激素水平各项目进行的检查。它主要包括免疫常规项目、肿瘤标志物检测、甲状腺功能检测三大部分。

(一) 免疫常规项目

每个体检中心的免疫力检查项目是不同的，设立的体检套餐也不尽相同。免疫常规项目一般是指免疫球蛋白全套和体液免疫检查。

免疫球蛋白全套：因其功能和理化性质不同分为免疫球蛋白G(lgG)、免疫球蛋白A(lgA)、免疫球蛋白M(lgM)、免疫球蛋白D(lgD)和免疫球蛋白E(lgE)五大类。

体液免疫检查：包括抗体和补体系统。

抗体属于免疫球蛋白，在不同疾病及感染阶段，免疫球蛋白类型和含量各不相同。

补体系统参与机体的抗感染及免疫调节，也可介导病理性反应，是体内重要的免疫效应系统和放大系统。补体系统检查项目主要包括总补体溶血活性检测、补体C1q、补体C3、补体C4、补体旁路B因子等。补体成分或调控蛋白的遗传缺陷可导致自身免疫性疾病、复发性感染等。本书主要介绍补体系统的检查项目：补体C3、补体C4。

1 免疫球蛋白G（IgG）

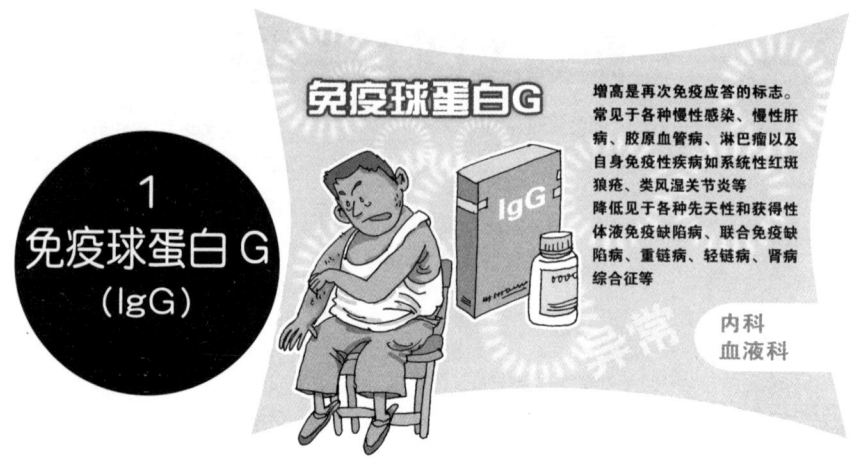

增高是再次免疫应答的标志。常见于各种慢性感染、慢性肝病、胶原血管病、淋巴瘤以及自身免疫性疾病如系统性红斑狼疮、类风湿关节炎等

降低见于各种先天性和获得性体液免疫缺陷病、联合免疫缺陷病、重链病、轻链病、肾病综合征等

内科
血液科

□**概念** 免疫球蛋白G（IgG）是人体含量最多和主要的Ig，占总免疫球蛋白的70%~80%，属再次免疫应答抗体。它对病毒、细菌和寄生虫等都有抗体活性，也是唯一能够通过胎盘的Ig，通过天然被动免疫使新生儿获得免疫性抗体。

□**参考范围** 7.0~16.6g/L。

□**指标异常解读** （1）IgG增高是再次免疫应答的标志。常见于各种慢性感染、慢性肝病、胶原血管病、淋巴瘤以及自身免疫性疾病如系统性红斑狼疮（SLE）、类风湿关节炎等；单纯性IgG增高主要见于免疫增殖性疾病，如IgG型分泌型多发性骨髓瘤（MM）等。（2）IgG降低见于各种先天性和获得性体液免疫缺陷病、联合免疫缺陷病、重链病、轻链病、肾病综合征、病毒感染及服用免疫抑制剂的患者。还可见于代谢性疾病，如甲状腺功能亢进和肌营养不良。

□**指标异常防治对策** 体检发现IgG异常，建议专科咨询结合整体情况，如既往病史、其他指标、症状等综合判断，必要时进一步检查明确病因。若明确原因，则进行针对性干预或治疗。

□**就诊科室** 内科、血液科等。

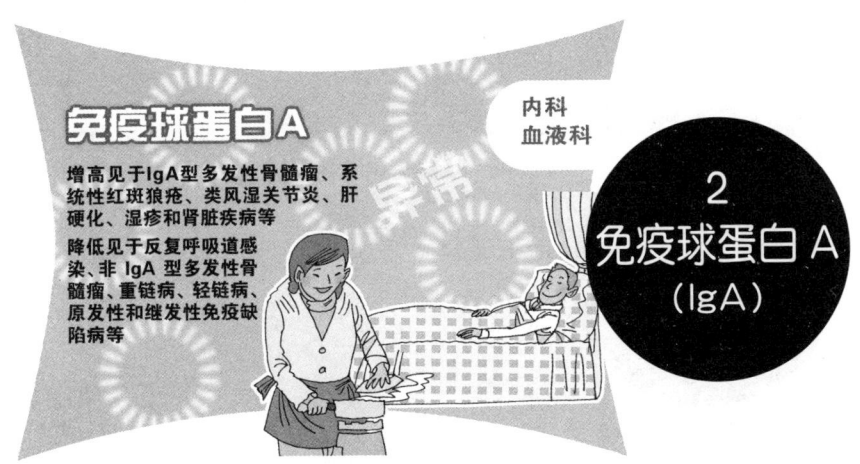

□ **概念** 免疫球蛋白 A(IgA)分为血清型 IgA 与分泌型 IgA(SIgA)两种。前者占血清总 Ig 的10%~15%,后者主要存在于分泌液中,如唾液、泪液、母乳、鼻腔分泌液、支气管分泌液和胃肠道分泌液。SIgA 由呼吸道、消化道、泌尿生殖道的淋巴样组织合成,SIgA 浓度变化与这些部位的局部感染、炎症或肿瘤等病变密切相关。

□ **参考范围** 成人血清 IgA 为0.7~3.5g/L,SIgA 唾液平均为0.3g/L,泪液为30~80g/L,初乳平均为5.06g/L,粪便平均为1.3g/L。

□ **指标异常解读** (1)儿童的 IgA 水平比成人低,且随年龄的增加而增加,到16岁前达到成人水平。(2)IgA 增高见于 IgA 型多发性骨髓瘤(MM)、系统性红斑狼疮(SLE)、类风湿关节炎、肝硬化、湿疹和肾脏疾病等;在中毒性肝损伤时,IgA 浓度与炎症程度相关。(3)IgA 降低见于反复呼吸道感染、非 IgA 型多发性骨髓瘤(MM)、重链病、轻链病、原发性和继发性免疫缺陷病、自身免疫性疾病和代谢性疾病(如甲状腺功能亢进症、肌营养不良)等。

□ **指标异常防治对策** 体检发现 IgA 异常,建议专科咨询结合整体情况如既往病史、其他指标、症状等综合判断,必要时进一步检查明确病因。若明确原因,则进行针对性干预或治疗。

□ **就诊科室** 内科、血液科等。

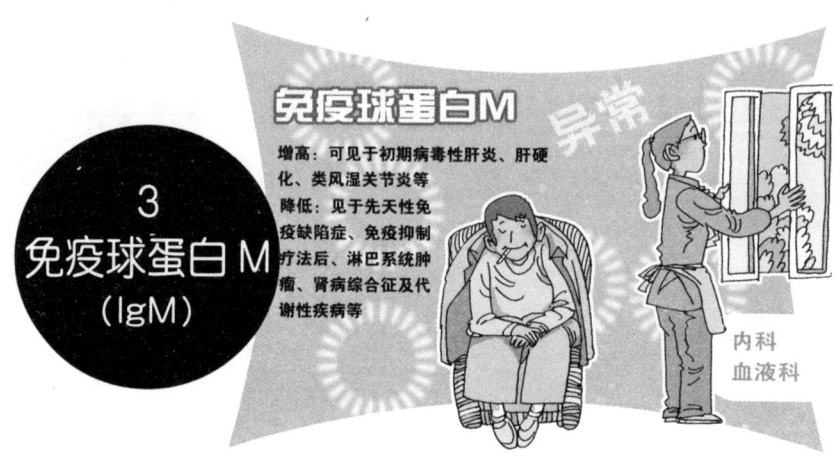

□**概念** 免疫球蛋白M(IgM)是初次免疫应答反应中的Ig,不论是在个体发育中还是当机体受到抗原刺激后,IgM都是最早出现的抗体。IgM是分子质量最大的Ig,约占血清总Ig的5%~10%。IgM具有较强的凝集抗原的能力。

□**参考范围** 成人IgM:0.5~2.6g/L。

□**指标异常解读** (1)从怀孕20周起,胎儿自身可合成大量的IgM,胎儿和新生儿IgM浓度是成人水平的10%,随年龄的增长而增高,16岁前达到成人水平。(2)IgM增高可见于初期病毒性肝炎、肝硬化、类风湿关节炎、系统性红斑狼疮(SLE)等。(3)单纯IgM增高常提示为病原体引起的原发性感染。(4)宫内感染可能引起IgM浓度急剧升高,若脐血中IgM>0.2g/L时,表示有宫内感染。(5)在原发性巨球蛋白血症时,IgM呈单克隆性明显增高。(6)IgM降低见于IgG型重链病、IgA型多发性骨髓瘤(MM)、先天性免疫缺陷症、免疫抑制疗法后、淋巴系统肿瘤、肾病综合征及代谢性疾病(如甲状腺功能亢进症、肌营养不良)等。

□**指标异常防治对策** 体检发现IgM异常,建议专科咨询结合整体情况如既往病史、其他指标、症状等综合判断,必要时进一步检查明确病因。若明确原因,则进行针对性干预或治疗。

□**就诊科室** 内科、血液科等。

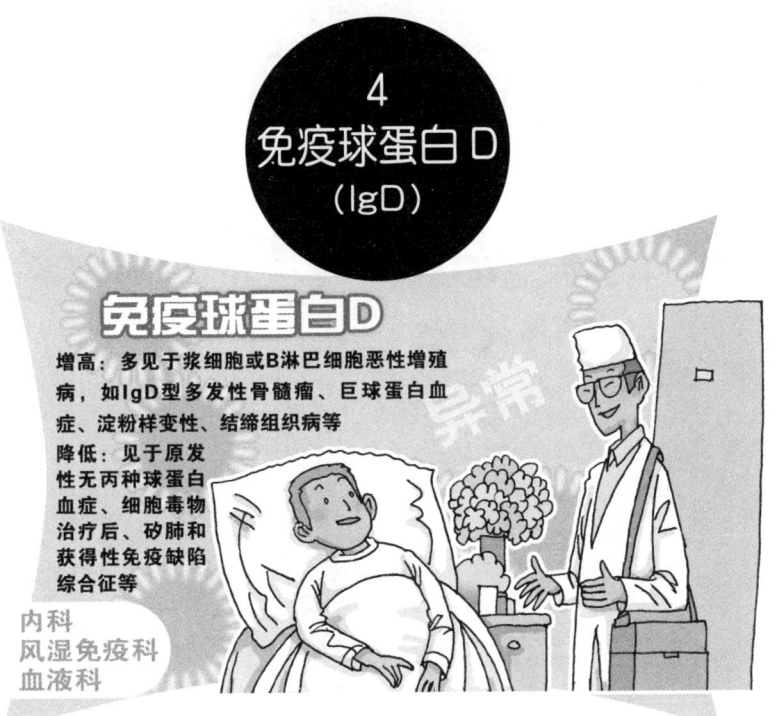

□ **概念** 免疫球蛋白D（IgD）以膜结合形式存在于B淋巴细胞表面，在B淋巴细胞分化发育中起重要的调节作用。

□ **参考范围** 3.53~7.58mg/L。

□ **指标异常解读** 增高：多见于浆细胞或B淋巴细胞恶性增殖病，如IgD型多发性骨髓瘤、巨球蛋白血症、淀粉样变性、结缔组织病、SLE（系统性红斑狼疮）、甲状腺炎、大量吸烟者和妊娠末期等。降低：见于原发性无丙种球蛋白血症、细胞毒物治疗后、矽肺和获得性免疫缺陷综合征等。

□ **指标异常防治对策** 体检发现IgD异常，建议专科咨询结合整体情况如既往病史、其他指标、症状等综合判断，必要时进一步检查明确病因。若明确原因，则进行针对性干预或治疗。

□ **就诊科室** 内科、风湿免疫科、血液科。

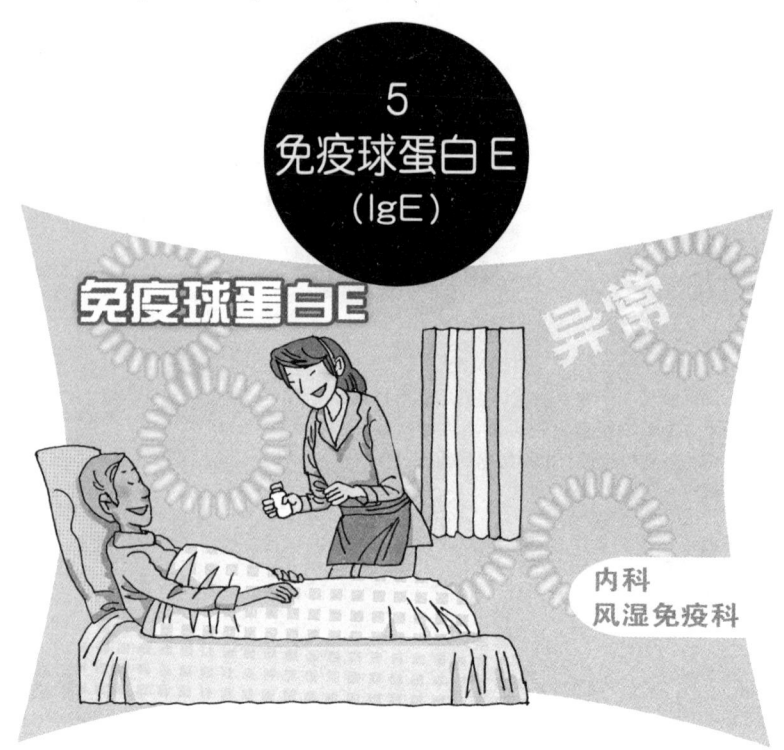

□ **概念**　免疫球蛋白E（IgE）为血清中最少的一种Ig，约占血清总Ig的0.002%，与变态反应、寄生虫感染及皮肤过敏等有关。

□ **参考范围**　成人血清IgE：0.1~0.9mg/L。

□ **指标异常解读**　（1）婴儿脐血IgE水平很低，出生后随年龄增长而逐渐增高，12岁时达到成人水平。（2）IgE增高：见于IgE型多发性骨髓瘤（MM）、重链病、肝脏病、结节病、类风湿关节炎、特异性皮炎、过敏性哮喘、过敏性鼻炎、间质性肺炎、荨麻疹、嗜酸性粒细胞增多症、疱疹样皮炎、寄生虫感染、支气管肺曲菌病等疾病。（3）IgE降低：见于先天性或获得性丙种球蛋白缺乏症、恶性肿瘤、长期用免疫抑制剂和共济失调性毛细血管扩张症等。

□ **指标异常防治对策**　体检发现IgE异常，建议专科咨询结合整体情况，如既往病史、其他指标、症状等综合判断，必要时进一步检查明确病因。若明确原因，则进行针对性干预或治疗。

□ **就诊科室**　内科、风湿免疫科。

6 抗核抗体（ANA）

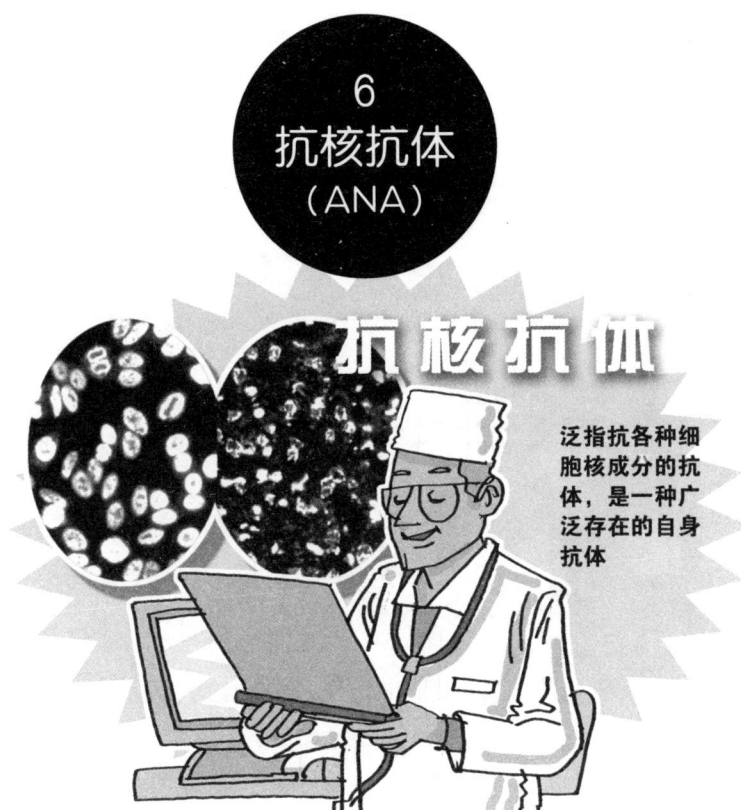

泛指抗各种细胞核成分的抗体，是一种广泛存在的自身抗体

□ **概念** 抗核抗体（ANA）泛指抗各种细胞核成分的抗体，是一种广泛存在的自身抗体。

□ **参考范围** 正常人 ANA 阴性。

□ **指标异常解读** 抗核抗体在多种自身免疫病中均呈不同程度的阳性率，如系统性红斑狼疮（SLE，95%~100%）、类风湿性关节炎（RA，10%~20%）、混合性结缔组织病（MCTD，80%~100%）、干燥综合征（SS,10%~40%）、全身性硬皮病（85%~90%）、狼疮性肝炎（95%~100%）、原发性胆汁性肝硬化（95%~100%）等。但由于特异性低，它的阳性不能作为结缔组织病确诊的指标。

□ **指标异常防治对策** 应进一步检查，结合综合检查结果及临床症状与体征等，明确病因，并进行针对性治疗。

□ **就诊科室** 风湿免疫科、内分泌科。

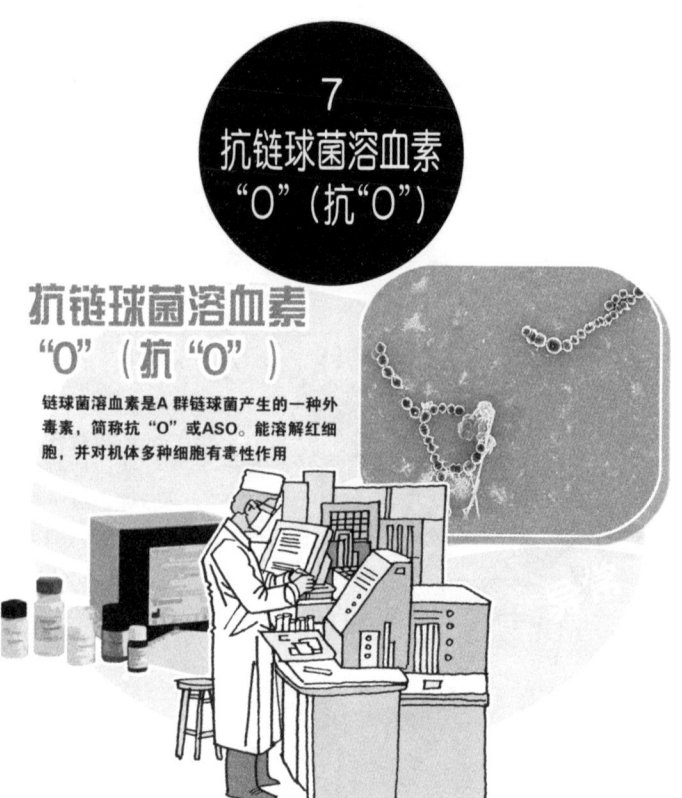

7 抗链球菌溶血素"O"(抗"O")

链球菌溶血素是A群链球菌产生的一种外毒素,简称抗"O"或ASO。能溶解红细胞,并对机体多种细胞有毒性作用

□**概念** 链球菌溶血素是A群链球菌产生的一种外毒素,简称抗"O"或ASO。链球菌溶血素能溶解红细胞,并对机体多种细胞有毒性作用。人体感染溶血性链球菌后,血清中可出现大量抗链球菌溶血素O(抗"O")抗体。检测抗"O"可作为链球菌感染后变态反应性疾病(风湿热、肾小球肾炎)的辅助诊断。

□**参考范围** 成人0～200 IU/ml,儿童<250U(快速乳胶凝集试验)。

□**指标异常解读** 增高可见于风湿热、急性肾小球肾炎、结节性红斑、猩红热、急性扁桃体炎等,少数肝炎、结缔组织病、结核病及多发性骨髓瘤患者亦可见ASO增高,部分健康人血清中的ASO含量高于正常。

□**指标异常防治对策** 应进一步检查,结合综合检查结果及临床症状与体征等,明确病因,并进行针对性治疗。

□**就诊科室** 风湿免疫科、感染科。

8 类风湿因子(RF)

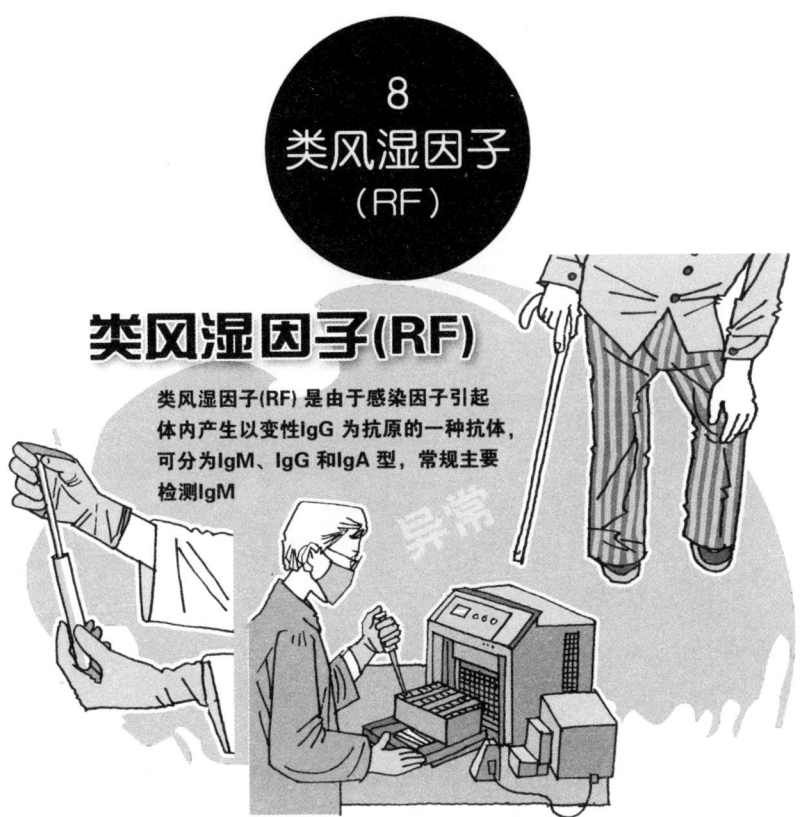

类风湿因子(RF)

类风湿因子(RF)是由于感染因子引起体内产生以变性IgG为抗原的一种抗体,可分为IgM、IgG和IgA型,常规主要检测IgM

□ **概念** 类风湿因子(RF)是由于感染因子引起体内产生以变性IgG为抗原的一种抗体,可分为IgM、IgG和IgA型,常规主要检测IgM。它见于约70%的类风湿性关节炎(RA)患者的血清,其滴度一般与RA的严重性成比例。但RF并非RA的特异性抗体,其他感染性、自身免疫性疾病以及约5%的正常人也可以出现低滴度的RF。

□ **参考范围** 正常人血清RF滴度<1∶20(胶乳凝集试验)。

□ **指标异常解读** 增高见于类风湿性关节炎、红斑狼疮、干燥综合征、硬皮病、慢性活动性肝炎及老年人等。

□ **指标异常防治对策** 应进一步检查,结合综合检查结果及临床症状与体征等,明确病因,并进行针对性治疗。

□ **就诊科室** 风湿免疫科。

9 补体C3 (C3)

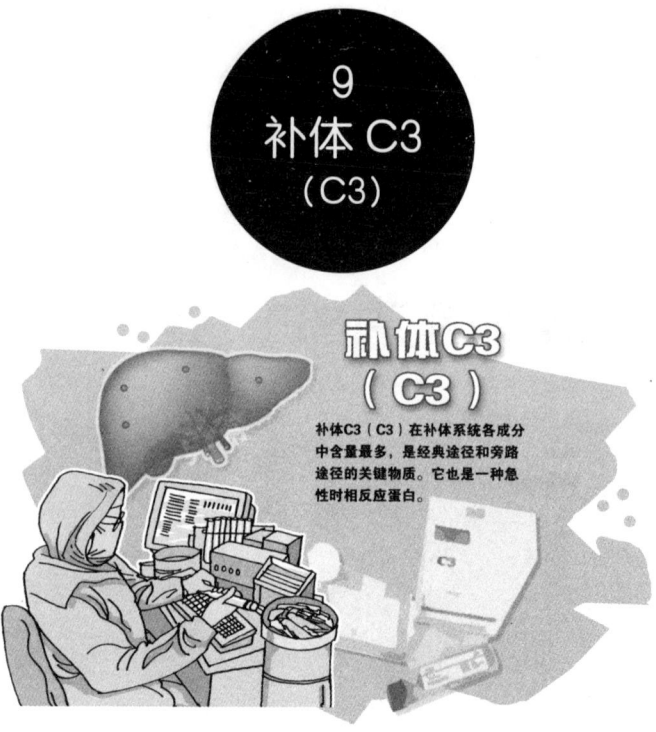

补体C3（C3）在补体系统各成分中含量最多，是经典途径和旁路途径的关键物质。它也是一种急性时相反应蛋白。

□**概念**　补体C3（C3）在补体系统各成分中含量最多，是经典途径和旁路途径的关键物质。它也是一种急性时相反应蛋白。

□**参考范围**　成人C3：0.8~1.5g/L。

□**指标异常解读**　（1）胎儿出生后随着年龄的增长，其血清C3水平逐渐增加，到12岁左右达到成人的水平。（2）C3增高常见于一些急性时相反应，如急性炎症、传染病早期、肿瘤、排异反应、急性组织损伤。（3）C3减低见于系统性红斑狼疮和类风湿关节炎活动期、大多数肾小球肾炎（如链球菌感染后肾小球肾炎、狼疮性肾炎、基底膜增殖性肾小球肾炎）、慢性活动性肝炎、慢性肝病、肝硬化、肝坏死、先天性补体缺乏（如遗传C3缺乏症）等。

□**指标异常防治对策**　体检发现C3异常，建议专科咨询结合整体情况，如既往病史、其他指标、症状等综合判断，必要时进一步检查明确病因。若明确原因，则进行针对性干预或治疗。

□**就诊科室**　内科、风湿免疫科。

10 补体 C4（C4）

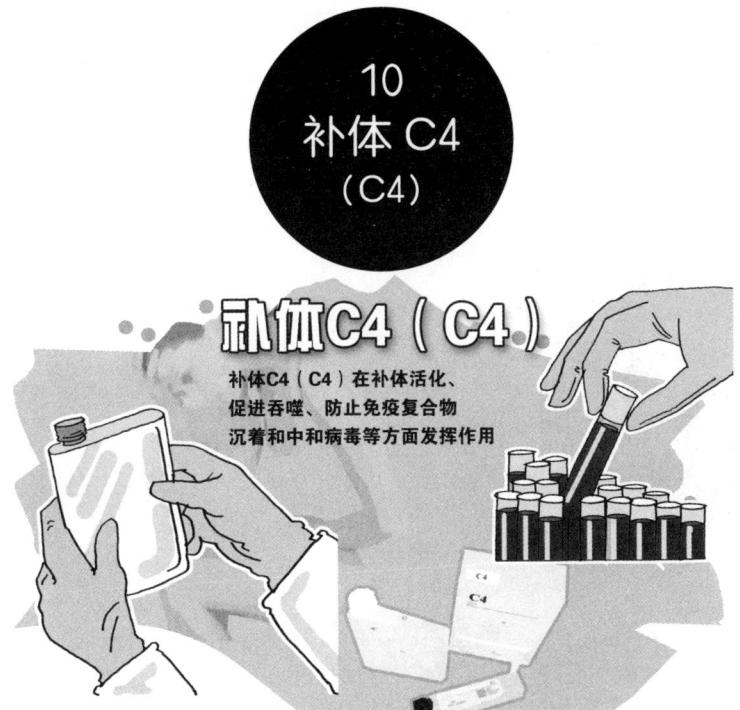

补体C4（C4）在补体活化、促进吞噬、防止免疫复合物沉着和中和病毒等方面发挥作用

☐ **概念**　补体 C4（C4）在补体活化、促进吞噬、防止免疫复合物沉着和中和病毒等方面发挥作用。

☐ **参考范围**　成人 C4：0.2~0.6g/L。

☐ **指标异常解读**　（1）胎儿出生后随着年龄的增长，其血清 C4 水平逐渐增加，到12岁左右达到成人水平。（2）C4 增高见于各种传染病、急性炎症（如急性风湿热）、结节性动脉周围炎、皮肌炎、关节炎）和组织损伤等。（3）C4 减低见于自身免疫性肝炎、狼疮性肾炎、系统性红斑狼疮、1型糖尿病、胰腺癌、多发性硬化症、类风湿关节炎、IgA 性肾病、遗传性 IgA 缺乏症等。

☐ **指标异常防治对策**　体检发现 C4 异常，建议专科咨询结合整体情况，如既往病史、其他指标、症状等综合判断，必要时进一步检查明确病因。若明确原因，则进行针对性干预或治疗。

☐ **就诊科室**　内科、风湿免疫科。

（二）肿瘤标志物检测

肿瘤标志物是反映肿瘤存在的化学类物质。它们或不存在于正常成人组织而仅见于胚胎组织，或在肿瘤组织中的含量大大超过在正常组织里的含量。它们的存在或量变可以提示肿瘤的性质，借以了解肿瘤的组织发生、细胞分化、细胞功能，以帮助肿瘤的诊断，分类，预后判断以及治疗指导。

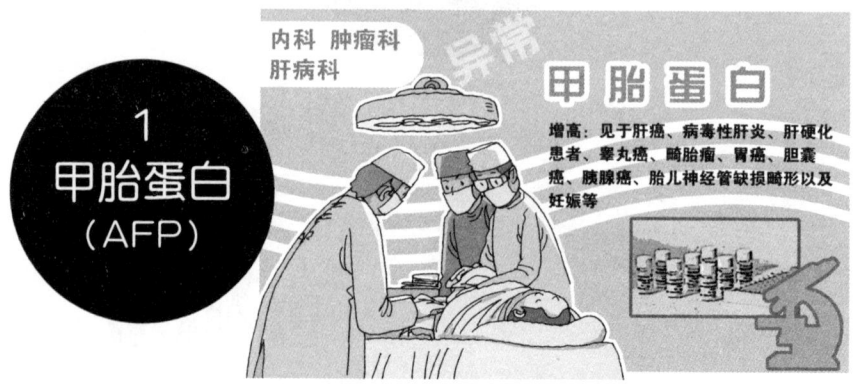

1 甲胎蛋白（AFP）

□**概念** 正常情况下，甲胎蛋白（AFP）主要来自胚胎的肝细胞，正常人含量甚微。妊娠3个月后会升高，一般在400ug/L以下，分娩后3周恢复正常。

□**参考范围** 0~20ng/mL。

□**指标异常解读** 增高：见于肝癌、病毒性肝炎、肝硬化患者、睾丸癌、畸胎瘤、胃癌、胆囊癌、胰腺癌、胎儿神经管缺损畸形以及妊娠等。AFP对于原发性肝癌的诊断阳性率为60%~70%，多大于400μg/L。

□**指标异常防治对策** 进一步检查，明确病因，进行针对性治疗。确诊为肝癌的，可采取以下对策：（1）对症治疗。参照肝硬化常规，剧烈疼痛者，可酌情给镇静或止痛药。（2）有手术指征应尽早争取手术。（3）不能手术的晚期肝癌可酌情选用以下方案：肝动脉栓塞术或化疗栓塞、B超引导瘤内无水酒精注射、放射治疗、生物免疫治疗、肝癌导向治疗（包括导向放疗和导向化疗）、中医中药治疗（对改善症状，提高生存质量有一定作用）。

□**就诊科室** 内科、肿瘤科、肝病科等。

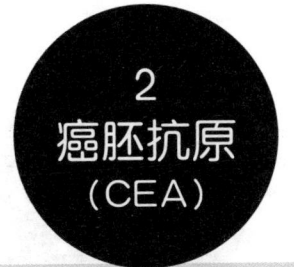

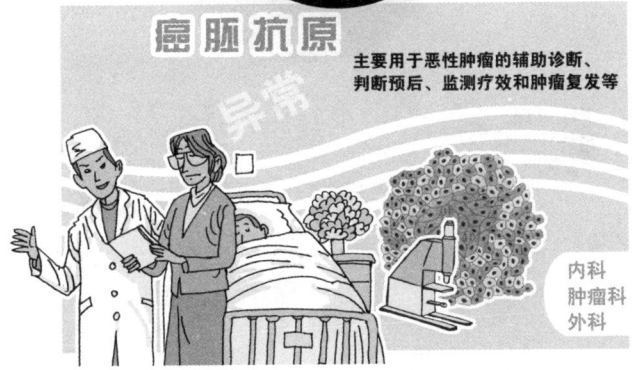

□ **概念** 癌胚抗原（CEA）是一种广谱的肿瘤标志物，可以在多种肿瘤中升高，但是特异性不高，主要用于恶性肿瘤的辅助诊断、判断预后、监测疗效和肿瘤复发等。

□ **参考范围** <5μg/L。

□ **指标异常解读** （1）CEA偏高主要见于胰腺癌、结肠癌、直肠癌、乳腺癌、胃癌、肺癌等人群。（2）某些良性疾病如结肠炎、胰腺炎、肝脏疾病、肺气肿、支气管哮喘等也常见CEA轻度增高。（3）少数大量吸烟者CEA也可出现轻度增高。（4）CEA也可用于病情观察，一般而言CEA水平在病情好转时下降，在病情加重时可出现增高。

□ **指标异常防治对策** （1）检查发现CEA指标上升，切莫惊慌，因为轻度升高很多是因为良性疾病引起的。如明显升高需要重视，应排除肿瘤性的原因。（2）出现CEA偏高，建议先到医院专科做综合性的检查，若明确是肿瘤引起的，应尽早结合肿瘤具体情况进行后续治疗。（3）如果是良性疾病引起的，应控制病因，动态监测指标变化，若短期指标上升明显或指标不断上升，还需进一步诊治。（4）吸烟者建议戒烟，并动态监测指标变动。

□ **就诊科室** 内科、外科、肿瘤科等。

3 糖类抗原242（CA-242）

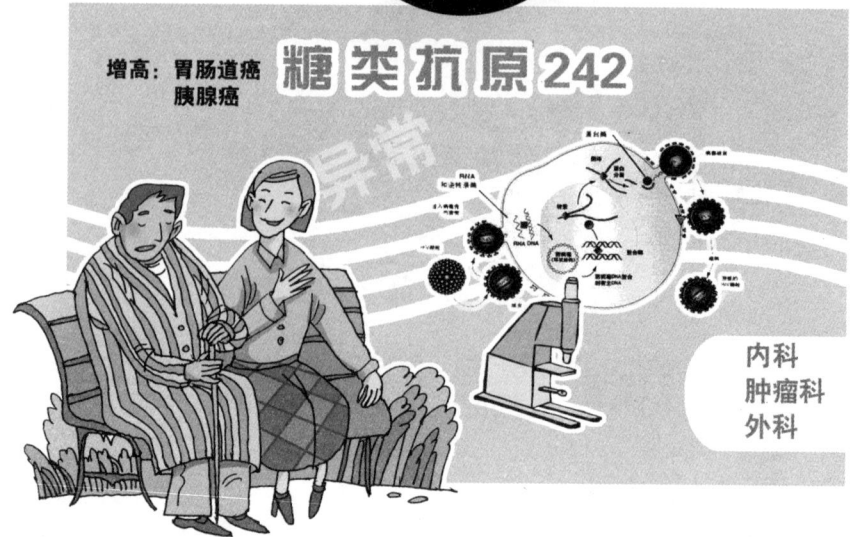

- □ **概念** 糖类抗原242（CA-242）是一种唾液酸化的糖类抗原，是近年来应用于临床的较新的一种肿瘤标志物，是胰腺癌和结肠癌较好的肿瘤标志物。
- □ **参考范围** <17U/mL。
- □ **指标异常解读** 增高：见于胃肠道癌、胰腺癌。
- □ **指标异常防治对策** 应做进一步检查，结合综合检查及临床症状与体征等结果，做出诊断，明确病因。
- □ **就诊科室** 内科、肿瘤科、外科等。

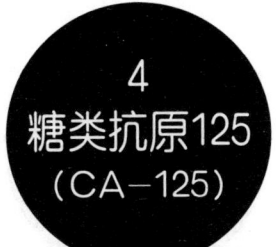

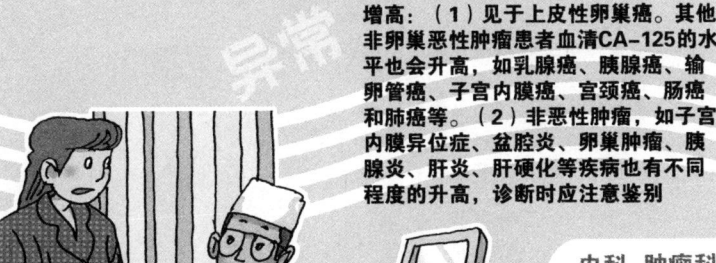

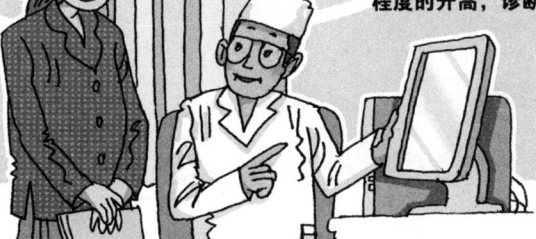

- **概念**　糖类抗原125（CA-125）是一种糖蛋白，是上皮性卵巢癌和子宫内膜癌的肿瘤标志物，也可用于对其病程的监测。
- **参考范围**　＜35U/mL。
- **指标异常解读**　增高：（1）见于上皮性卵巢癌。其他非卵巢恶性肿瘤患者血清CA-125的水平也会增高，如乳腺癌、胰腺癌、输卵管癌、子宫内膜癌、宫颈癌、肠癌和肺癌等。（2）非恶性肿瘤，如子宫内膜异位症、盆腔炎、卵巢肿瘤、胰腺炎、肝炎、肝硬化等疾病也有不同程度的增高，诊断时应注意鉴别。
- **指标异常防治对策**　体检发现指标异常，应做进一步检查，包括综合检查和临床症状与体征等，明确病因，并对病因进行针对性治疗。
- **就诊科室**　内科、肿瘤科、妇产科、外科等。

5 糖类抗原199（CA-199）

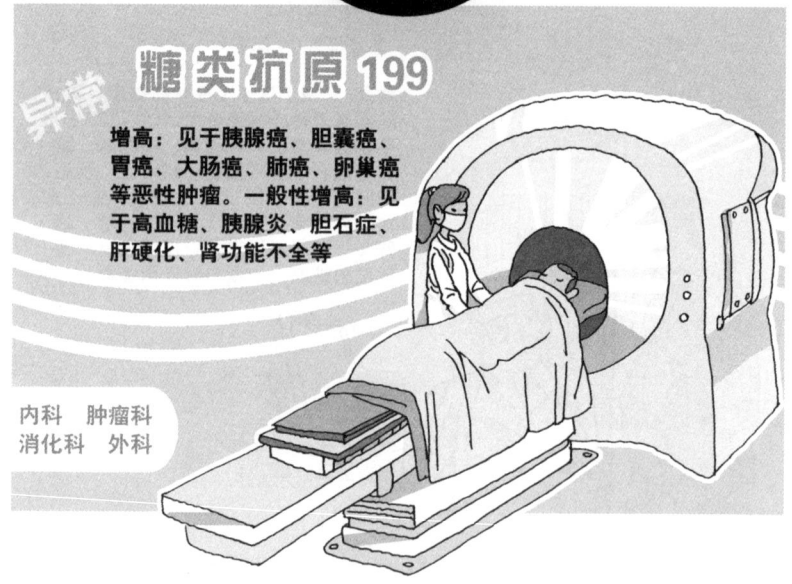

□ **概念** 糖类抗原（CA-199）是一种黏蛋白型的糖类蛋白肿瘤标志物，是对胰腺癌敏感性最高的标志物（阳性率达72.1%）。结合CEA检测，对胃癌诊断率可达85%。

□ **参考范围** ＜37U/mL。

□ **指标异常解读** 增高：见于胰腺癌、胆囊癌、胃癌、大肠癌、肺癌、卵巢癌等恶性肿瘤。一般性增高：见于高血糖、胰腺炎、胆石症、肝硬化、肾功能不全等。

□ **指标异常防治对策** 应做进一步检查，结合综合检查结果及临床症状与体征等，明确病因，并对病因进行针对性治疗。

□ **就诊科室** 内科、肿瘤科、消化科、外科等。

6 糖类抗原153（CA-153）

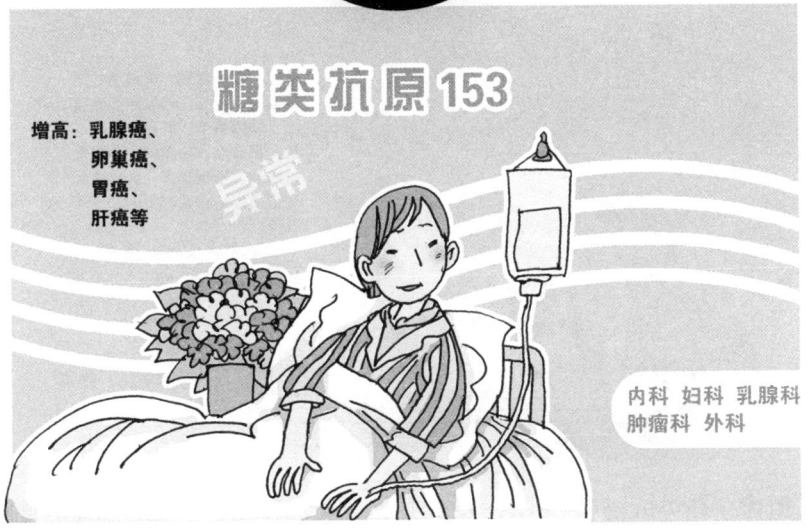

- □ **概念** 糖类抗原153（CA-153）是乳腺癌最重要的特异性标志物，是用于诊断、监测术后复发、观察疗效的最佳指标。
- □ **参考范围** ＜28U/mL。
- □ **指标异常解读** 增高：见于乳腺癌、卵巢癌、胃癌、肝癌等。
- □ **指标异常防治对策** 应做进一步检查，结合综合检查结果及临床症状与体征等，明确癌症的种类，进行针对性治疗。
- □ **就诊科室** 内科、妇科、乳腺科、肿瘤科、外科等。

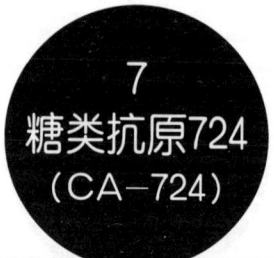

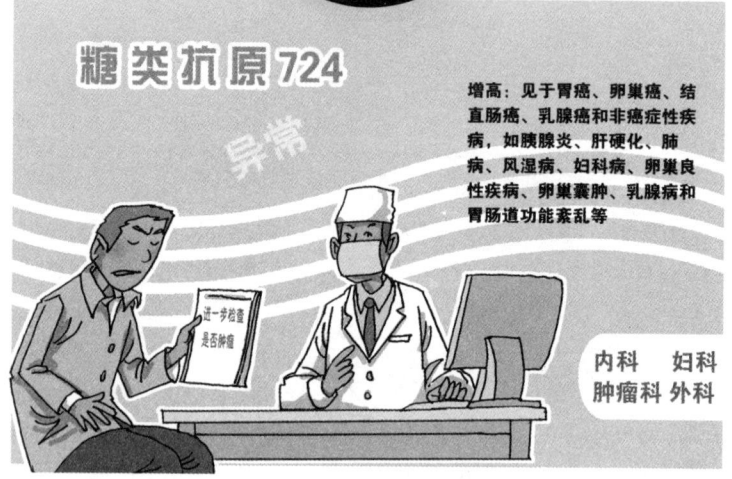

□ **概念** 糖类抗原724（CA-724）是检测胃癌和各种消化道癌症的化验标志，是一个非特异性肿瘤标志物。该指标增高不代表一定患了肿瘤。若与其他指标，如CA-199及CEA（癌胚抗原）等联合检测可以提高诊断的准确性。

□ **参考范围** ＜6.9U/mL。

□ **指标异常解读** 增高：见于胃癌、卵巢癌、结直肠癌、乳腺癌和非癌症性疾病，如胰腺炎、肝硬化、肺病、风湿病、妇科病、卵巢良性疾病、卵巢囊肿、乳腺病和胃肠道功能紊乱等。CA-724的动态检测对评估手术效果，是否复发也有重要指导意义。

□ **指标异常防治对策** 做进一步检查，结合综合检查结果，以确定是否患有肿瘤；非肿瘤者则按疾病不同，进行针对性治疗；若是肿瘤，按医嘱处置。

□ **就诊科室** 内科、肿瘤科、外科、妇科等。

8 糖类抗原50（CA-50）

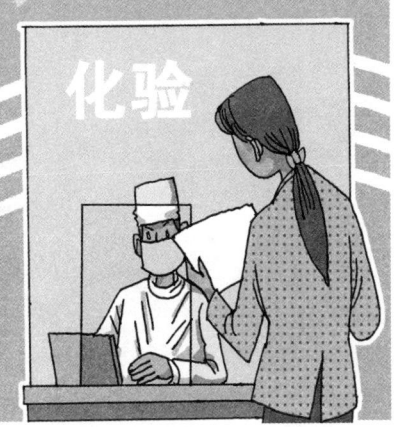

增高：见于食管癌、胃癌、胰腺癌、胆（道）囊癌、原发性肝癌、卵巢癌、结肠癌、乳腺癌、子宫癌等

内科 肿瘤科
外科 妇科

□ **概念** 糖类抗原50（CA-50）是一种糖类抗原，正常组织中含量极低，是一种非特异性广谱肿瘤标志物。

□ **参考范围** ＜20U/mL。

□ **指标异常解读** 增高：见于食管癌、胃癌、胰腺癌、胆(道)囊癌、原发性肝癌、卵巢癌、结肠癌、乳腺癌、子宫癌等。

□ **指标异常防治对策** 做进一步检查，结合综合检查结果，以确定是否有肿瘤；非肿瘤者则按疾病不同，进行针对性治疗；若是肿瘤，按医嘱处置。

□ **就诊科室** 内科、肿瘤科、外科、妇科等。

9 神经元特异性烯醇化酶（NSE）

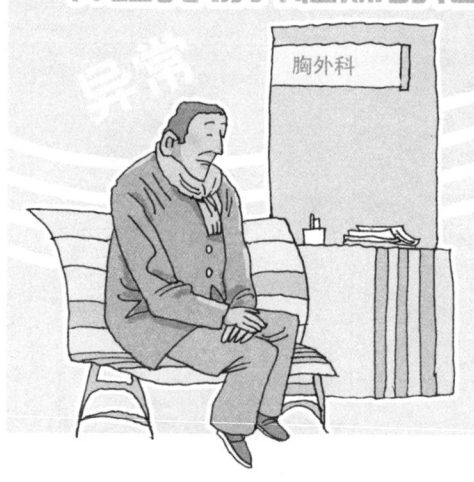

呼吸科 胸外科 肿瘤科

升高：见于小细胞肺癌、神经母细胞瘤、嗜铬细胞瘤、胰岛细胞瘤、甲状腺髓样癌、黑色素瘤、视网膜细胞瘤等

□**概念** 神经元特异性烯醇化酶（NSE）是参与糖酵解途径的烯醇化酶中的一种，存在于神经组织和神经内分泌组织中。在起源于神经内分泌组织的肿瘤中，血清NSE可明显增高。

□**参考范围** 12.5～25.0ng/mL。

□**指标异常解读** 小细胞肺癌患者NSE明显增高，并与临床分期和疾病进程有很好的相关性，阳性率可达80%～90%。其他类型肺癌NSE无明显增高。神经母细胞瘤时NSE也显著增高，且其血清水平与病期及预后相关。阳性率高达96%～100%。患嗜铬细胞瘤、胰岛细胞瘤、甲状腺髓样癌、黑色素瘤、视网膜细胞瘤等，血清NSE也可增高。

□**指标异常防治对策** 做进一步检查，明确是否肿瘤。

□**就诊科室** 呼吸科、胸外科、肿瘤科等。

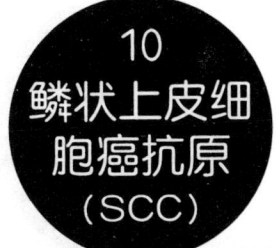

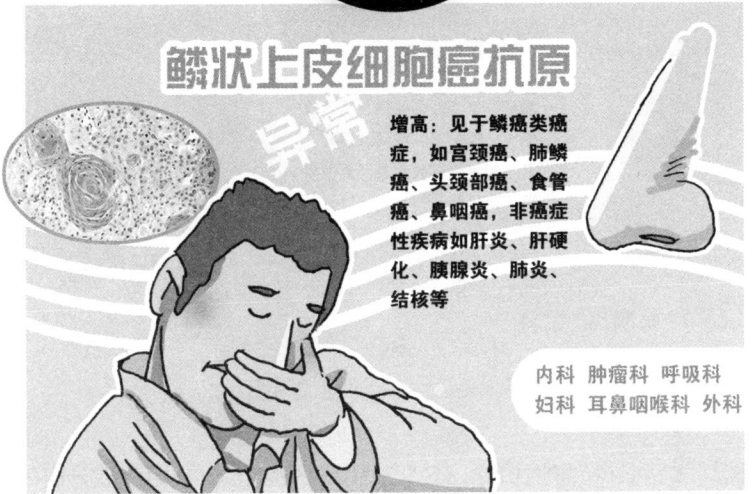

□**概念** 鳞状上皮细胞癌抗原(SCC)是肿瘤相关抗原TA-4的亚型,其本身是一种糖蛋白。SCC存在于子宫、子宫颈、肺、头颈部的鳞状上皮癌细胞的细胞质中,是一种较好的鳞癌标志物。其水平的波动对病程和疗效评估也有重要意义。

□**参考范围** <1.5ng/mL。

□**指标异常解读** 增高:见于鳞癌类癌症,如宫颈癌、肺鳞癌、头颈部癌、食管癌、鼻咽癌,非癌症性疾病如肝炎、肝硬化、胰腺炎、肺炎、结核等。

□**指标异常防治对策** 体检发现指标异常,应到医院相关科室做进一步检查,结合综合检查结果及临床症状与体征等,确定病因,并对病因进行针对性治疗。

□**就诊科室** 内科、肿瘤科、呼吸科、妇科、耳鼻咽喉科、外科。

11 前列腺特异性抗原(PSA)

前列腺特异性抗原

异常 增高:见于前列腺癌、前列腺增生(BPH)、前列腺梗死、急性细菌性前列腺炎、急性尿路梗阻等

外科 泌尿科
肿瘤科

□**概念** 前列腺特异性抗原(PSA)是由前列腺上皮细胞合成分泌的一种糖蛋白,具有糜蛋白酶活性,是精浆的主要成分之一。正常情况下,前列腺腺泡(富含PSA)与淋巴系统之间有屏障保护,肿瘤或其他病变破坏这道屏障后,大量PSA入血,引起外围血中PSA升高。PSA对前列腺癌的诊断特异性达90%~97%,被认为是最有价值的前列腺癌的肿瘤标志物。

□**参考范围** 0~4.0ng/mL。

□**指标异常解读** 增高:见于前列腺癌、前列腺增生(BPH)、前列腺梗死、急性细菌性前列腺炎、急性尿路梗阻等。正常女性血循环中有低水平的PSA,当乳腺发生良性或恶性肿瘤时,PSA水平可能增高。另外,肛门指诊、前列腺按摩、膀胱镜等检查及前列腺手术会引起前列腺组织释放PSA而引起血清浓度升高,建议在上述检查前或检查后数日、手术后数周进行PSA检查。

□**指标异常防治对策** 应做进一步检查,明确病因,进行针对性治疗。

□**就诊科室** 外科、泌尿外科、肿瘤科等。

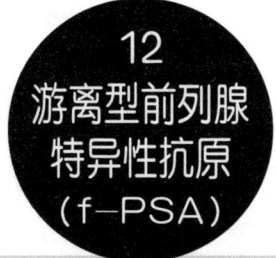

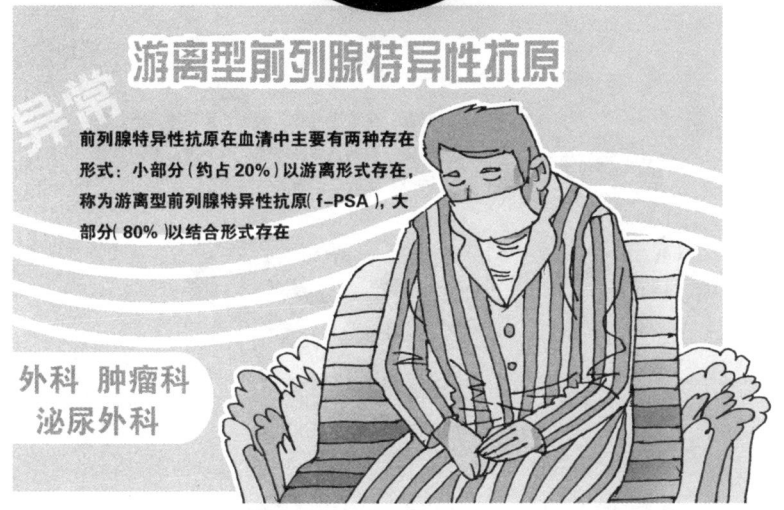

□ **概念** 前列腺特异性抗原（PSA）在血清中主要有两种存在形式：小部分（约占20%）以游离形式存在，称为游离型前列腺特异性抗原（f-PSA），大部分（80%）以结合形式存在。f-PSA的组织特异性强，在前列腺癌患者血清中明显增高。在良性前列腺增生患者的血清中，游离PSA成分显著高于前列腺癌患者。当总PSA增高时可用游离PSA与总PSA的浓度之比为前列腺癌的诊断做参考。

□ **参考范围** 0～0.934 ng/mL，f-PSA/T-PSA>0.16。

□ **指标异常解读** f-PSA显著增高或f-PSA/T-PSA比例降低：见于前列腺癌，前列腺增生、梗死，急性前列腺炎等。

□ **指标异常防治对策** 做进一步检查，明确病因，进行针对性治疗。

□ **就诊科室** 外科、泌尿外科、肿瘤科等。

13 微球蛋白（β2-MG）

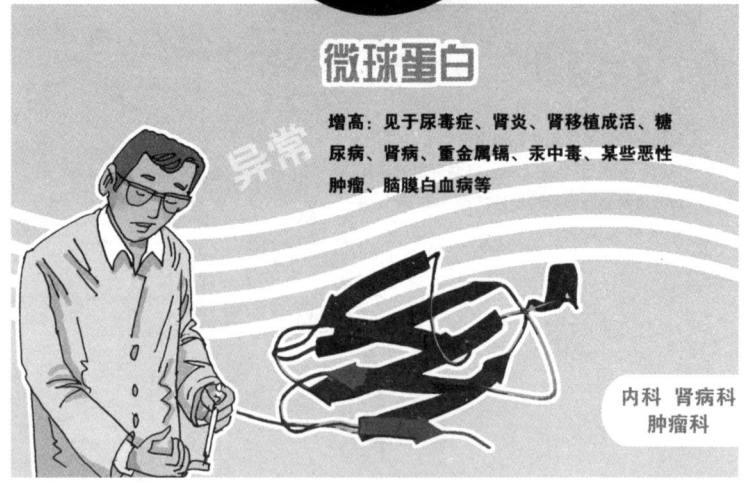

□ **概念** β2微球蛋白是人体白细胞抗原分子的一个β轻链。测定血液、尿液、脑脊液中的β2微球蛋白对诊断多种疾病有着重要的意义。

□ **参考范围** 血β2-MG：0.91~2.2mg/L。

□ **指标异常解读** 增高：见于尿毒症、肾炎、肾移植成活、糖尿病、肾病、重金属镉、汞中毒、某些恶性肿瘤、脑膜白血病、各种原发性或继发性肾小球病变、高血压病和糖尿病肾功能受损、淀粉样变、骨关节病及腕综合征、肝硬化、冠心病、甲状腺疾病和慢性炎症、淋巴细胞增殖性疾病，如多发性骨髓瘤、慢性淋巴性白血病，人巨细胞病毒、EB病毒、乙肝或丙肝病毒及HIV感染时，系统性红斑狼疮（SLE）活动期、类风湿关节炎、自身免疫性疾病肾损害、重金属中毒肾损害等。

□ **指标异常防治对策** 应做进一步检查，确定病因，并对病因进行针对性治疗。

□ **就诊科室** 内科、肾病科、肿瘤科等。

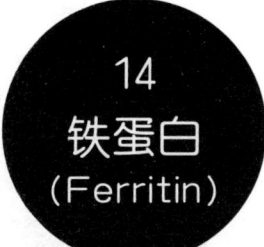

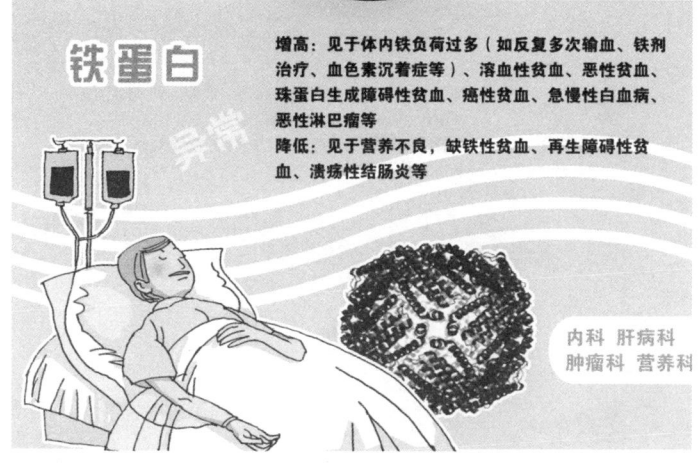

□ **概念**　铁蛋白(Ferritin)为机体内一种贮存铁的可溶组织蛋白,血浆铁蛋白的浓度与体内贮存的铁成正比。

□ **参考范围**　男性(80~130)ng/mL。女性35~55ng/mL(绝经前),50~120ng/mL(绝经后)。

□ **指标异常解读**　(1)增高：见于体内铁负荷过多(如反复多次输血、铁剂治疗、血色素沉着症等)、溶血性贫血、恶性贫血、珠蛋白生成障碍性贫血、癌性贫血、急慢性白血病、恶性淋巴瘤、原发性肝癌、肝硬化、肾功能不全及炎症、心肌梗死早期等。胃癌、直肠癌、食管癌、鼻咽癌、乳腺癌等有转移时,也可增高。因此,动态观察铁蛋白对判断肿瘤有无转移、病程和预后有一定临床意义。(2)降低：见于营养不良、缺铁性贫血、再生障碍性贫血、溃疡性结肠炎等。

□ **指标异常防治对策**　应做进一步检查,明确引发病因,对病因进行针对性治疗。

□ **就诊科室**　内科、肝病科、肿瘤科、营养科等。

15 人绒毛膜促性腺激素（HCG）

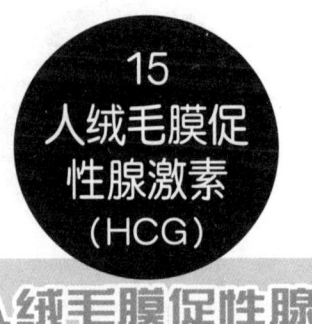

□ **概念** 人绒毛膜促性腺激素（HCG）是监测早孕的重要指标，具有影响卵巢中甾体激素的合成和分泌，刺激胎盘滋养层生成黄体酮等作用。

□ **参考范围** 男性＜5.0U/L。女性＜7.0U/L（绝经前），＜10.0U/L（绝经后）。

□ **指标异常解读** （1）异常增高：见于妊娠、女性葡萄胎、绒毛膜癌（可高达100万U/L）。（2）增高：见于睾丸母细胞瘤、精原细胞瘤、胃肠道恶性肿瘤、肝癌、乳腺癌和肺癌。（3）轻度异常：见于良性疾病如肝硬化、十二指肠溃疡、炎症等。

□ **指标异常防治对策** 发现指标异常，应做进一步检查，明确病因，并进行针对性治疗。育龄期女性应结合月经周期，排除怀孕影响。

□ **就诊科室** 内科、肿瘤科、妇科、外科。

16 胃泌素释放肽前体（ProGRP）

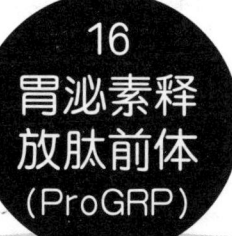

□ **概念** 胃泌素释放肽前体（ProGRP）是一种最近发现的小细胞肺癌（SCLC）的特异性的肿瘤标志物。它不仅可用于肺癌（SCLC）的早期诊断，还有助于判断治疗效果及早期发现肿瘤复发。

□ **参考范围** < 46ng/L。

□ **指标异常解读** 增高：见于小细胞肺癌。

□ **指标异常防治对策** 应做进一步检查，结合综合检查结果及临床症状与体征等，明确癌症的种类，进行针对性治疗。

□ **就诊科室** 呼吸内科、胸外科等。

(三)甲状腺功能检测

甲状腺功能检查一般是指甲状腺功能五项检查,也简称为"甲功五项",是TT3(总三碘甲状腺原氨酸)、TT4(总甲状腺素)、FT3(游离三碘甲状腺原氨酸)、FT4(游离甲状腺素)和TSH(促甲状腺激素)的总称,是诊断甲亢、甲减的重要依据。有的还包括检测TPOA(抗甲状腺过氧化物酶抗体)、TGA(抗甲状腺球蛋白抗体)和TG(甲状腺球蛋白抗体),一起就称为"甲功八项"检查。

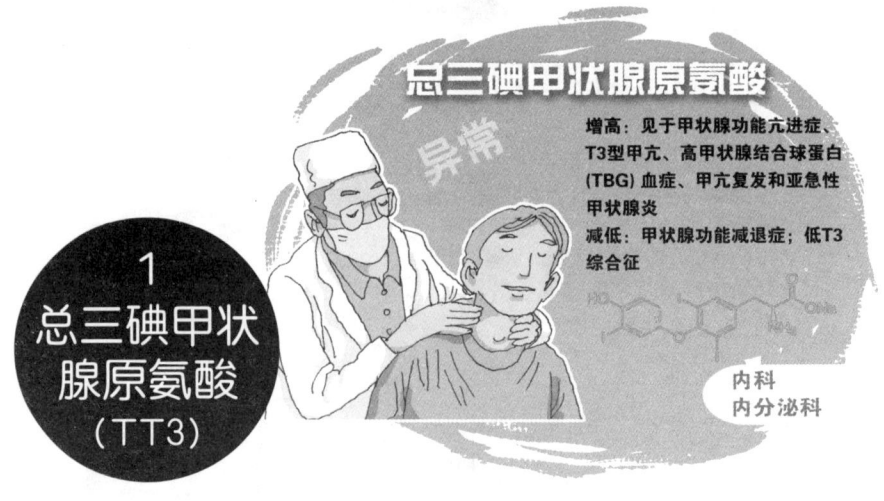

1 总三碘甲状腺原氨酸(TT3)

总三碘甲状腺原氨酸
增高:见于甲状腺功能亢进症、T3型甲亢、高甲状腺结合球蛋白(TBG)血症、甲亢复发和亚急性甲状腺炎
减低:甲状腺功能减退症;低T3综合征

内科
内分泌科

□**概念** 总三碘甲状腺原氨酸(TT3)是甲状腺素对各种靶器官作用的主要激素。血清中TT3浓度改变,表示甲状腺功能异常。临床上常同时测定TT3和TT4值。可用于疗效评价。

□**参考范围** 0.45~1.37ng/mL。

□**指标异常解读** 增高:见于甲状腺功能亢进症、T3型甲亢、高甲状腺结合球蛋白(TBG)血症、甲亢复发和亚急性甲状腺炎。减低:甲状腺功能减退症、低T3综合征。

□**指标异常防治对策** 做进一步检查,综合临床检查结果,确定病因后进行针对性的治疗。

□**就诊科室** 内科、内分泌科。

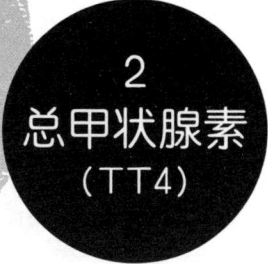

2 总甲状腺素（TT4）

□ **概念** 在正常情况下，总甲状腺素（TT4）主要与甲状腺激素结合球蛋白（TBG）结合。TT4测定是甲状腺功能状态基本的体外检测之一。高原反应、妊娠期有所增高。

□ **参考范围** 42~135ng/mL。

□ **指标异常解读** 增高：见于甲状腺功能亢进、T4型甲亢、高TBG症、甲状腺激素不敏感综合征、亚急性甲状腺炎，某些药物影响，如雌激素、避孕药、海洛因、美沙酮。减低：见于甲状腺功能减退症、缺碘性甲状腺肿、慢性淋巴细胞性甲状腺炎早期、低TBG血症。

□ **指标异常防治对策** 进一步综合检查，明确病因，对病因进行针对性治疗查。甲状腺功能减退症防治对策：替代疗法，随访调整剂量。

□ **就诊科室** 内科、内分泌科。

3 游离三碘甲状腺原氨酸（FT3）

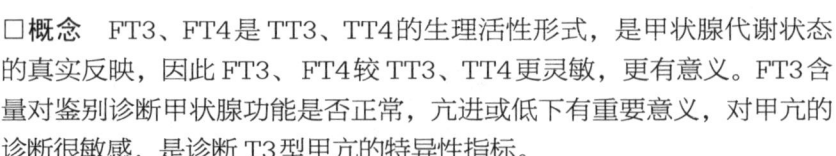

游离三碘甲状腺原氨酸

增高：甲状腺功能亢进、T3型甲亢甲亢患者在用抗甲状腺药治疗过程中，联合检测FT3、FT4和TSH（促甲状腺激素）可用来判断甲亢是否已控制或抗甲状腺药治疗是否过度

减低：见于甲状腺功能减退症，低T3综合征等

内科
内分泌科

□**概念** FT3、FT4是TT3、TT4的生理活性形式，是甲状腺代谢状态的真实反映，因此FT3、FT4较TT3、TT4更灵敏，更有意义。FT3含量对鉴别诊断甲状腺功能是否正常，亢进或低下有重要意义，对甲亢的诊断很敏感，是诊断T3型甲亢的特异性指标。

□**参考范围** 3.5~6.5pmol/L。

□**指标异常解读** 增高：甲状腺功能亢进、T3型甲亢。甲亢患者在用抗甲状腺药治疗过程中，联合检测FT3、FT4和TSH（促甲状腺激素）可用来判断甲亢是否已控制或抗甲状腺药治疗是否过度。减低：见于甲状腺功能减退症，低T3综合征，长期使用苯妥英钠、多巴胺、糖皮质激素等药物的患者FT3可降低，但TSH水平正常。

□**指标异常防治对策** 根据增高和降低的不同情况，服用相关的抗甲状腺药物或补充甲状腺素，并根据病情随时调整剂量。

□**就诊科室** 内科、内分泌科。

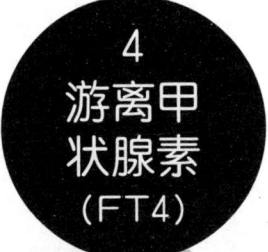

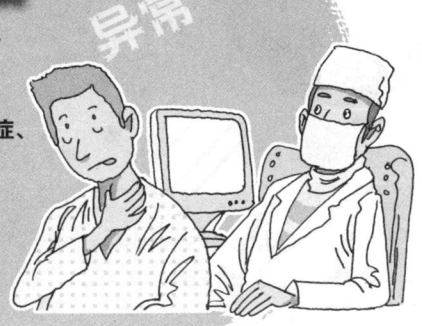

□ **概念** 游离甲状腺素(FT4)是甲状腺功能体外试验的灵敏指标,即使在生理及病理情况下引起血浆甲状腺结合蛋白结合力和浓度改变时,也能较准确地反映甲状腺的功能。

□ **参考范围** 11.5～22.7pmol/L。

□ **指标异常解读** 增高:见于甲状腺功能亢进、T4型甲亢、甲状腺危象、药物影响如胺碘酮或肝素、非甲状腺疾病如急性发热性疾病。减低:见于甲状腺功能减退症、甲亢治疗期间、肾病综合征、药物影响如使用多巴胺、糖皮质激素等。

□ **指标异常防治对策** 根据增高和降低的不同情况,服用相关的抗甲状腺药物或补充甲状腺素,并根据病情随时调整剂量。

□ **就诊科室** 内科、内分泌科。

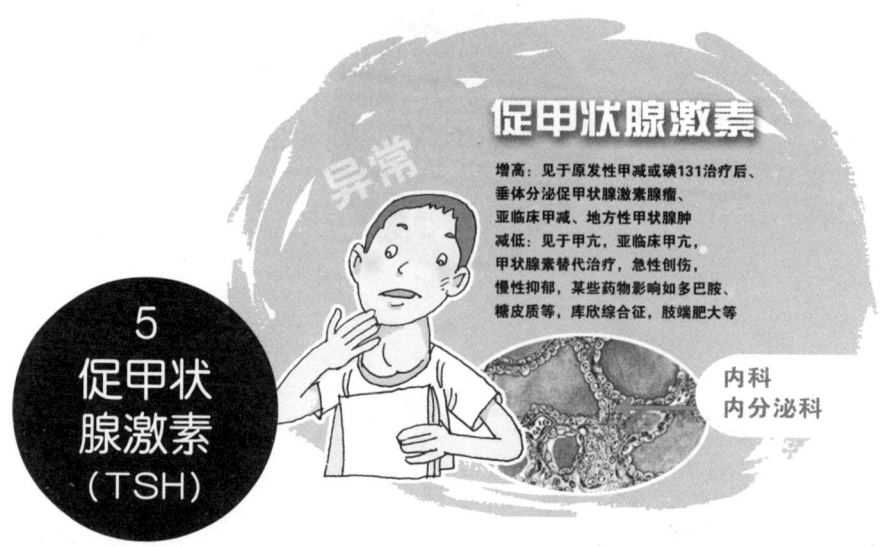

□ **概念** 促甲状腺激素（TSH）是垂体腺分泌的促进甲状腺生长和机能的激素，具有促进甲状腺滤泡上皮细胞增生、甲状腺激素合成和释放的作用。可用于新生儿先天性甲减（低）筛查。

□ **参考范围** 0.35～5.50mIU/L。

□ **指标异常解读** 增高：见于原发性甲减或碘131治疗后、垂体分泌促甲状腺激素腺瘤、亚临床甲减、地方性甲状腺肿。减低：见于甲亢，亚临床甲亢，甲状腺素替代治疗，急性创伤，慢性抑郁，某些药物影响如多巴胺、糖皮质等，库欣综合征，肢端肥大等。

□ **指标异常防治对策** 做进一步检查，明确病因，对病因进行针对性治疗。如确诊为甲减，其防治对策为：（1）补充碘盐。（2）忌摄入可引起甲状腺肿的食物，避免食用卷心菜、白菜、油菜、木薯、核桃等，以免发生甲状腺肿大。（3）供给足量蛋白质。（4）限制脂肪和富含胆固醇的饮食。甲减患者往往有高脂血症，这在原发性甲减更明显，故应限制脂肪摄入。每日脂肪供给占总热量20%左右，并限制富含胆固醇的饮食。（5）纠正贫血，供给丰富维生素，贫血患者应补充富含铁质的饮食，补充维生素B_{12}，如动物肝脏，必要时可加用叶酸、肝制剂等。

□ **就诊科室** 内科、内分泌科。

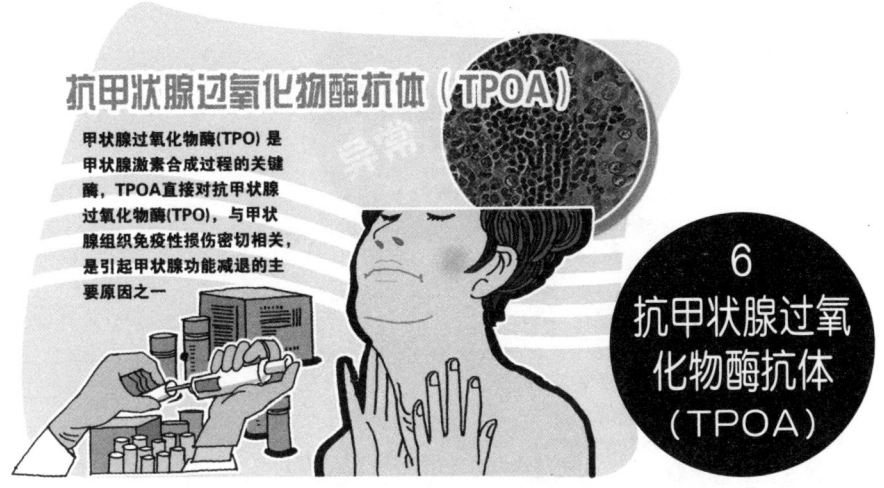

□ **概念** 甲状腺过氧化物酶(TPO)是甲状腺激素合成过程的关键酶,TPOA直接对抗甲状腺过氧化物酶(TPO),与甲状腺组织免疫性损伤密切相关,是引起甲状腺功能减退的主要原因之一。

□ **参考范围** 0~34IU/mL。

□ **指标异常解读** TPOA增高意义:(1)诊断桥本氏病(HD)和毒性弥漫性甲状腺肿(Graves)。(2)预测孕妇产后甲状腺功能障碍的发生,阳性者易出现甲减。(3)对可疑甲减患者,若TPOA增高,有助于原发和继发甲减的鉴别。(4)产后甲状腺炎、萎缩性甲状腺、部分结节性甲状腺肿患者,某些自身免疫性疾病如类风湿疾病、系统性红斑狼疮可见TPOA增高。

□ **指标异常防治对策** 应做进一步检查,包括综合检查,确定病因后进行针对性治疗。

□ **就诊科室** 内科、内分泌科。

7 抗甲状腺球蛋白抗体（TGA）

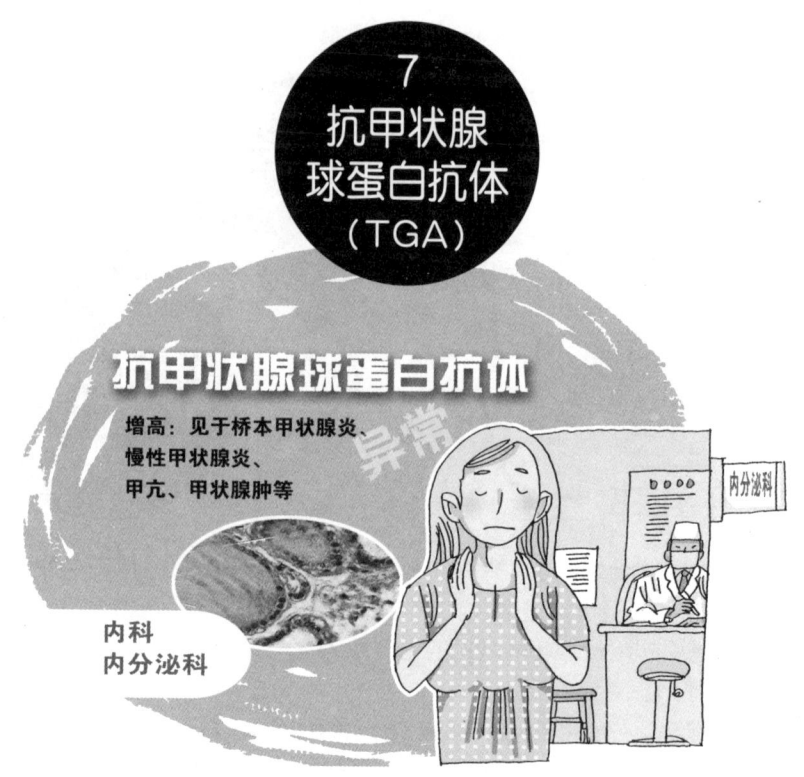

□**概念** 抗甲状腺球蛋白抗体（TGA）是自身免疫性甲状腺疾病患者血清中的一种常见自身抗体，会导致甲状腺细胞破坏和自身免疫性甲状腺疾病恶化。TGA 最早是在患有桥本甲状腺炎患者血液中发现的。

□**参考范围** 0～34IU/mL。

□**指标异常解读** 增高：见于桥本甲状腺炎、慢性甲状腺炎、甲亢、甲状腺肿。某些非甲状腺疾病也有一定的阳性检出率，如类风湿性关节炎、系统性红斑狼疮。

□**指标异常防治对策** 应做进一步检查，明确病因，并对引发病因进行针对性治疗。

□**就诊科室** 内科、内分泌科。

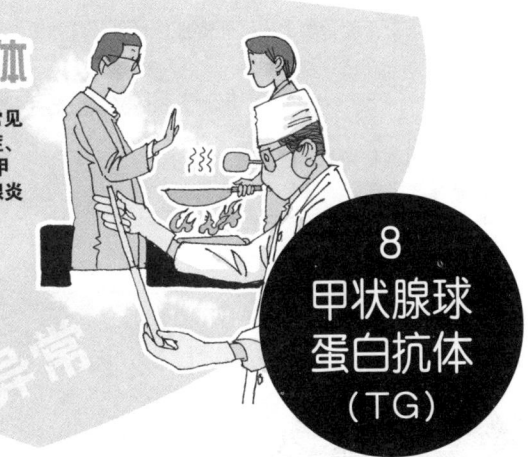

8 甲状腺球蛋白抗体（TG）

血清甲状腺球蛋白抗体指标异常见于甲状腺癌、甲状腺功能亢进症、Graves病、甲状腺瘤、亚急性甲状腺炎、慢性淋巴细胞性甲状腺炎等甲状腺疾病

内分泌科
甲状腺外科等

□**概念** 甲状腺球蛋白抗体（TG）是自身免疫性甲状腺疾病患者血清中的一种常见自身抗体，对甲状腺癌、甲状腺瘤、亚急性甲状腺炎、Graves病等多种甲状腺疾病的诊断或筛查均有重要参考意义。

□**参考范围** 11.4～20.2mg/L。

□**指标异常解读** 血清甲状腺球蛋白抗体指标异常见于甲状腺癌、甲状腺功能亢进症、Graves病、甲状腺瘤、亚急性甲状腺炎、慢性淋巴细胞性甲状腺炎等甲状腺疾病。

□**指标异常防治对策** （1）治疗对策：如甲状腺球蛋白抗体指标异常，须警惕甲状腺恶性疾病可能，应至内分泌科、甲状腺外科就诊并完善甲状腺功能、甲状腺B超等相关专科检查，视情况做进一步药物或手术治疗。（2）预防对策：甲状腺相关疾病防治主要包括：①膳食控制。减少摄入高碘食物如海带（昆布）、海藻等；限制摄入腌制、烟熏食物，杜绝霉变、腐烂食物；适当调控脂类物质的摄取，保证高热量、高蛋白质、高维生素摄取；适当补充钙、磷、钾、锌和镁等微量元素，尤其是老年人。②如有铁及叶酸缺乏，应及时针对性补充。③尽量避免雌激素类食物、药物过度摄入。④避免负面心理状态长期存在，生活规律，劳逸结合。

□**就诊科室** 内分泌科、甲状腺外科等。

四、其他类检查

其他类检查是指除上文以外的根据体检时特殊需要而进行的检查。

(一) 血液流变学检查

血液流变学是近20年发展起来的一门新兴学科。该项检查主要是通过观测血液的黏度、黏弹性、流动、凝集等流变性和红细胞的变形及聚集、血小板的聚集等指标来研究血液和血管的宏观与微观流变性的规律。

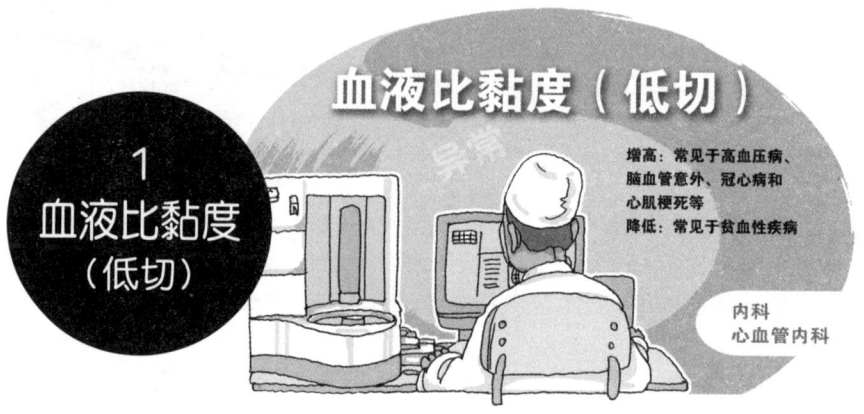

☐**概念** 血液流动时,血管内的物质相对运动而产生内摩擦力,称血液比黏度。它是当血细胞比积浓度为1时的全血黏度值。低切表示低切变率下的数值。

☐**参考范围** 男:7.5~10.0,女:5.8~8.1。

☐**指标异常解读** 增高:常见于高血压病、脑血管意外、冠心病和心肌梗死、动脉血栓性疾病,红细胞增多症、糖尿病等。降低:常见于贫血性疾病。

☐**指标异常防治对策** 做进一步检查,根据综合检查和临床症状等确诊,并对引发病因进行针对性治疗。

☐**就诊科室** 内科、心血管内科。

2 血液比黏度（高切）

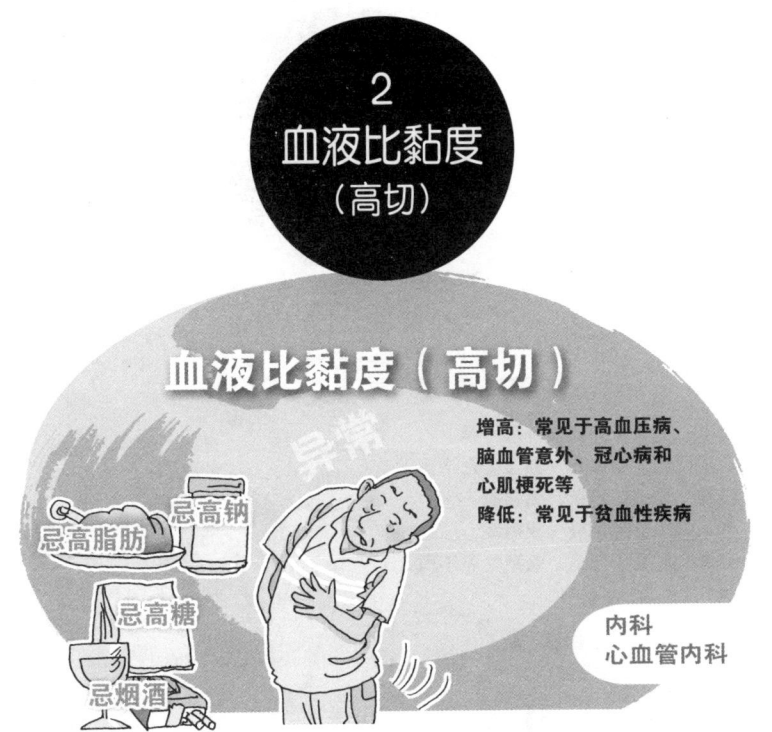

□ **概念** 血液流动时，血管内的物质相对运动而产生内摩擦力，称血液比黏度。它是当血细胞比积浓度为1时的全血黏度值。高切表示高切变率下的数值。

□ **参考范围** 男：5.6～6.7，女：4.7～6.01。

□ **指标异常解读** 增高：常见于高血压病、脑血管意外、冠心病和心肌梗死、动脉血栓性疾病、红细胞增多症、白血病、异常球蛋白血症、糖尿病、高纤维蛋白原血症等。降低：常见于贫血性疾病。

□ **指标异常防治对策** 做进一步检查，根据综合检查和临床症状等确诊，并对引发病因进行针对性治疗。

□ **就诊科室** 内科、心血管内科。

3 血浆比黏度

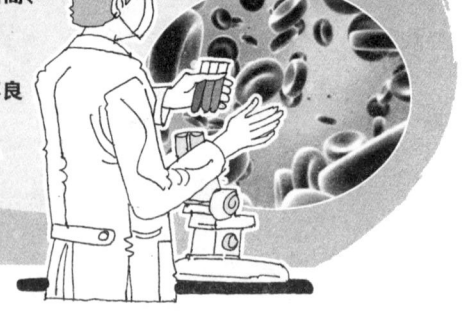

增高：多见于高血压、冠心病、心肌梗死、脑血栓、血浆蛋白增高、肿瘤、风湿、结核、高血脂、糖尿病、自身免疫性疾病等
降低：可见于肾病、长期营养不良

内科
心血管科

□ **概念** 血浆比黏度是指全血黏度与水黏度比值。血浆比黏度增高主要受血浆成分的影响。

□ **参考范围** 1.64～1.78。

□ **指标异常解读** 增高：多见于高血压、冠心病、心肌梗死、脑血栓、血浆蛋白增高、肿瘤、风湿、结核、高血脂、糖尿病、自身免疫性疾病等。降低：可见于肾病、长期营养不良等。

□ **指标异常防治对策** 还应做进一步检查，结合综合性检查与临床症状等，明确病因，并对病因进行针对性治疗。

□ **就诊科室** 内科、心血管内科。

4 纤维蛋白原（Fg）

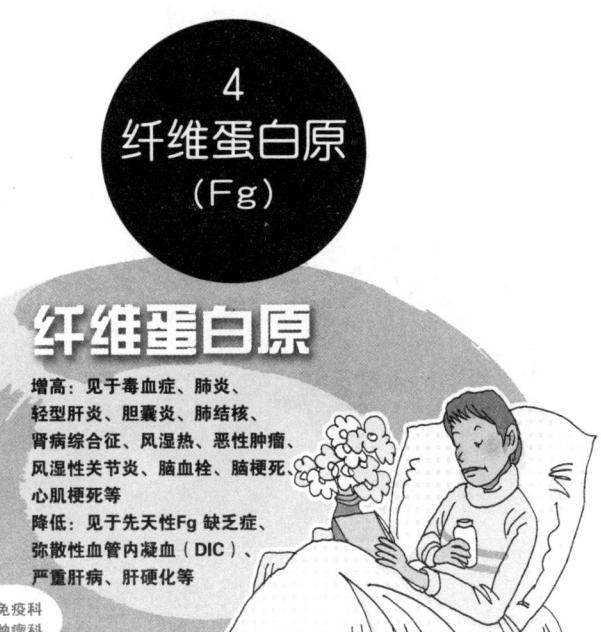

□ **概念** 血浆纤维蛋白原（Fg）是纤维蛋白的前体，在凝血的最后阶段，可溶性纤维蛋白原转变成不溶性纤维蛋白，使血液凝固。测定血浆纤维蛋白原有助于了解凝血机能状态。

□ **参考范围** 2.4~3.7g/L。月经期或妊娠期有轻度增高。

□ **指标异常解读** 增高：见于毒血症、肺炎、亚急性细菌性心内膜炎、轻型肝炎、胆囊炎、肺结核、肾病综合征、风湿热、恶性肿瘤、风湿性关节炎、脑血栓、脑梗死、心肌梗死；外伤、烧伤、外科手术、放射治疗后；妊娠晚期、妊娠高血压综合征等。降低：见于先天性Fg缺乏症、弥散性血管内凝血（DIC）、严重肝病、肝硬化；肺及前列腺手术等。

□ **指标异常防治对策** 进一步复查，结合综合检查、临床症状、体征等确定病因，并对病因进行针对性治疗。

□ **就诊科室** 内科、风湿免疫科、传染病科、肿瘤科等。

（二）与肿瘤相关的病毒检测

肿瘤病毒中 2/3 为 RNA 病毒，1/3 为 DNA 病毒。前者主要引起白血病和淋巴瘤，以及一小部分小鼠乳腺癌；后者包括乳头状瘤病毒、多瘤病毒、腺病毒和疱疹病毒等，可引起多种肿瘤。与人类肿瘤发生关系密切的有四类病毒：反转录病毒（如 T 细胞淋巴瘤病毒，HTLV—I）、乙型肝炎病毒（HBV）、人乳头状瘤病毒（HPV）、Epstein—Bars 病毒（EBV）。后三类都是 DNA 病毒。检测这些病毒，可以有效诊断相关的肿瘤和预测肿瘤的治疗效果。

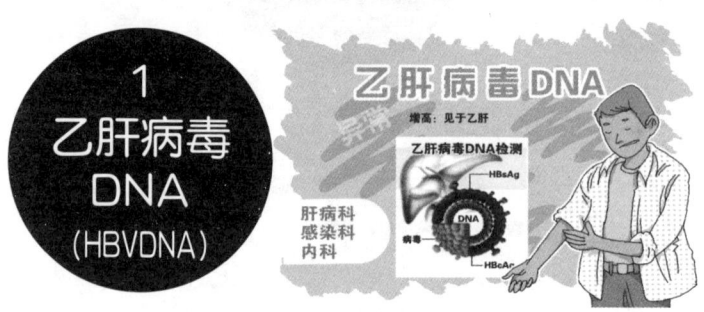

1 乙肝病毒 DNA（HBVDNA）

□**概念** 由于乙肝两对半并非乙肝病毒的传染物质和致病物，即不是活的乙肝病毒，因此检查乙肝两对半只反映了患者是否感染过乙肝，却不能直接地、动态地提示乙肝病毒在人体内的复制和致病情况，因此这种检验技术不能反映和量化乙肝病毒在体内繁殖（复制），也不能正确指导临床用药和制订治疗方案。乙肝病毒 DNA（HBVDNA）就是检测乙肝病毒脱氧核糖核酸。因此，了解了 HBVDNA 在患者体内的消长情况，就间接地弄清了乙肝病毒的复制情况。如果在治疗中发现乙肝病毒的量（即 HBVDNA 定量值）在下降，说明抗病毒治疗有效。反之，如果在治疗中发现乙肝病毒的量在上升，说明抗病毒治疗无效，需要重新选药和调整治疗方案。

□**参考范围** <300 copies/mL（因试剂不同而有所差异）。

□**指标异常解读** 增高：见于乙肝。提示病毒复制且有传染性。

□**指标异常防治对策** 应到医院相关科室做进一步检查治疗。由于乙肝病毒 DNA 与肝癌的发生有一定的因果关系，所以要引起高度的重视。

□**就诊科室** 肝病科、感染科、内科。

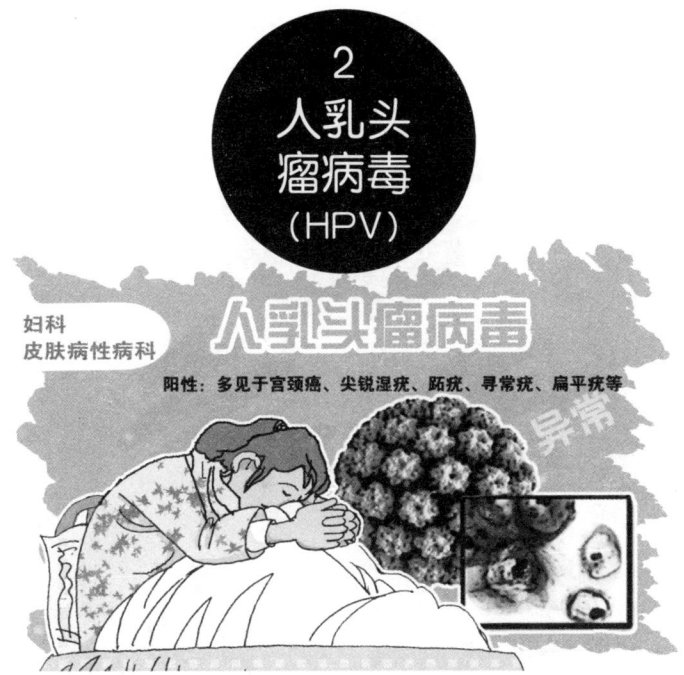

□ **概念** 人乳头瘤病毒（HPV）是一种属于乳多空病毒科的乳头瘤空泡病毒A属，是球形DNA病毒，可引起人类上皮的良性和恶性肿瘤。人乳头瘤病毒能引起人体皮肤黏膜的鳞状上皮增殖，是一组形态和基因结构相似，但致瘤表现不同的病毒。目前已分离出130多种不同型别。此类病毒致病的表现可为寻常疣、生殖器疣（尖锐湿疣），也可为宫颈癌、外阴癌、前列腺癌等。随着性病中尖锐湿疣的发病率急速上升和宫颈癌等的增多，人乳头瘤病毒感染越来越引起人们的关注。

□ **参考范围** 阴性。

□ **指标异常解读** 阳性：多见于宫颈癌、尖锐湿疣、跖疣、寻常疣、扁平疣等。对疑有患宫颈癌可能的患者，可进行分型检测，并由专科医生根据危险相关性做出判定。

□ **指标异常防治对策** 进一步检查，结合包括不洁性行为在内的综合性问询与检查，以及临床症状与体征等，确定病因，并进行针对性治疗。

□ **就诊科室** 妇科、皮肤病性病科。

3 EB病毒抗体（EBV-Ab）

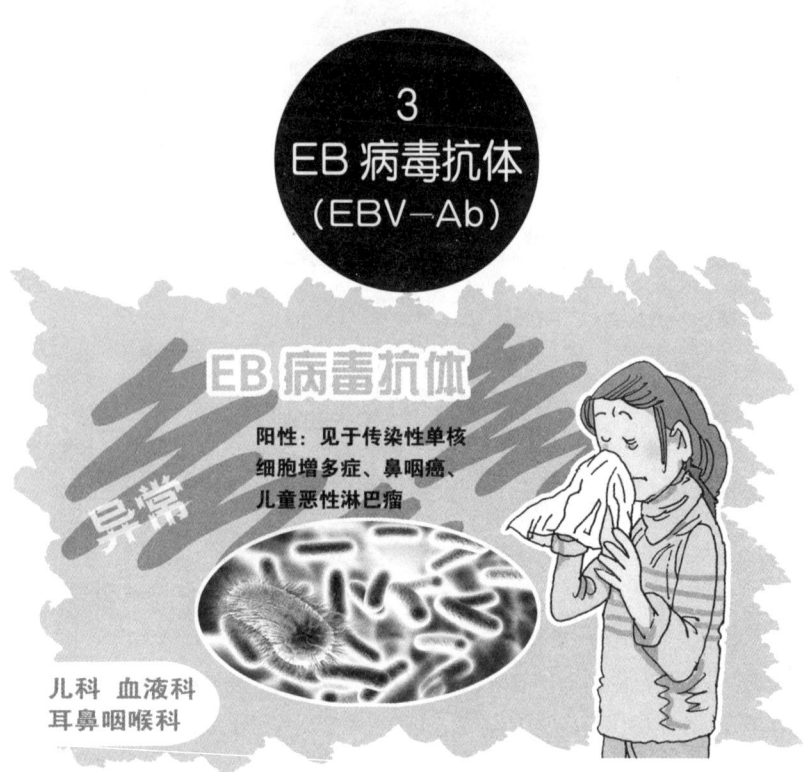

□**概念** EB病毒是传染性单核细胞增多症的病原体。
□**参考范围** 阴性。
□**指标异常解读** 阳性：见于传染性单核细胞增多症、鼻咽癌、儿童恶性淋巴瘤。
□**指标异常防治对策** 做进一步检查，结合综合检查、临床症状、体征等，确定引发的病因，并对病因进行针对性治疗。
□**就诊科室** 儿科、血液科、耳鼻咽喉科等。

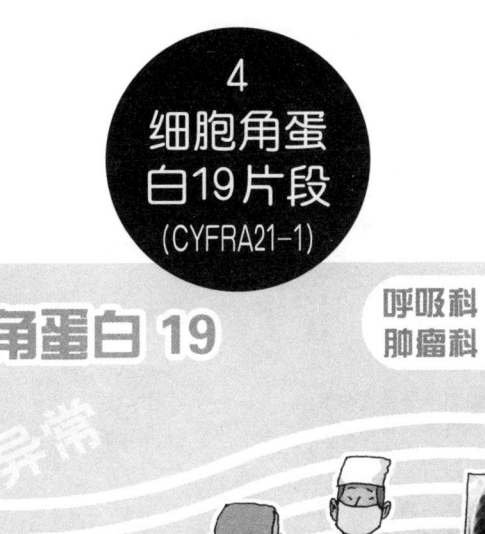

□ **概念** 细胞角蛋白是肺泡上皮细胞凋亡时,细胞中所含有的角蛋白的碎片降解后变成可溶性物质进入血液,使血液中含量增高。
□ **参考范围** <5.0 ug/L(<5.0ng/ml)
□ **指标异常解读** (1)非小细胞肺癌(NSCLC)的首选标志物。特别是鳞状上皮细胞癌。灵敏度和特异性均高。对小细胞肺癌的早期诊断、疗效监测和预后判断均有重要意义。(2)乳腺癌、膀胱癌、胆道癌、胰腺癌等肿瘤性疾病也可能增高。也可见于少数肺气肿、肾功能障碍、支气管炎、消化性溃疡、肝炎等非肿瘤性疾病。
□ **指标异常防治对策** 发现指标异常,应进一步行胸部CT检查及其他相关检查,明确病因,进行针对性治疗。
□ **就诊科室** 呼吸科、胸外科、肿瘤科。

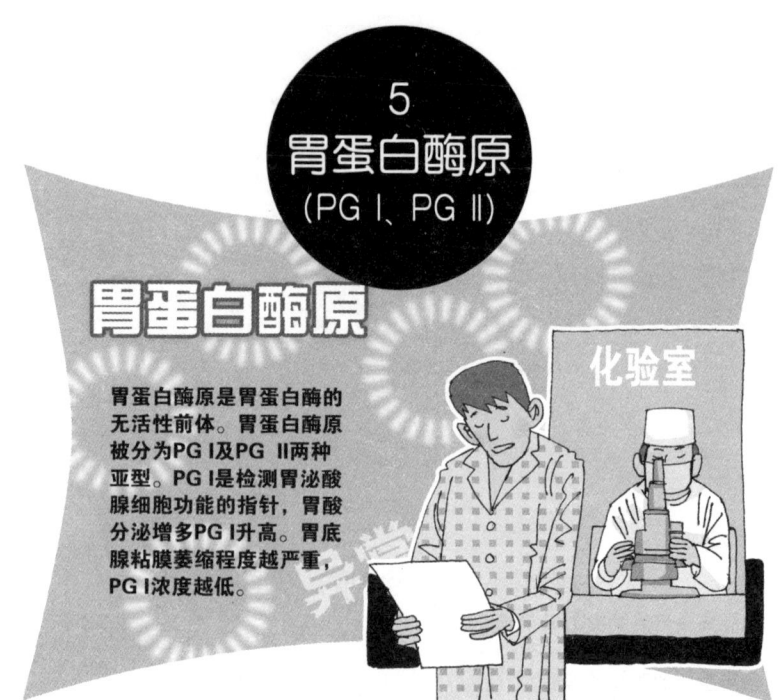

□ **概念** 胃蛋白酶原（PGⅠ、PGⅡ）是胃蛋白酶的无活性前体。胃蛋白酶原被分为PGⅠ及PGⅡ两种亚型。PGⅠ是检测胃泌酸腺细胞功能的指针，胃酸分泌增多PGⅠ增高。胃底腺黏膜萎缩程度越严重，PGⅠ浓度越低。在疾病状态时，PGⅠ浓度降低而PGⅡ（由幽门腺所分泌）浓度增高。

□ **参考范围** PGⅠ<70 ng/ml及PGⅠ/Ⅱ ratio<3.0为建议做进一步检查值。

□ **指标异常解读** PGⅠ及PGⅠ/Ⅱr减低，常见于伴有胃底黏膜腺体萎缩的萎缩性胃炎及假幽门腺化生这两种重要的胃癌癌前病变。作为癌前病变的指征，使用PGⅠ/Ⅱ对萎缩性胃炎患者进行病情监测，对于早期胃癌的发现意义重大。

□ **指标异常防治对策** PG法是一种通过检测胃黏膜萎缩和炎症状况来判断胃癌高危人群的筛查方法，不单独用于诊断胃癌，必须采用胃内窥镜和病理的方法进行最终诊断。在胃镜检查之前使用PG法检测，可以有效缩小高危人群的范围，使胃镜检查率降低50%。

□ **就诊科室** 消化内科、胃肠外科、肿瘤科。

(三)胃幽门螺杆菌检查

幽门螺旋杆菌是一种螺旋形、微需氧、对生长条件要求十分苛刻的革兰氏阴性杆菌。1983年首次从慢性活动性胃炎患者的胃黏膜活检组织中分离成功,是目前所知能够在人胃中生存的唯一微生物种类。幽门螺旋杆菌病包括由幽门螺旋杆菌感染引起的胃炎、消化道溃疡、淋巴增生性胃淋巴瘤等。幽门螺旋杆菌病的不良预后是胃癌。

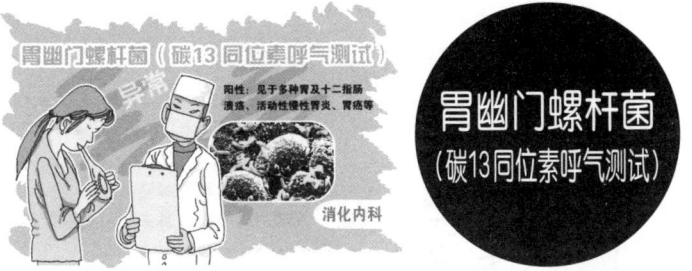

□**概念** 幽门螺杆菌(HP)是一种螺旋状、革兰阴性、微需氧性细菌。人群中几乎50%终身感染,感染部位主要在胃及十二指肠球部。碳13同位素呼气试验用来检查幽门螺杆菌的感染,其原理是将经过稳定核素13C(即碳13)标记的底物引进机体(主要方式为口服),利用同位素比值质谱仪检测底物的最终代谢产物$13CO_2$的变化来研究机体内代谢反应和生理过程。碳13同位素呼气试验以无痛、无创、快速简便、无交叉感染的优点,被国内外专家一致推荐为诊断幽门螺杆菌的金标准,在临床上已被广泛推广应用。

□**参考范围** 阴性。

□**指标异常解读** 阳性:见于多种胃及十二指肠溃疡、活动性慢性胃炎及胃癌等。反复阳性发作,会促进以上病变的恶化。

□**指标异常防治对策** (1)预防幽门螺杆菌,应避免家庭群集性感染幽门螺杆菌。(2)口腔健康须保持:幽门螺旋杆菌感染者一般具有口臭等口腔问题,因此对于幽门螺旋杆菌感染者来说,保持口腔健康刻不容缓。(3)预防幽门螺杆菌要提倡不喝生水,不吃生食。研究证实,幽门螺杆菌可在自来水中存活4~10d,在河水中存活长达3年。因此预防幽门螺杆菌的要点之一,就是不喝生水,不吃生食等。(4)聚餐时使用公筷。餐具器皿应定期消毒。专家提醒,餐具器皿除了得定期消毒外,刮痕严重的餐具,也得定期淘汰更换。尤其体质较弱的儿童和老人,应该尽量使用可以高温杀菌的不锈钢餐具,以避免病从口入,影响健康。

□**就诊科室** 消化内科。

(四)性激素

性激素六项是女性生殖激素的常规检查,包括卵泡生成激素(FSH)、黄体生成激素(LH)、雌二醇(E2)、黄体酮(P)、睾酮(T)、催乳素(PRL),基本满足了对内分泌失调与否的筛查和对生理功能的一般性了解。通过测定性激素水平也能了解女性内分泌功能和诊断与内分泌失调相关的疾病。

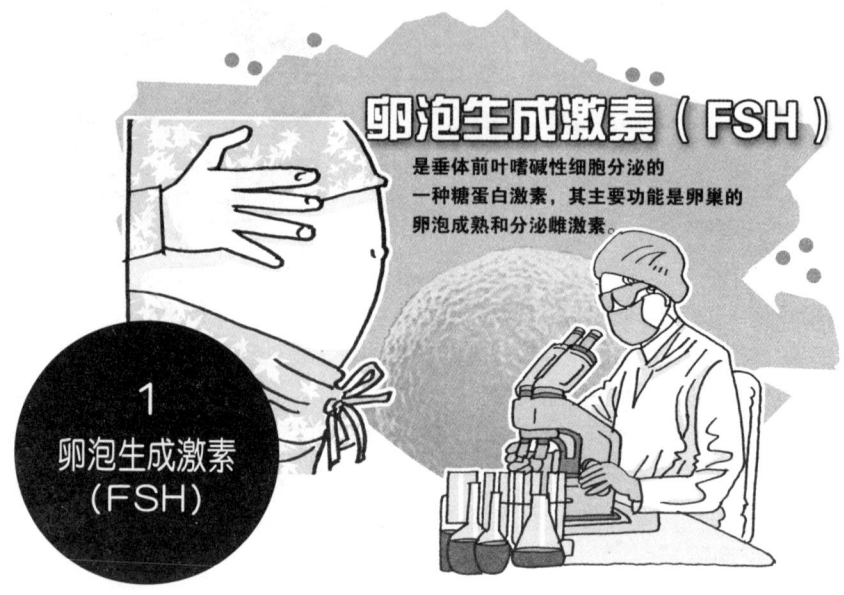

1 卵泡生成激素(FSH)

□概念 卵泡生成激素(FSH)是垂体前叶嗜碱性细胞分泌的一种糖蛋白激素,其主要功能是卵巢的卵泡成熟和分泌雌激素。

□参考范围 在排卵前期为1.5~10mIU/mL,排卵期为8~20mIU/mL,排卵后期为2~10mIU/mL。一般以5~40mIU/mL作为正常值。

□指标异常解读 增高:见于卵巢早衰、卵巢不敏感综合征、原发性闭经等。FSH高于40mIU/mL,则对氯米芬之类的促排卵药无效。减低:见于雌孕激素治疗期间、席汉氏综合征等。

□指标异常防治对策 进一步复查,结合综合检查、临床症状、体征等确定病因,并对病因进行针对性治疗。

□就诊科室 妇科。

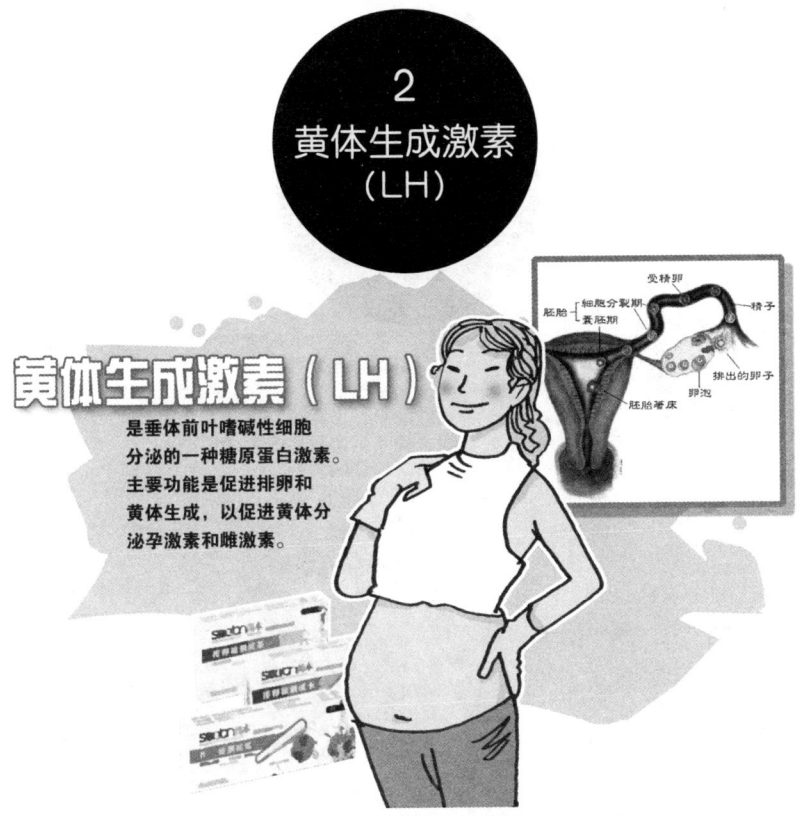

□ **概念** 黄体生成激素(LH)是垂体前叶嗜碱性细胞分泌的一种糖原蛋白激素，主要功能是促进排卵和黄体生成，以促进黄体分泌孕激素和雌激素。

□ **参考范围** 在排卵前期为 2~15mIU/mL，排卵期为 30~100mIU/mL，排卵后期为 4~10mIU/mL。一般在非排卵期的正常值是 5~25mIU/mL。

□ **指标异常解读** 高 FSH 如再加高 LH，则提示卵巢功能衰竭。LH/FSH>=3，则是诊断多囊卵巢综合征的依据之一。LH 减低提示促性腺激素功能不足，见于席汉氏综合征。

□ **指标异常防治对策** 进一步复查，结合综合检查、临床症状、体征等确定病因，并对病因进行针对性治疗。

□ **就诊科室** 妇科。

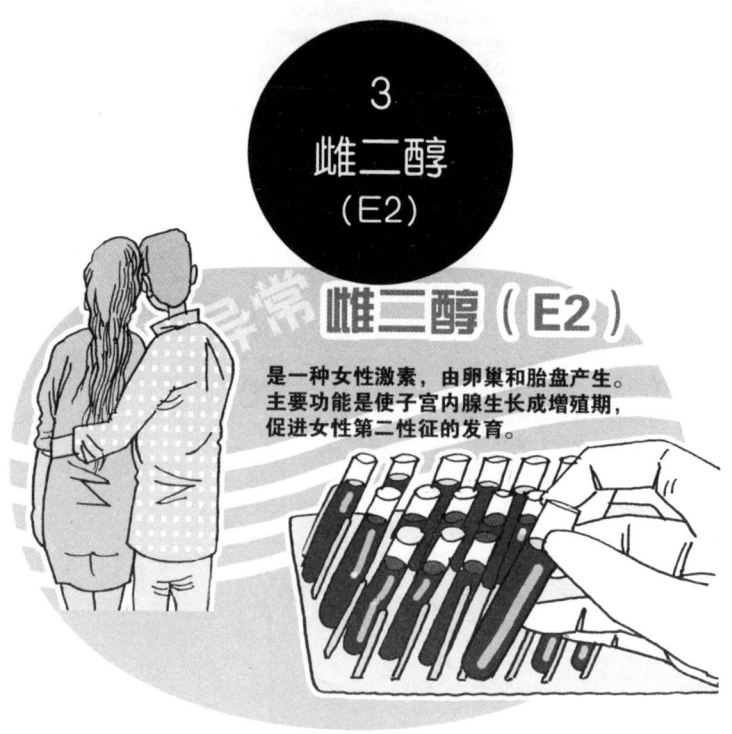

□ **概念** 雌二醇(E2)是一种女性激素,由卵巢和胎盘产生。主要功能是使子宫内腺生长成增殖期,促进女性第二性征的发育。

□ **参考范围** 正常值:在排卵期为13.1~141.96pg/ml,排卵期100.82~500pg/ml,排卵后期74.1~216.1pg/ml。基础值为25~45pg/mL。

□ **指标异常解读** 降低见于卵巢功能低下、卵巢功能早衰、席汉综合征。增高见于女性早熟。

□ **指标异常防治对策** 进一步复查,结合综合检查、临床症状、体征等确定病因,并对病因进行针对性治疗。

□ **就诊科室** 妇科。

4 黄体酮（P）

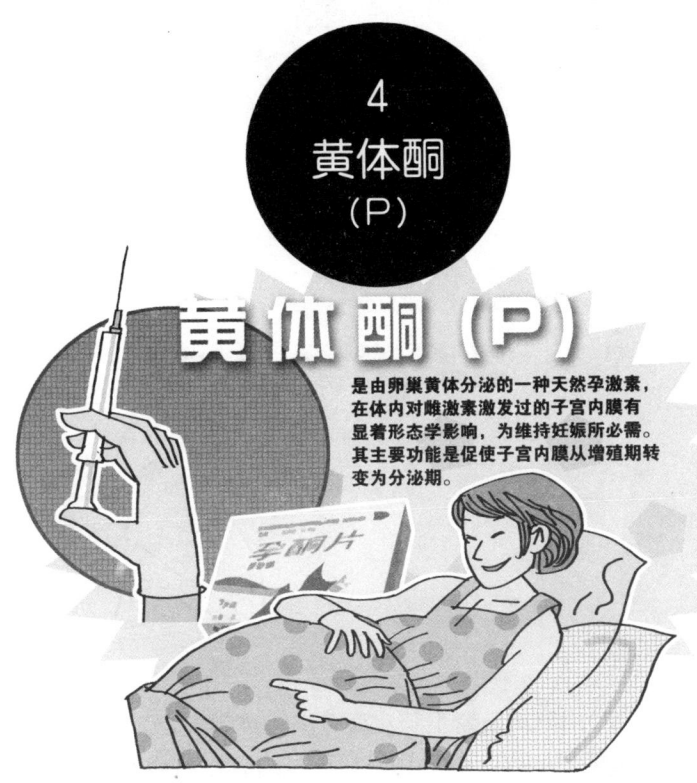

黄体酮（P）

是由卵巢黄体分泌的一种天然孕激素，在体内对雌激素激发过的子宫内膜有显著形态学影响，为维持妊娠所必需。其主要功能是促使子宫内膜从增殖期转变为分泌期。

□ **概念** 黄体酮（P）是由卵巢黄体分泌的一种天然孕激素，在体内对雌激素激发过的子宫内膜有显著的形态学影响，为维持妊娠所必需。其主要功能是促使子宫内膜从增殖期转变为分泌期。

□ **参考范围** 正常值：血P浓度在排卵前为0～4.8nmol/L，排卵后期为7.6～97.6nmol/L。

□ **指标异常解读** 排卵后期血P值低，见于黄体功能不全、排卵型子宫功能失调性出血、妊娠期胎盘功能减退，辅助诊断先兆流产。

□ **指标异常防治对策** 进一步复查，结合综合检查、临床症状、体征等确定病因，并对病因进行针对性治疗。

□ **就诊科室** 妇科。

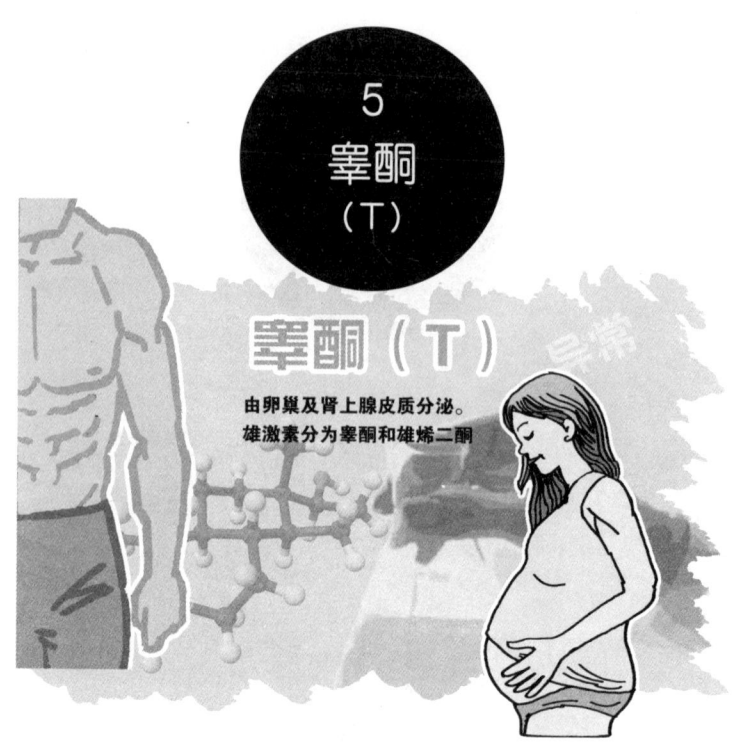

5 睾酮（T）

□ **概念** 睾酮（T）由卵巢及肾上腺皮质分泌。雄激素分为睾酮和雄烯二酮，主要功能是促进阴蒂、阴唇和阴阜的发育，对雌激素有拮抗作用，对全身代谢有一定影响。绝经前，血清睾酮是卵巢雄激素来源的主要标志，绝经后肾上腺皮质是产生雄激素的主要部位。

□ **参考范围** 正常值：卵泡期 <1.4nmol/L，排卵期 <2.1nmol/L，黄体期 <1.7nmol/L，绝经后 <1.2nmol/L。

□ **指标异常解读** 增高见于卵巢男性化肿瘤、多囊卵巢综合征、肾上腺皮质增生肿瘤。

□ **指标异常防治对策** 进一步复查，结合综合检查、临床症状、体征等确定病因，并对病因进行针对性治疗。

□ **就诊科室** 妇科。

6 催乳素（PRL）

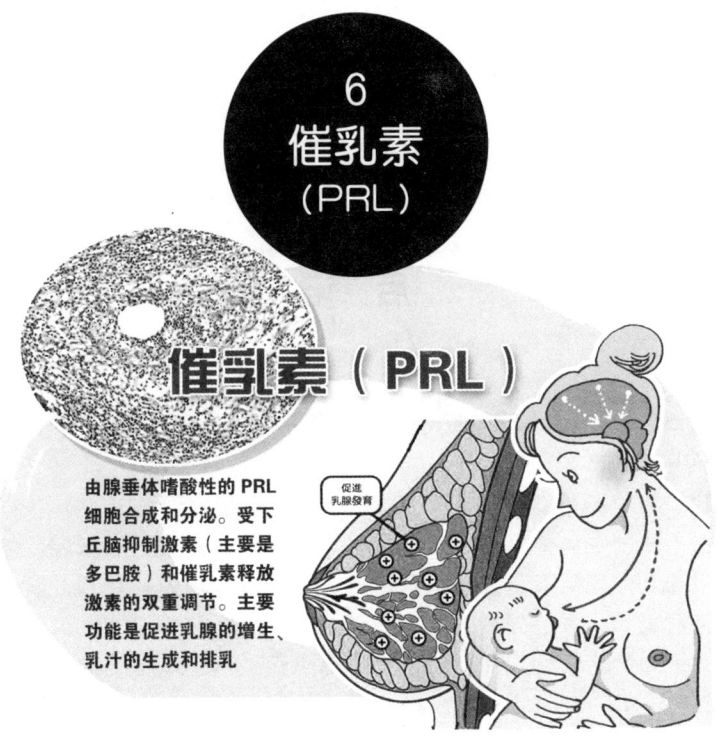

催乳素（PRL）

由腺垂体嗜酸性的 PRL 细胞合成和分泌。受下丘脑抑制激素（主要是多巴胺）和催乳素释放激素的双重调节。主要功能是促进乳腺的增生、乳汁的生成和排乳

□ **概念** 催乳素（PRL）由腺垂体嗜酸性的 PRL 细胞合成和分泌，受下丘脑抑制激素（主要是多巴胺）和催乳素释放激素的双重调节。主要功能是促进乳腺的增生、乳汁的生成和排乳。

□ **参考范围** 正常值：102～496uIU/ml。

□ **指标异常解读** 增高见于性早熟、原发性甲状腺功能减低、卵巢早衰、黄体功能欠佳、长期哺乳、神经精神刺激（如氯丙嗪、避孕药、大量雌激素、利血平等）。降低见于垂体功能减退、单纯性催乳素分娩缺乏，使用抗 PRL 药物如溴隐亭、左旋多巴、维生素 B_6 等。

□ **指标异常防治对策** 进一步复查，结合综合检查、临床症状、体征等确定病因，并对病因进行针对性治疗。

□ **就诊科室** 妇科。

后 记

《体检指标异常解读与防治对策》经过筹划、编写、审稿、定稿，现在终于出版了。

《体检指标异常解读与防治对策》从筹划到出版历时近两年，在浙江省卫生和计划生育委员会、浙江省医学会、省级主要重点医院及各市重点医院的大力支持下，经过数次修改完善，最终定稿。其间，浙江大学医学院附属第一医院陈瑜博士、浙江省立同德医院胡旭博士对本书的编写提供了大量的帮助，并在百忙之中对书稿进行了认真的审阅，在此表示衷心的感谢。

浙江智慧书社
出版统筹

地址　杭州市秋涛北路83号　新城市广场B座21层
　邮编　310020　电话　0571-86434728